眼科常见疾病

图解

主 编 易敬林 廖洪斐 张 旭

副主编 陈大复

编 者（按姓氏笔画排序）

余学清 王婵婵 王耀华 邓 燕

古学军 艾丽珍 刘珍凯 刘莉莉

孙 涛 杨海军 张 旭 陈大复

易敬林 黄 琴 梁玲玲 廖洪斐

人民卫生出版社

图书在版编目（CIP）数据

眼科常见疾病图解 / 易敬林，廖洪斐，张旭主编. —北京：人民卫生出版社，2016

ISBN 978-7-117-22914-2

Ⅰ. ①眼…　Ⅱ. ①易…②廖…③张…　Ⅲ. ①眼病－常见病－诊疗－图解　Ⅳ. ①R77-64

中国版本图书馆 CIP 数据核字（2016）第 159849 号

人卫智网　www.ipmph.com	医学教育、学术、考试、健康，购书智慧智能综合服务平台	
人卫官网　www.pmph.com	人卫官方资讯发布平台	

眼科常见疾病图解

主　　编：易敬林　廖洪斐　张　旭
出版发行：人民卫生出版社（中继线 010-59780011）
地　　址：北京市朝阳区潘家园南里 19 号
邮　　编：100021
E - mail：pmph @ pmph.com
购书热线：010-59787592　010-59787584　010-65264830
印　　刷：北京建宏印刷有限公司
经　　销：新华书店
开　　本：787×1092　1/16　印张：22
字　　数：535 千字
版　　次：2016 年 8 月第 1 版　2024 年 2 月第 1 版第 3 次印刷
标准书号：ISBN 978-7-117-22914-2/R·22915
定　　价：168.00 元

打击盗版举报电话：010-59787491　E-mail：WQ @ pmph.com
（凡属印装质量问题请与本社市场营销中心联系退换）

主编简介

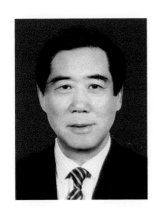

易敬林

教授、主任医师、博士生导师。从事眼科学临床及基础研究工作 36 年,致力于眼烧伤、泪道、眼表及眼流行病学调查的防盲治盲工作。研究方向:角膜缘干细胞增殖与分化的调控机理、间充质干细胞向角膜缘干细胞诱导分化的基础研究。

2000 年获国务院特殊津贴,现为国家卫生和计划生育委员会防盲专家指导组成员。先后承担国家级课题 4 项、省级课题 8 项,获江西省科技进步二等奖两项、三等奖一项。先后出版专著 6 本,发表学术论文 100 余篇,其中 SCI 收录 8 篇。现任中国医师协会眼科分会常委理事,2013 年入选江西省"赣鄱英才555 工程",《中华眼科杂志》编委,江西省视光学会首届理事长,当选为第十届、第十一届全国人大代表。

主编简介

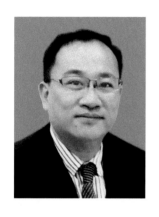

廖洪斐

教授,主任医师,医学博士,博士生导师。

1990 年毕业于江西医学院,从事眼科学的医疗、教学和科研工作近三十年,长期致力于眼外伤眼整形眼眶病的基础和临床研究,先后发表相关学术论文及综述达 70 余篇。主编专著 1部,参与编写专著 2 部,科普著作 2 部,特别是在无眼球眼窝重建、活动性义眼座眼眶植入和眼眶畸形整复治疗基础和临床研究方面取得了一系列颇具开拓性、创新性的成果,成为江西省眼外伤眼整形眼眶病专业的学术带头人。

由于业绩突出,连续破格晋升副教授、副主任医师,教授、主任医师;获江西省卫生计生委"有突出贡献中青年专家",江西省五四青年奖章,江西省"光明工程"光明使者,江西省卫生系统学术和技术带头人等荣誉称号。现任南昌大学附属眼科医院副院长,《中华眼科杂志》通讯编委,中华医学会眼科学分会眼整形眼眶病学组委员,中国医师协会眼科学分会眼整形眼眶病学组委员,中国中西医结合学会眼科分会常委,江西省中西医结合学会眼科专业委员会主任委员,江西省眼科学会常委。

主编简介

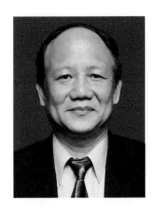

张　旭

主任医师，教授，博士生导师。

留美博士后，南昌大学"赣江学者"特聘教授，"赣鄱英才 555 工程"人选，江西省侨联特聘专家委员会委员，中华医学会眼科学分会青光眼学组全国委员，国家自然科学基金委员会医学科学部二、三处专家评审组成员。擅长青光眼病的早期诊治、神经眼病的诊治及其基础研究。

先后参与主持多项美国 NIH 课题研究和日本文部省研究课题。现主持 2 项国家自然科学基金和多项省级科研基金，培养在读硕士研究生 10 名。发表国际 SCI 论文 20 余篇，论文曾在国际知名学术期刊如 PNAS《美国科学院院报》、JBC《生物化学杂志》及 IOVS《眼科学与视觉科学研究》等发表。参编参译《中国青光眼诊疗指南》、"世界青光眼学会联合会共识系列"《儿童青光眼》等，获中国侨联新侨创新成果奖、美国华盛顿大学医学院青光眼研究奖等。现为美国眼科与视觉科学协会（ARVO）会员、美国眼科医师协会（AAO）会员和美国神经科学学会（SfN）会员，南昌大学附属眼科医院副院长。

前　言

　　《眼科常见疾病图解》经多位活跃在临床一线、经验丰富的骨干医师辛勤工作，终于面世了！

　　本书以眼科中级、初级以及医学院校在校生为阅读对象，将眼科临床常见疾病以直观的方式，呈现在大家面前。全书约 10 余万字，各类图片近 1500 余幅，分为眼睑病、结膜病、角膜病等十三章进行介绍。本书有以下特点：

　　一、配套教材，典型直观。所选疾病、章节目录和人民卫生出版社《眼科学》本科教材相对应，可作为在校本科生、研究生学习的配套参考书，图片中典型病变是教材中阳性体征文字描述的直观呈现，读后印象深刻。

　　二、贴近临床，深入实践。对于当前各类型角膜炎、白内障、眼底病变等常见多发疾病，有较大篇幅介绍，对于临床实践，具有较强指导性、针对性。

　　三、看图说话，通俗易懂。把眼科常见疾病主要特征图文并茂地呈现在读者面前，使得教科书上较抽象晦涩的异常体征描述，变得易于理解、便于领悟。

　　本书在编撰过程中得到了院内外很多专家同行的指导，在此对他们表示衷心感谢！

　　鉴于眼科学的飞速发展，本书难免存在诸多缺憾。诚望得到读者的批评与建议，期待有机会再版进一步完善。

易敬林

2016 年 4 月

目　录

第一章 眼 睑 病

第一节 概 述

一、结构与功能特点

眼睑位于眼球表面，起到保护眼球的屏障作用。眼睑呈帘状结构，分为上睑、下睑两部分，上睑较下睑宽大，主要功能是保护眼球和维持眼位。眼轮匝肌和提上睑肌的协调配合，使上、下眼睑相对开合活动组成了眼的瞬目运动，可以及时去除眼球表面的尘埃或微生物，将泪液均匀分布于角膜表面，形成泪膜，防止角膜干燥。眼睑前端长有睫毛，可以除去灰尘及减弱强烈光线的刺激。眼睑共由 5 层组织构成，由浅入深依次为皮肤、皮下组织、肌层、睑板层以及结膜层，睫毛毛囊位于睑板浅层（图 1-1-1）。

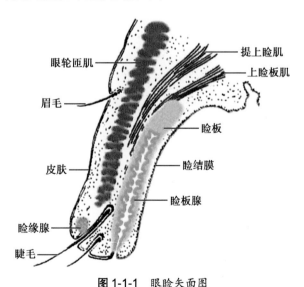

图 1-1-1 眼睑矢面图
由浅入深依次为皮肤、皮下组织、肌层、睑板层以及结膜层

二、眼睑病的种类

眼睑在颜面占据重要位置，眼睑的疾病常影响容貌。眼睑常见的疾病有炎症、位置与功能异常、先天性异常和肿瘤等。许多眼睑病的诊断，只需肉眼观察即可得出，主要用到的

检查仪器就是裂隙灯,对肿瘤的性质诊断需进行病理检查。

三、常用检查方法

一般在患者面向自然光线下视诊即可,必要时触诊以协助检查。检查眼部时应同时检查眉毛、睫毛、睑缘和睑板是否正常。

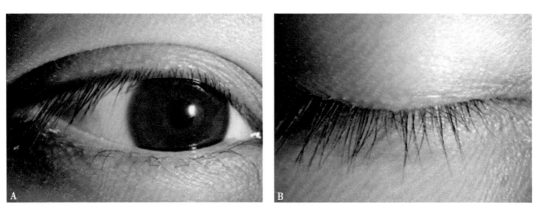

图 1-1-2

A. 正常眼睑睁开状态;B. 正常眼睑闭合状态

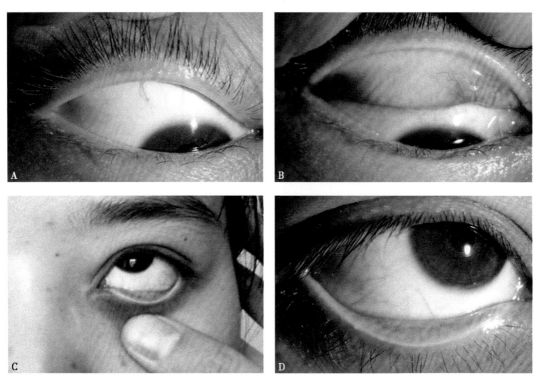

图 1-1-3

A. 嘱患者向下看,拇指轻轻牵引上睑,检查上睑缘;B. 嘱患者向下看,示指轻压上睑中部,拇指向上外翻,将上眼睑翻转过来,检查上睑睑结膜;C,D. 嘱患者向上看,拇指轻轻牵引下睑,检查下睑缘及下睑睑结膜

四、治疗眼睑病的注意事项

要注意保持眼睑的完整性及其与眼球的正常关系，维持眼睑的功能。例如，在处理眼外伤时，应按照眼睑的解剖结构分层缝合，在清创时，不应切除皮肤，切除肿瘤时应进行整形。由于眼睑的形态对人的容貌非常重要，因此，进行眼睑手术和外伤处理时应考虑到美容的问题。眼睑的静脉与面部的静脉相互沟通，没有静脉瓣，眼睑的化脓性感染容易通过这些静脉回流进入海绵窦。因此在处理眼睑炎症时，切不可任意挤压患部，以免引起炎症扩散。

第二节 眼睑炎症

由于眼睑皮下组织疏松，如发生出血、水肿、炎症等易于向四周扩散至邻近组织，而眼周围组织的病变也易蔓延至眼睑。睑缘由于各类腺体的存在，表现为独立病变的过程。

一、睑腺炎

睑腺炎（hordeolum）是化脓性细菌侵入眼睑腺体而引起的一种急性炎症。如果是睫毛毛囊或其附属的皮脂腺或变态汗腺感染称为外睑腺炎（hordeolum externum）（以往称麦粒肿），睑板腺感染称为内睑腺炎（hordeolum internum）。大多为葡萄球菌，特别是金黄色葡萄球菌感染眼睑腺体而引起。

【临床表现】

患处呈红、肿、热、痛等急性炎症的典型表现。

【治疗原则】

早期给予局部热敷，局部滴用抗生素滴眼剂。反复发作及伴有全身症状者，可口服抗生素类药物。当脓肿形成后，应切开排脓。当脓肿尚未形成时不宜切开，更不能挤压排脓，否则会使感染扩散。

【疾病图解】

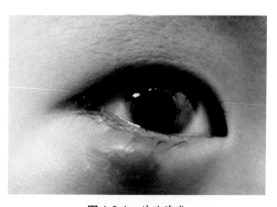

图 1-2-1 外睑腺炎

患儿 2 岁，右眼下睑局部皮肤红肿 1 周，呈结节状，表面尚未形成脓点

二、睑板腺囊肿

以往称霰粒肿（chalazion），为睑板腺特发性无菌性慢性肉芽肿性炎症。可能由慢性结膜炎或睑缘炎导致睑板腺分泌阻滞引起，也可能与皮脂腺和汗腺分泌功能旺盛或维生素 A 缺乏，使腺上皮组织过度角化，排出道阻塞，腺体分泌物潴留形成无菌性慢性肉芽肿性炎症有关。

【临床表现】

多见于青少年或中年人，可单发或多发，病程进展缓慢，睑板上可触及单个或多个境界清楚的韧性肿块，位于皮下，无红痛，皮肤表面隆起，但无粘连，相应睑结膜面局限性暗红色或紫红色充血。

【治疗原则】

睑板腺囊肿早期热敷有自愈的可能，如不能自愈和影响外观时可行手术切除。

【疾病图解】

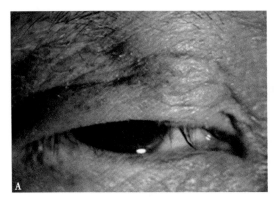 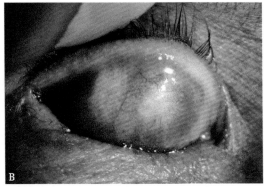

图 1-2-2　睑板腺囊肿

患者男性，43 岁。A. 3 个月前右眼上睑中央局部结节状隆起，无红痛；B. 睑结膜面结膜充血，结节处局限性紫红色隆起。临床诊断：睑板腺囊肿（右上），对于年龄较大患者和反复发作的患者行切除术后，切除的组织需行病理检查，排除睑板腺癌的可能

三、睑缘炎

睑缘炎（blepharitis）是指睑缘表面、睫毛毛囊及其腺组织的亚急性或慢性炎症。主要分为鳞屑性、溃疡性和眦部睑缘炎 3 种。

（一）鳞屑性睑缘炎

鳞屑性睑缘炎（squamous blepharitis）是由于睑缘的皮脂溢出造成的慢性炎症。病因不明确，可能与患部存在卵圆皮屑芽孢菌分解皮脂产生刺激性物质有关。此外，屈光不正、视疲劳、营养不良和长期使用劣质化妆品也可能为其诱因。

【临床表现】

多半累及双眼，睑缘充血、潮红、睫毛和睑缘表面附着上皮鳞屑，睑缘表面有点状皮脂溢出，皮脂集于睫毛根部，形成黄色蜡样分泌物，干燥后结痂。睑缘充血，但无溃疡或脓点。睫毛容易脱落，但可再生。患者自觉眼痒、刺痛和烧灼感。

【治疗原则】

去除诱因和避免刺激因素；用生理盐水或 3% 硼酸溶液清洁睑缘，拭去鳞屑后涂抗生素眼膏，至少持续 2 周，以防止复发。

【疾病图解】

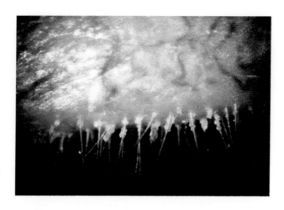

图 1-2-3　鳞屑性睑缘炎

裂隙灯下观察睑缘表面有点状皮脂溢出，皮脂集于睫毛根部

（二）溃疡性睑缘炎

溃疡性睑缘炎（ulcerative blepharitis）是睫毛毛囊及其附属腺体的亚急性或慢性化脓性炎症。大多为金黄色葡萄球菌感染引起，也可由表皮葡萄球菌和凝固酶阴性葡萄球菌感染导致，屈光不正、视疲劳、营养不良和不良卫生习惯也可能为其诱因。

【临床表现】

患者自觉眼痒、刺痛和烧灼感，睫毛边缘的睑缘红肿，睑缘皮脂分泌增多，睫毛根部散布小脓疱，痂皮覆盖，睫毛常被干痂粘结成束。去除痂皮后露出睫毛根端和浅小溃疡。睫毛毛囊因感染而被破坏，且不能再生形成秃睫。溃疡愈合后，瘢痕组织收缩，使睫毛生长方向改变，形成睫毛乱生。病久，慢性结膜炎和睑缘肥厚变形，睑缘外翻，泪小点肿胀或阻塞，导致溢泪。

【治疗原则】

去除各种诱因和注意个人卫生；生理盐水每日清洁睑缘，去除脓痂及脓液，用涂抗生素眼膏的棉签在睑缘按摩，炎症消退后应至少持续 2～3 周，以防止复发。

【疾病图解】

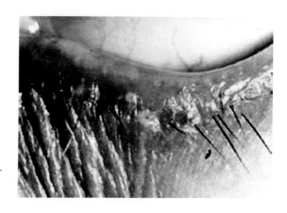

图 1-2-4　溃疡性睑缘炎

患者女，53 岁，自觉眼痒伴刺痛感十余天，裂隙灯检查见睑缘红肿，睫毛根部散布小脓疱和浅小溃疡

（三）眦部睑缘炎

眦部睑缘炎（angular blepharitis）是由于睑缘的皮脂溢出所造成的慢性炎症。多因莫-阿（Morax-Axenfeld）双杆菌感染引起，也可能与维生素 B_2 缺乏有关。

【临床表现】

双侧，主要发生外眦部，自觉眼痒、刺痛和烧灼感。外眦部睑缘及皮肤充血、肿胀并有浸润、糜烂。邻近结膜充血、肥厚、有黏性分泌物。严重者内眦受累。

【治疗原则】

滴用 0.25%～0.5% 硫酸锌滴眼液，服用维生素 B_2 或复合维生素 B，慢性炎症者同时口服四环素、多西环素或红霉素治疗。

【疾病图解】

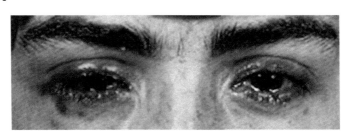

图 1-2-5 眦部睑缘炎
双眼睑缘红肿充血，部分已发生糜烂

四、病毒性睑皮炎

（一）单纯疱疹病毒性睑皮炎

单纯疱疹病毒性睑皮炎（herpes simplex viral palpebral dermatitis）是由于单纯疱疹病毒 I 型感染引起。

【临床表现】

侵犯上下睑，但以下睑多见，病灶可局限于睑缘，或累及眶周皮肤，并与三叉神经下支分布吻合。睑部皮肤出现簇状半透明小疱，有刺痒、烧灼感。少数病例表现为眼睑糜烂、溃疡形成。

【治疗原则】

涂抗生素眼膏，结膜囊内滴抗病毒滴眼剂，全身用抗病毒药物。

【疾病图解】

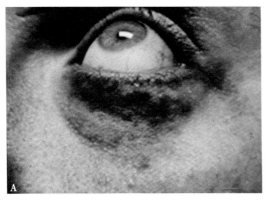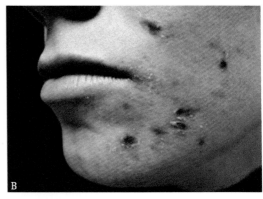

图 1-2-6 单纯疱疹病毒性睑皮炎
左眼下睑皮肤和面颊部簇状小疱，部分有溃烂

（二）带状疱疹病毒性睑皮炎

带状疱疹病毒性睑皮炎（herpes zoster viral palpebral dermatitis）是由水痘带状疱疹病毒感染了三叉神经的半月神经节或三叉神经第一支所致。

【临床表现】

常有发热、寒战、倦怠及食欲减退等症状。随后皮肤灼热、感觉过敏及剧烈神经痛，继而出现皮肤肿胀、丘疹、疱疹。疱疹局限于一侧头部、前额部、上下睑皮肤，不越过颜面中线，一般2周后水疱结痂脱落，愈合后留下永久瘢痕，并有色素沉着。

【治疗原则】

包括休息、避光、给止痛药和镇静剂。局部以消炎、干燥、收敛、防止继发感染为原则。抗病毒局部和全身治疗，必要时用干扰素。

【疾病图解】

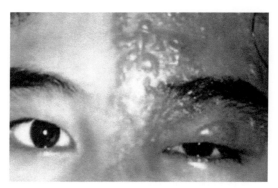

图 1-2-7　带状疱疹病毒性睑皮炎
患者左侧前额、上睑皮肤簇状透明小疱，不超过鼻中线

五、接触性睑皮炎

接触性睑皮炎（contact dermatitis of lids）是眼睑皮肤对某种致敏原或化学物质产生的过敏反应或刺激反应。药物性皮炎最常见，常见致敏药物有局部使用的抗生素、表面麻醉剂、阿托品等。与眼部接触的化学物质，全身接触某些致敏物或某种食物也可引起眼睑的过敏反应。

【临床表现】

有致敏物质接触史，起病呈急性、亚急性或慢性表现，潜伏期数分钟至数日。眼部有烧灼感，眼睑出现皮损，有红斑、丘疹、水疱、渗出，不久糜烂结痂脱屑，可有结膜充血、水肿、角膜点状着色。本病有自限性。

【治疗原则】

立即停止与致敏原或刺激原的接触。急性期用生理盐水或3%硼酸溶液局部冷湿敷，点糖皮质激素眼液，涂糖皮质激素眼膏，不宜包扎。全身口服抗组胺药物及钙剂。

【疾病图解】

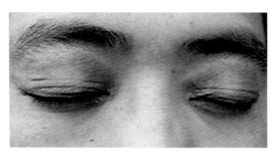

图 1-2-8　接触性睑皮炎

患者女性，48 岁，不慎将化妆水溅入眼内，立即出现
双眼眼睑充血、水肿，局部皮肤有红斑，眼不能睁等
症状

第三节　眼睑肿瘤

一、良性肿瘤

（一）眼睑血管瘤

　　眼睑最常见的先天性血管性肿瘤是毛细血管瘤（capillary hemangioma），又称为草莓痣，出生时即存在，出生后 1～2 周显现出来，是儿童中最常见的眼睑良性肿瘤，大概有 75% 的病人在 7 岁时会自行消退。它的发生是由于毛细血管内皮发育不良。临床表现根据病灶的深度不同而不同。当它接近皮肤表面时，表现为鲜红色或紫红色，一般略高出皮面。当它在皮下较深部位时，病灶显示蓝色。眼睑毛细血管瘤也可扩散至结膜和眼眶。如果不影响视力无需治疗。大的肿瘤，尤其是不断长大侵入眼眶的，影响视力的病灶要进行激素治疗。如果残留的肿瘤或激素治疗无效的肿瘤可以行外科手术切除。

【疾病图解】

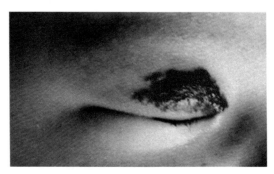

图 1-3-1　毛细血管瘤

患儿男，1 岁 10 个月，自出生起右眼上睑皮肤局部鲜
红色，似草莓，略高于皮肤，边界清晰

（二）色素痣

色素痣（pigmented nevus）是自幼年或青年时期就开始出现的一种组织构成缺陷。眼睑色素痣常见，与身体其他部位的痣具有相同的病理结构，来源于痣细胞、表皮黑色素细胞、真皮黑色素细胞。这三种细胞均起源于神经嵴。

【治疗原则】

色素痣一般不需治疗，有恶变倾向或美容要求者可以切除，必须切除完整、彻底，否则残留的痣细胞可能因手术刺激而恶变。

【疾病图解】

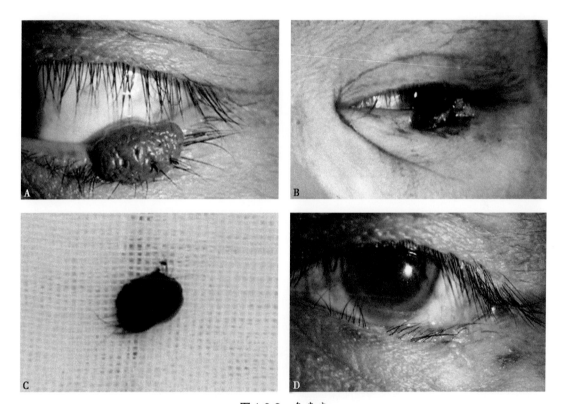

图 1-3-2　色素痣

患者女性，43 岁。A. 左眼下睑睑缘，呈乳头状，上有毛发生长；B，C. 术中完整切除色素痣，下睑中部缺损；D. 手术修补下睑，睑缘弧度良好，无睑缘内、外翻

（三）黄色瘤（xanthelasma）

黄色瘤是位于上睑内侧的病变，男性中老年人好发，外观呈软的扁平黄色斑。病理证实为脂质，沉积在眼睑皮下。患有遗传性高脂血症、糖尿病以及其他引起继发性高脂血症的患者出现黄色瘤的概率高，但临床上发现有 2/3 的黄色瘤患者血脂正常。

【治疗原则】

可以注意饮食调配。其次可以采取肝素多次小剂量注射于黄色瘤下方。患者有美容要求的可以手术切除、冷冻或者激光切除，该病复发率不高。

【疾病图解】

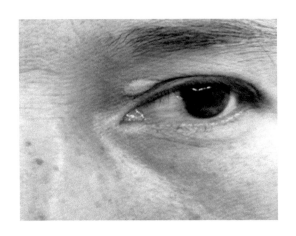

图 1-3-3 黄色瘤
左眼上睑内侧黄色扁平状隆起,边界清晰

二、恶性肿瘤

(一)基底细胞癌

基底细胞癌(basal cell carcinoma)是累及眼附属器最常见的恶性肿瘤,约占眼睑恶性肿瘤的90%。光化学损伤是基底细胞癌与其他大多数皮肤表皮肿瘤发生中最重要的罹患因素。组织学上,基底细胞癌是由小的、形状规则的细胞组成的坚固小叶构成,细胞嗜碱性,胞质缺乏。

【临床表现】

多见于老年人,好发于下睑及内眦,其次为上睑和外眦,病程长,无疼痛不适,患部中央可形成溃疡,溃疡边缘隆起内卷,外观呈火山口状,上有毛细血管及痂皮,揭之易出血。基底细胞癌转移的发生率低于0.1%。

【治疗原则】

控制性病变切除联合眼睑成形是最常用和有效的方法。手术切除时要完全切除肿瘤。局部放射治疗可用于不能完全切除或怀疑未能完全切除的患者。

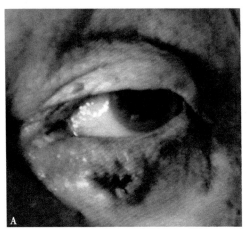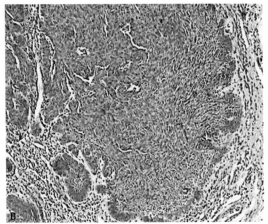

图 1-3-4 眼睑基底细胞癌
患者女性,57岁。A. 左眼下睑初起局部皮肤出血,结痂,逐渐溃烂,现结节状隆起,中央形成溃疡,溃疡边缘隆起内卷,外观呈火山口状;B. 组织病理学检查:瘤体由基底样细胞组成,核大,胞质少,染色嗜碱性,周边细胞呈栅栏状排列,肿瘤团块与周围基质间常有裂隙(HE×40)

（二）鳞状细胞癌

鳞状细胞癌（squamous cell carcinoma）是一种表皮角化细胞恶性新生物，是第二位常见眼睑恶性肿瘤。通常认为紫外线对皮肤有致癌作用。

【临床表现】

多发于老年人，男性多于女性，下睑较上睑多，有睑缘受累倾向，好发于睑缘皮肤黏膜移行处。发展快，侵袭性强。初起时呈疣状、结节状或乳头状，周围伴有扩张的毛细血管。继而增大，成为菜花状。表面有溃疡，溃疡边缘饱满，稍外翻。肿瘤侵及眶上、眶下神经时可出现疼痛，可直接或沿神经浸润眼眶，扩散至周围淋巴结及远端转移。

【治疗原则】

以手术治疗为主，根据肿瘤范围大小确定切除范围，再行放射治疗。

【疾病图解】

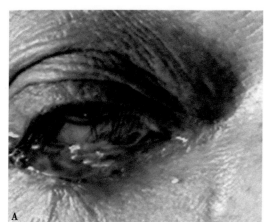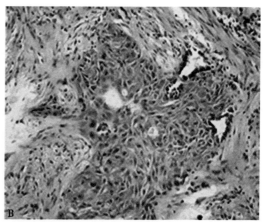

图 1-3-5　眼睑鳞状细胞癌

患者男性，62 岁。A. 2 个月前右眼下睑睑缘不明原因出现突起，继而发生充血，糜烂，逐渐扩大，皮肤黏膜移行处形成溃疡，边缘欠光滑；B. 眼睑鳞状细胞癌组织病理学检查：癌细胞呈巢状分布，细胞异型性显著，核分裂象多见（HE×40）

（三）皮脂腺癌

皮脂腺癌（sebaceous gland carcinoma）起源于睑板腺和睫毛的皮脂腺。致癌因素作用于睑板腺的腺体细胞是可能的原因。多见于 50 岁以上的女性，好发于上睑，多数发展较慢，少数病例恶性程度高，发展快，易转移。

【临床表现】

早期表现为眼睑内有坚韧的小结节，以后增大，睑板弥散性斑块样增厚。睑结膜面呈黄色隆起，睑缘处呈黄色小结节，眼睑皮肤一般是正常的。随着病变进展，有的肿块表面出现溃烂形成菜花样溃疡，有的肿块引起眼球突出，少数可以转移到肺、肝、脑和骨组织。

【治疗原则】

对于局限在睑板内，与皮肤无粘连，结膜无浸润，睑缘无溃烂者，一般手术切除需超过肿瘤边缘 5～10mm，并且手术时行冷冻组织检查，最终决定切缘。对于侵犯结膜和眼球者，除切除肿块，还要进行眼球摘除。如果已经发生淋巴结转移，还需要进行颈部淋巴结清扫。

【疾病图解】

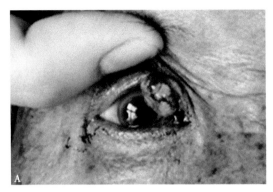
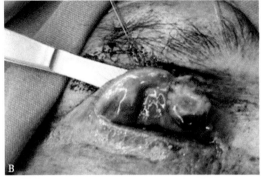

图 1-3-6　皮质腺癌

右眼上睑内眦睑结膜面有一结节状突起，呈菜花状，表面有溃疡形成

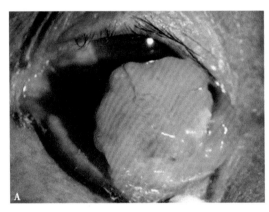
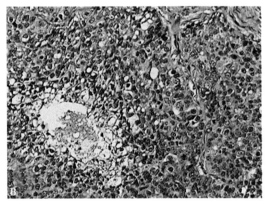

图 1-3-7　皮质腺癌

患者女性，58 岁。A. 4 个月前无明显诱因左眼下睑有异物感，触之有小结节形成，结节逐渐增大，可见睑结膜面局部隆起，呈菜花状，眼睑皮肤正常；B. 皮质腺癌组织病理学检查见癌细胞内含有脂质，大小不等，形成不规则的皮脂腺小叶，无包膜

（四）恶性黑色素瘤

　　眼睑的恶性黑色素瘤分型同皮肤的黑色素瘤：表浅扩散性黑色素瘤、小痣恶性黑色素瘤、结节性黑色素瘤，大多数眼睑皮肤的色素病灶并非恶性，确诊有赖于活检。黑色素瘤的预后取决于肿瘤侵犯的程度和肿瘤的厚度。

【疾病图解】

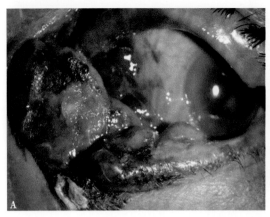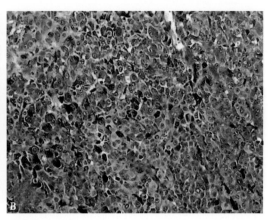

图 1-3-8　眼睑恶性黑色素瘤
A. 左眼内眦及上、下睑皮肤均呈黑色,较弥漫,表面欠光滑,有溃疡形成;B. 眼睑恶性黑色素瘤组织病理学检查:组织内黑素细胞异常增生,核异型性明显(HE×40)

第四节　眼睑位置、功能异常和先天异常

一、倒睫与乱睫

倒睫与乱睫(trichiasis and aberrant lashes)是指睫毛向后或不规则生长,以至于触及眼球的不正常状况。凡是能引起睑内翻的各种原因,均能造成倒睫,其中以沙眼最常见。乱睫可由先天畸形引起。

【临床表现】

表现为有多少不等的睫毛向后或者不规则生长,触及眼球、角膜,患者疼痛流泪,持续性异物感。倒睫长时间摩擦眼球,可致结膜充血、血管新生,角膜浅层混浊、角膜上皮角化,重者可引起角膜溃疡。

【治疗原则】

对于异常的睫毛可以拔除、电解、冷冻或射频消融。倒睫较多者应行睑内翻矫正术。

【疾病图解】

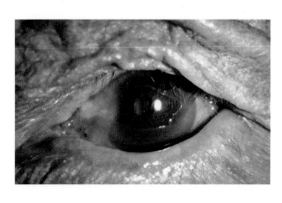

图 1-4-1　倒睫和乱睫
左眼上睑睑缘位置正常,但睫毛生长方向杂乱,部分向角膜方向倾斜,刺激角膜

二、睑内翻

睑内翻（entropion）是指睑缘向眼球方向内卷的眼病。睑内翻达到一定程度，睫毛甚至睑缘外皮肤随之倒向眼球，刺激角膜，所以睑内翻与倒睫常同时存在。分为先天性睑内翻、瘢痕性睑内翻、非随意性（痉挛性、老年性）睑内翻。临床表现为流泪、畏光、异物感、摩擦感等症状，致角膜溃疡者有眼痛，睑缘内卷，部分睫毛倒向眼球表面，相应部位结膜充血，角膜上皮脱落，荧光素弥漫性着色。继发感染可致角膜溃疡。

【治疗原则】

先天性睑内翻（congenital entropion）虽然触及角膜但是刺激症状较小，因此不必急于手术。若患儿长至5～6岁，内翻仍未消失，可考虑手术治疗。痉挛性睑内翻（spastic entropion）多是暂时性的，眼睑本身无器质性改变，因此在去除刺激因素后常可自愈，如果长时间内翻，出现严重角膜刺激症状时可以考虑手术治疗。目前也有报道用肉毒杆菌局部注射治疗因睑痉挛引起的睑内翻。瘢痕性睑内翻（cicatricial entropion）是持久的，不经手术是不可能治愈的。因此，病情一旦稳定，局部组织软化后就应立即手术治疗。老年性睑内翻治疗方法是在下方或者颞侧施加张力，将下睑向面颊部牵拉，或者局部注射肉毒杆菌毒素。无效者手术切除多余松弛的皮肤及部分眼轮匝肌纤维。

【疾病图解】

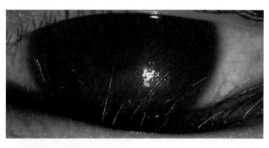

图 1-4-2　先天性睑内翻
发生于婴幼儿，仅限于下眼睑，多见于内眦部，由于下睑皮肤过多、睑缘及睑板前轮匝肌肥厚造成

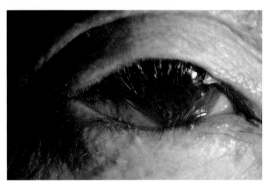

图 1-4-3　瘢痕性睑内翻和倒睫
右眼上、下睑因沙眼出现睑缘内翻和倒睫，睫毛紧贴角膜，对角膜产生刺激症状

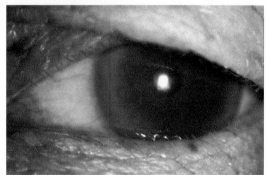

图 1-4-4　老年性睑内翻
左眼下睑睑缘内卷，部分睫毛倒向眼球表面

三、睑外翻

睑外翻（ectropion）指各种原因导致睑缘离开眼球，向外翻转的异常状态。按不同病因可以分为瘢痕性睑外翻、老年性睑外翻、麻痹性睑外翻、机械性睑外翻、先天性睑外翻。

【临床表现】

轻者下泪小点向外不能吸引泪湖的泪液以致溢泪,长期溢泪产生下睑湿疹。严重者会结膜暴露,长期暴露使得结膜干燥充血,可发生暴露性角膜炎,甚至角膜溃疡。

【治疗原则】

瘢痕性睑外翻(cicatricial ectropion)临床上最常见,必须手术治疗,轻度睑外翻可采取穿透电热疗法,中度、重度睑外翻需行瘢痕松解及清除联合自体游离植皮术。老年性睑外翻(senile ectropion)治疗一般选择做"Z"形皮瓣矫正或"V""Y"成形术。麻痹性睑外翻(paralytic ectropion)还可出现口角歪斜等面瘫症状,这种睑外翻一般比较严重,治疗效果较差,要积极治疗原发病。

【疾病图解】

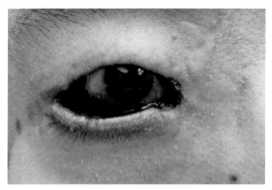

图 1-4-5　瘢痕性睑外翻

左眼内眦瘢痕,内眦角形态异常,下睑缘外翻,部分睑结膜暴露,充血肥厚

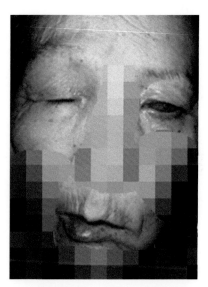

图 1-4-6　麻痹性睑外翻

患者半年前出现左侧面瘫,左眼眼睑闭合不全,下睑外翻,睑结膜充血肥厚,伴有左侧颜面部鼻唇沟消失,口角歪斜

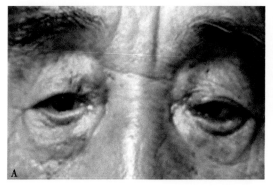

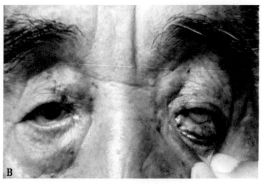

图 1-4-7　老年性睑外翻

A. 下睑睑缘外翻,部分睑结膜外露,充血肥厚;B. 患者眼睑皮肤松弛,牵拉左眼下睑皮肤没有弹性

四、眼睑闭合不全

眼睑闭合不全（hypophasis）又称为兔眼，指睡眠时或试图闭眼时眼睑不能完全闭合，致使部分眼球暴露。常见原因为面神经麻痹后，导致眼轮匝肌收缩功能障碍，其次为瘢痕性外翻或严重睑球粘连限制了眼球运动，其他原因有手术源性如上睑下垂术后早期、眼眶容积和眼球大小比例失调等。

【临床表现】

患者主诉刺激症状、异物感及烧灼感。轻度患者会有眼球反射性上转，只有球结膜暴露，引起结膜干燥、充血、过度角化。中度以上者角膜受累，上皮干燥脱落，是否有点状角膜上皮病变取决于睡眠时角膜的位置。

【治疗原则】

一般针对病因治疗，一时无法去除病因者，采取有效措施保护角膜。可用人工泪液频繁点眼，睡眠时用抗生素眼膏或者含透明质酸钠的眼用凝胶涂眼，必要时戴湿房眼罩，避免角膜干燥和溃疡发生。

【疾病图解】

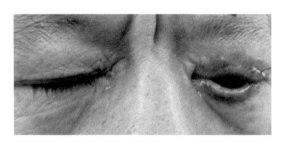

图 1-4-8 患者男性，59 岁，有左侧面瘫史，左眼因眼轮匝肌收缩障碍出现眼睑闭合不全，下睑睑外翻

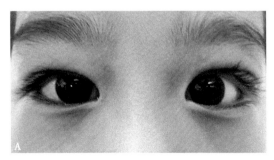
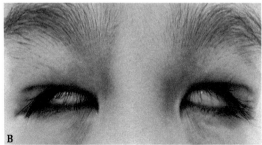

图 1-4-9 患儿双眼上睑下垂术后 1 个月
A. 睁眼时照片；B. 闭眼时贝尔现象（+），部分球结膜暴露

五、上睑下垂

上睑下垂（ptosis）可以分为先天性和获得性。上睑下垂从不同角度有多种分类方法，一般按发病年龄可分为先天性、后天性两大类；按上睑下垂程度可分轻度、中度、重度上睑下

垂;以及按发病原因分为:肌源性、腱膜性、神经源性或机械性上睑下垂等。

【临床表现】

自然睁眼平视时,轻者上睑缘遮盖角膜上缘超过 3mm,中等程度下垂遮盖角膜 1/2,重度下垂超过 1/2 或者遮盖全部角膜。双眼上视,下垂侧眉毛高竖,以额肌收缩来补偿提上睑肌功能的不足,患侧额部皮肤有明显横行皱纹。

【治疗原则】

先天性上睑下垂以手术为主。提上睑肌肌力良好者,可行提上睑肌缩短术或折叠术;提上睑肌肌力一般者,行提上睑肌缩短术;提上睑肌肌力较差或完全丧失,行额肌瓣悬吊或自体阔筋膜悬吊术。治疗前应行新斯的明试验以排除重症肌无力患者。

【疾病图解】

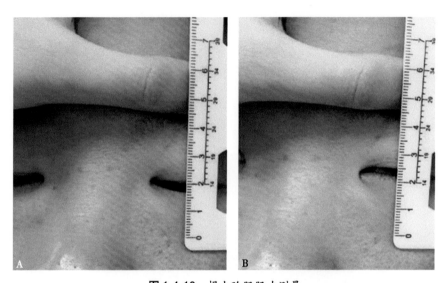

图 1-4-10 提上睑肌肌力测量

A. 指压眉弓部,嘱患者下视,米尺 1 刻度对准上睑缘;B. 指压眉弓部,嘱患者上视,测量上睑可提起的高度

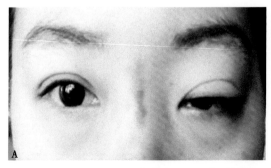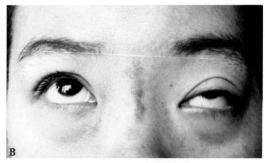

图 1-4-11 患者女性,29 岁,自幼左眼不能睁大,诊断为左眼先天性上睑下垂

A. 术前检查左眼上睑遮盖角膜 1/2,睑裂高度 5mm;B. 上视时左眼上睑不能提起,提上睑肌肌力 2mm

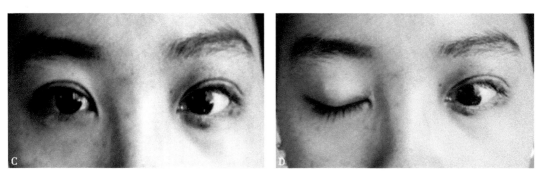

图 1-4-11 （续）患者女性，29岁，自幼左眼不能睁大，诊断为左眼先天性上睑下垂
C. 行额肌瓣悬吊术后1个月，双眼睑裂高度对称；D. 但闭合时贝尔现象（−），左眼眼睑闭合不全（D）

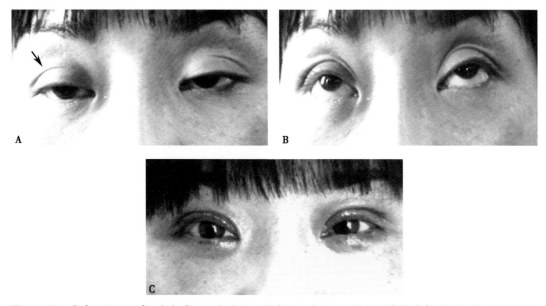

图 1-4-12 患者女性，41岁，半年前双眼渐进性不能睁大。查体：双眼上睑缘遮盖角膜1/2，上睑睑板沟加深（A 黑箭头），但提上睑肌肌力正常（B）。行双眼提上睑肌腱膜修补术后，双眼上睑缘位于上方角膜缘下2mm，睑裂高度对称（C）

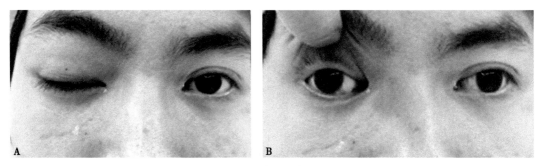

图 1-4-13 动眼神经麻痹性上睑下垂
患者男性，19岁。A. 3个月前因外伤致动眼神经损伤，表现为右眼上睑下垂；B. 右眼外斜位，右眼内转、上转、下转受限

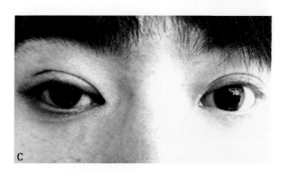

图1-4-13 （续）动眼神经麻痹性上睑下垂
C. 行上睑下垂矫正和外斜视矫正术后，双眼睑裂
高度对称，右眼外斜5°

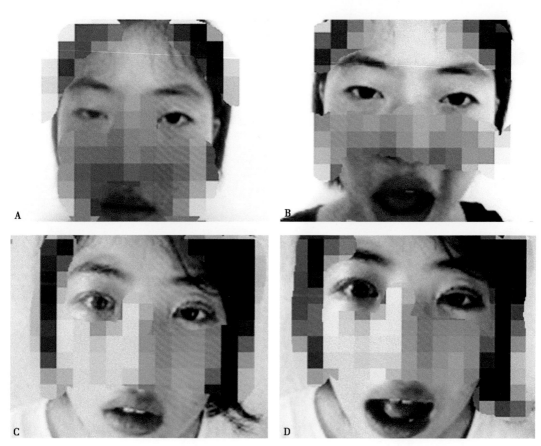

图1-4-14 患者女，17岁，自出生起发现咀嚼时右眼睑裂高度有变化。A. 闭嘴时，右眼上睑下垂；B. 张嘴时，双眼睑裂高度对称；C，D. 选择提上睑肌切除＋额肌瓣悬吊＋左眼重睑术后，双眼睑裂高度对称，不随咀嚼而变化。临床诊断：下颌-瞬目综合征（Marcus-Gunn syndrome），本病较为罕见，多单侧发病，典型表现为张口或使下颌移向对侧，咀嚼动作时，单眼上睑上提，瞬目，眼球瞬动，睑裂扩大为特征，可伴有先天性上睑下垂、釉质发育不全、缺指、隐睾和癫痫等

六、眼睑痉挛

眼睑痉挛（blepharospasm）由非自主性肌收缩引起，如眼轮匝肌持续反复痉挛。老年人多见，双侧受累，痉挛的程度和频率可呈增加趋势，导致不受控制的闭睑动作，患者只有在

闭睑间隙方能视物,痉挛范围波及整个面部及颈部时称之为 Meig 综合征。病因不明,可能和基底神经节功能异常有关,情绪紧张和疲劳可加重症状。

【治疗原则】

首先要确定是否存在异常的精神症状,多数患者经重复注射 A 型肉毒杆菌毒素可缓解症状,不能耐受药物治疗者,可考虑手术切断面神经或选择眼轮匝肌切除等治疗方案。

【疾病图解】

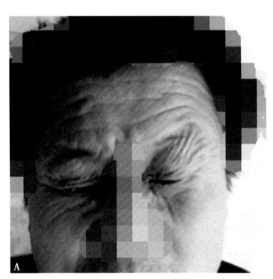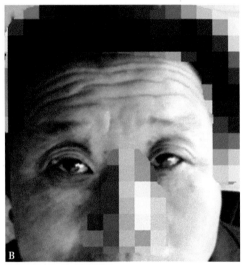

图 1-4-15 眼睑痉挛

患者男性,63 岁,诉双眼干涩,眼不能睁,视物困难。A. 查体:双眼瞬目次数增多,眼睑紧闭;B. 患者眼睑多点注射 A 型肉毒素后 1 周,症状缓解。此病易误诊为干眼症,需注意鉴别

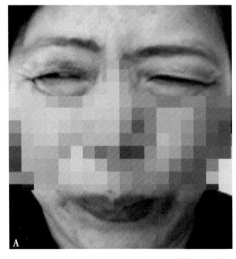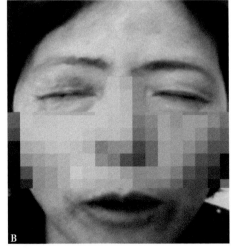

图 1-4-16 Meig 综合征

患者女性,51 岁。A,B. 双眼睁开困难,眼睑不受控制地做瞬目运动,频率约 30 次 / 分,与此同时伴有颜面部及嘴角的抽搐

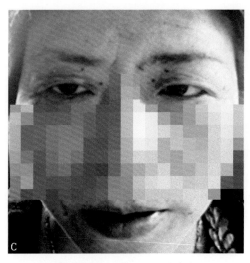

图 1-4-16 （续）Meig 综合征
C. 双眼眼轮匝肌、鼻翼两侧、嘴角等多处微量注射 A
型肉毒素 1 周后，痉挛缓解，瞬目次数约 15 次 / 分，
面部抽搐亦缓解

七、内眦赘皮

内眦赘皮（epicanthus）是指遮盖内眦部垂直的半月状皮肤皱襞，可能的病因是面部骨骼
发育不良。儿童和亚洲人多见，皮肤皱襞有时遮盖鼻侧部分巩膜，常被误诊内斜视，最常见
的是上睑的内眦赘皮。随着年龄的增长，鼻梁发育隆起，内眦赘皮可以消失。因此一般不
需治疗，如为美观可行手术治疗。

【疾病图解】

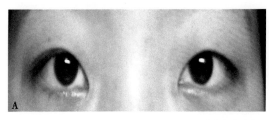 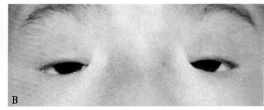

图 1-4-17　双眼内眦赘皮
A. 双眼内眦可见垂直的半月状皮肤皱襞，起自上睑皮肤；B. 双眼逆向内眦赘皮：双眼内眦可见垂直的半
月状皮肤皱襞，起自下睑皮肤

八、先天性睑裂狭小综合征

先天性睑裂狭小综合征（congenital blepharophimosis syndrome）为一种常染色体显性遗
传性疾病，外显率高，常有连续的垂直传代史。其特征为睑裂狭小，合并上睑下垂、逆向内
眦赘皮、内眦距离过远、下睑外翻、鼻梁低平、上眶缘发育不良等一系列眼睑和颜面发育异
常，病容十分特殊。

【疾病图解】

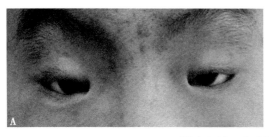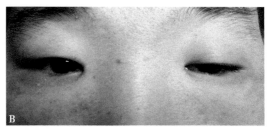

图 1-4-18　先天性睑裂狭小综合征
2 例患者呈现睑裂狭小、上睑下垂、内眦赘皮、内眦距离过远、鼻梁低平等特殊外观

九、双行睫

双行睫（distichiasis）可能为常染色体显性遗传，常有连续的垂直传代史。

【临床表现】

双行睫为正常睫毛根部后方相当于睑板腺开口处生长的另一排多余的睫毛。此处睫毛细软、短小，色素少，排列规则，直立或向内偏斜。常引起角膜刺激症状，角膜下半部可被染色。

【治疗原则】

可选择冷冻治疗或电解脱毛法，也可在显微镜下直接切除毛囊或射频消融破坏毛囊。

【疾病图解】

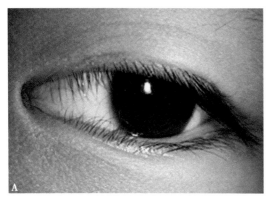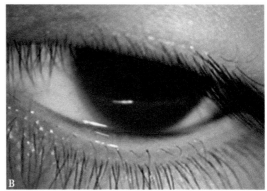

图 1-4-19　双行睫
左眼下睑部分睫毛向眼球表面倾斜，观察睑缘可见下睑睫毛呈两行排列（B），易与倒睫相混淆（A）

十、先天性眼睑缺损

先天性眼睑缺损（congenital coloboma of the lid）较罕见，可能与胚胎期接触 X 线或萘等化学性致畸物有关，有的患者家族有血亲结婚史。上睑呈三角形缺损，也可呈梯形或椭圆形。缺损区较大，角膜失去保护，容易发生干燥或感染。手术修补可以保护角膜和改善面容。

【疾病图解】

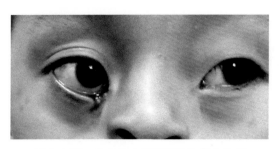

图 1-4-20　先天性右眼下睑眼睑部分缺损
患儿自出生起右眼下睑近内眦部呈三角形缺损，闭合时角膜没有暴露，可保守治疗

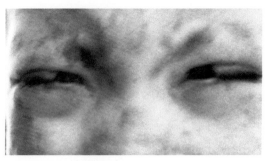

图 1-4-21　先天性双眼上睑缺损
患儿自出生起双眼上睑近 1/2 缺损，部分角膜暴露，需行手术修补眼睑，保护角膜

（黄　琴　廖洪斐）

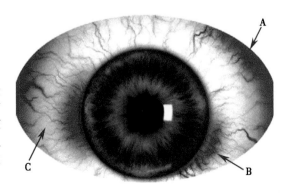

第二章 结膜病

第一节 概 述

结膜由睑结膜、球结膜和穹隆结膜三部分组成。上下睑缘为其开口，形成囊袋状，称为结膜囊。由于结膜囊为一开放的组织，直接暴露于外界环境中，各种外来刺激、微生物、致敏原等常可致其发生病变。结膜病也是眼科的常见疾病。

第二节 结膜炎总论

结膜与多种多样的微生物以及外界环境接触后引起的血管扩张、渗出和细胞浸润，统称结膜炎。

一、临床检查

结膜的检查最好在明亮自然的光线或裂隙灯显微镜下检查。应按次序先检查下睑结膜、下穹隆部、上睑结膜、上穹隆部、然后检查球结膜和半月襞。按次序暴露各部分结膜后，应注意其组织是否清楚、颜色及其表面情况。

二、临床表现

1. 结膜充血（hyperemia） 是结膜炎的主要体征之一。但应与睫状充血相鉴别。

图 2-2-1 几种充血的区别
A. 结膜充血：起源于结膜血管，呈鲜红色、近穹隆部明显、近角膜缘充血减轻，血管可随结膜移动，滴0.1% 的肾上腺素充血可消退；B. 睫状充血：起源于角膜缘深层血管网，呈深红色、愈近角膜缘充血愈明显，血管不随结膜移动，滴 0.1% 的肾上腺素充血不消退；C. 混合充血：二者皆有

2. 结膜分泌物（exudation）　也是结膜炎的主要体征之一。如细菌性结膜炎分泌物多为浆液性、黏液性或脓性；病毒性结膜炎多为水样或浆液样。

3. 乳头增生（papillary hypertrophy）　结膜炎症的一种非特异性体征。由增生肥大的上皮层皱叠或隆起而成，中心有扩张的毛细血管到达顶端，并呈轮辐样散开（巨乳头直径大于1mm）。

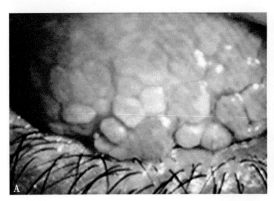
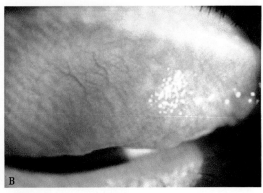

图 2-2-2　结膜乳头

A. 巨大乳头，中心有扩张的毛细血管到达顶端，并呈轮辐样散开；B. 较小的乳头，呈天鹅绒样外观

4. 滤泡形成（follicles）　由淋巴细胞反应而成，呈外观光滑、半透明隆起的结膜改变。中央无血管，基底部有血管绕行。滤泡散在分布，常发生上睑结膜和下穹隆结膜，也可见于角结膜缘部结膜。具有相对特异性。

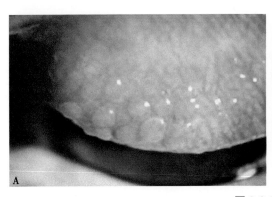
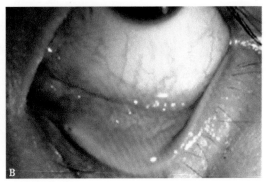

图 2-2-3　滤泡

A、B. 滤泡直径一般为 0.5～2.0mm，且中央无血管，血管从周边基底向顶部逐渐消失

5. 膜和假膜（membranes and pseudo membranes）　某些病原体感染可出现膜或假膜，是由脱落的结膜上皮细胞、白细胞、病原体和富有纤维素的渗出物混合而成。

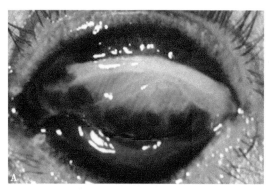
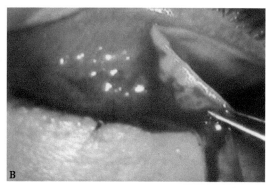

图 2-2-4 假膜和真膜

A. 假膜：是上皮表面的凝固物，去除后上皮仍保持完整；B. 真膜：是严重炎性反应渗出物在结膜表面凝结而成，累及整个上皮，强行剥离易出血，厚而污秽、灰白

6. 球结膜水肿（chemosis） 血管扩张时渗出液进入疏松的球结膜下组织致水肿。

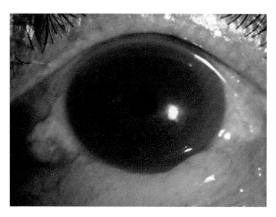

图 2-2-5 球结膜水肿

血管扩张时的渗出液进入到疏松的球结膜下组织而形成

7. 结膜下出血（subconjunctival hemorrhage）

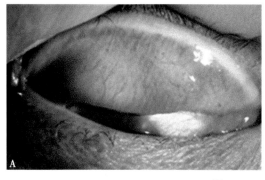
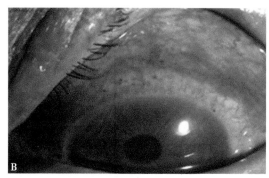

图 2-2-6 结膜下出血

流行性角结膜炎所致的结膜下出血 A. 睑结膜点状出血；B. 球结膜点、片状出血

8. 结膜肉芽肿（granulomas） 由结膜上皮下增生的纤维血管组织、单核细胞、巨噬细胞构成。常见于睑板腺囊肿及一些内源性疾病。

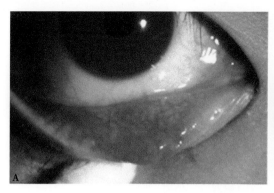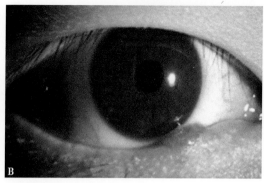

图 2-2-7　结膜肉芽肿
A. 睑板腺囊肿破溃形成肉芽肿；B. 肉芽组织突出于下睑缘

9. 结膜瘢痕（conjunctival scarring）

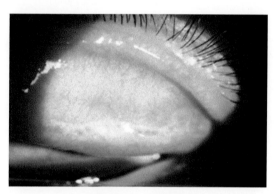

图 2-2-8　结膜瘢痕
单纯的结膜上皮损伤一般不会引起瘢痕，只有累及
基质层才能形成瘢痕

三、诊断

临床上可根据结膜炎的基本症状和体征如结膜充血、分泌物增多等作出诊断。但要确诊是何病因所致则需依靠实验室检查，如细胞学、病原体的培养和鉴定、免疫学和血清学检查等。

四、治疗原则

针对病因治疗，局部给药很重要，必要时全身用药。

第三节　细菌性结膜炎

大约 90% 的人结膜囊内可分离出细菌，这些细菌可通过释放抗生素样物质和代谢产物，减少其他致病菌的侵袭。当致病菌侵害过强情况下，如干眼、长期使用皮质类固醇等，即可发生感染。

27

按发病快慢可分为超急性（24小时内）、急性或亚急性（几小时至几天）、慢性（数天至数周）。

一、超急性细菌性结膜炎

超急性细菌性结膜炎（hyperacute bacterial conjunctivitis）是由奈瑟菌属细菌（淋球菌或脑膜炎球菌）引起的一种传染性极强、破坏性极大的化脓性结膜炎，潜伏期短（10小时至2～3天不等）。可分为新生儿型和成人型。

【临床表现】

病情进展迅速，分泌大量脓性分泌物，显著的结膜充血、水肿，眼睑水肿，常伴有耳前淋巴结肿大和炎性假膜形成。有15%～40%的病例引起角膜炎，重者可致角膜溃疡合并角膜穿孔，严重威胁视力。

【治疗原则】

应同时局部治疗和全身用药。①局部治疗：分泌物多时用生理盐水彻底冲洗结膜囊，滴用抗生素眼药水及眼膏；②全身用药：可选用大剂量青霉素或头孢类抗生素，如合并衣原体感染，可使用大环内酯类药物。

【疾病图解】

因医疗卫生事业的发展现该病例少见。

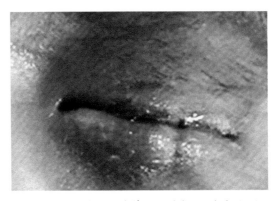

图 2-3-1 新生儿淋球菌性结膜炎（俗称脓漏眼）
顺产出生后6小时眼睑出现脓性分泌物

二、急性或亚急性细菌性结膜炎

急性或亚急性细菌性结膜炎（acute or subacute bacterial conjunctivitis）又称"急性卡他性结膜炎"，俗称红眼病，传染性强，是由细菌感染引起的一种常见的急性流行性眼病。

【临床表现】

潜伏期1～3天，双眼同时或先后发病。自觉流泪、异物感、灼热感，由于分泌物多常使上下睑结膜粘在一起；眼睑红肿、结膜充血呈鲜红色，以睑部及穹隆部结膜最为显著、重者可有假膜形成；少数有上呼吸道感染或其他全身症状。

【治疗原则】

本病预防很重要。分泌物多者可用生理盐水冲洗结膜囊,抗生素眼药水滴眼或加用口服抗生素;在并发角膜炎时应按角膜炎处理。

【疾病图解】

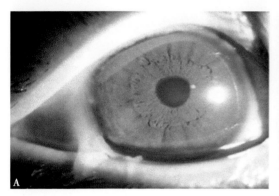 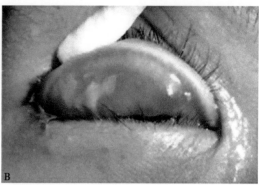

图 2-3-2 急性细菌性结膜炎

A. 11 岁患儿外出旅行后出现双眼结膜充血呈鲜红色,黏液脓性分泌物溢出睑缘;B. 上睑结膜充血,部分睑结膜面覆盖白色假膜

三、慢性细菌性结膜炎

慢性细菌性结膜炎(chronic bacterial conjunctivitis)可由急性结膜炎演变而来、毒力较弱的病原菌感染所致、周围组织炎症、不良刺激或金黄色葡萄球菌和摩拉克菌常见。

【临床表现】

常为眼痒、烧灼感、干涩感、异物感、刺痛感及视力疲劳结膜轻度充血、可有睑结膜增厚、乳头增生、分泌物为黏液性或白色泡沫状。

【治疗原则】

局部滴用有效抗生素眼药水,对于难治性病例和伴有酒糟鼻者可口服多西环素。

【疾病图解】

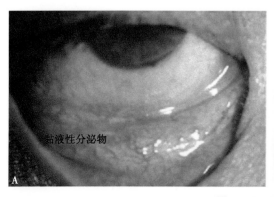 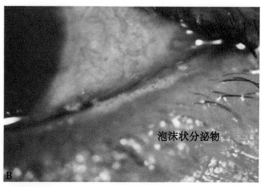

图 2-3-3 慢性结膜炎

A. 睑球结膜充血,穹隆部可见黏液性分泌物;B. 下睑缘处泡沫状分泌物

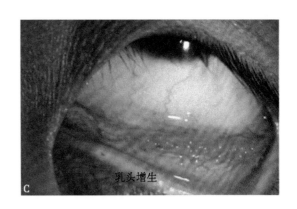

图 2-3-3 （续）慢性结膜炎
C. 下睑结膜乳头增生

乳头增生

第四节 衣原体性结膜炎

衣原体是介于细菌和病毒之间的微生物,可寄生于细胞内形成包涵体。衣原体性结膜炎包括沙眼、包涵体性结膜炎等。

一、沙眼

沙眼(trachoma)是由沙眼衣原体(chlamydia)引起的一种慢性传染性结膜角膜炎,是致盲眼病之一。地方流行性沙眼多由 A、B、Ba、C 4 个血清型所致。

【临床表现】

沙眼早期常无自觉症状。急性期有畏光、流泪、异物感,较多黏液或黏液脓性分泌物;可出现眼睑红肿、结膜充血明显、乳头增生、滤泡形成。慢性期仅有眼痒、异物感、干燥等症状,结膜充血减轻、结膜污秽肥厚、乳头滤泡增生、可出现角膜血管翳、结膜瘢痕等。晚期可发生上睑下垂、睑内翻和倒睫、睑球粘连、角膜混浊等并发症。

【治疗原则】

常用 0.1% 利福平或磺胺类眼药水滴眼,红霉素或四环素眼膏涂眼;急性期或严重的沙眼,应全身使用抗生素治疗;成人可口服四环素、多西环素或红霉素;7 岁以下及妊娠期妇女忌用四环素。睑内翻及倒睫可手术矫正。

【疾病图解】

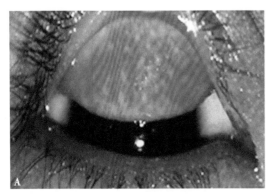

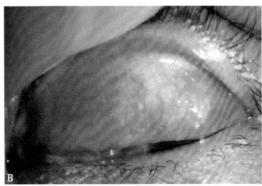

图 2-4-1 沙眼
A、B. 急性期睑结膜充血、血管模糊,结膜面大量乳头、滤泡增生

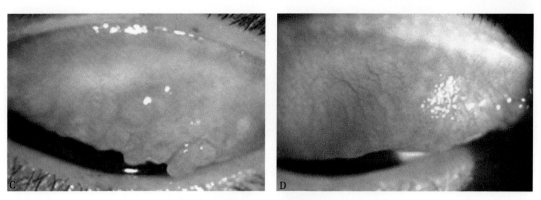

图 2-4-1　（续）沙眼

C、D. 慢性期结膜充血减轻，乳头和滤泡以上穹隆及上睑结膜为主

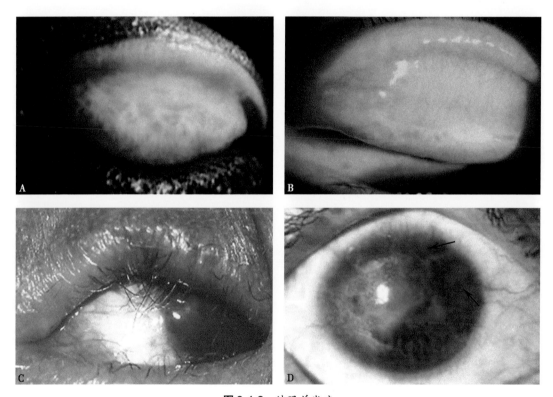

图 2-4-2　沙眼并发症

A. 上睑瘢痕呈网格状；B. 上睑白色腱样瘢痕；C. 睑结膜瘢痕收缩、睑板肥厚变形形成睑内翻和倒睫；D. 角膜云翳及血管翳（见箭头）

二、包涵体性结膜炎

包涵体性结膜炎（inclusion conjunctivitis）是由沙眼衣原体 D～K 型引起的一种通过性接触或产道传播的急性或亚急性滤泡性结膜炎（见图 2-4-3）。

【临床表现】

临床上分为新生儿型和成人型包涵体性结膜炎。成人型在接触病原体 1～2 周出现症状。眼睑肿胀、结膜充血明显,黏液脓性分泌物、滤泡生成。新生儿型为出生后5～12天,开始有水样或黏液样分泌物,后随病程进展分泌物明显增多并呈脓性。

【治疗原则】

局部使用抗生素眼药水、眼膏如磺胺类或利福平眼药水及口服大环内酯类药物治疗。

【疾病图解】

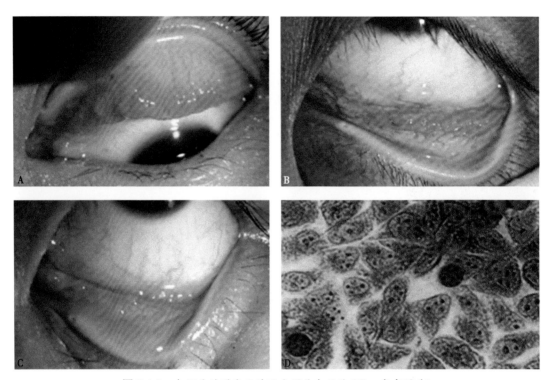

图 2-4-3 包涵体结膜炎及沙眼衣原体包涵体(同一患者图片)
A、B:急性期上下睑结膜充血及滤泡形成;C:治疗2个月后下睑结膜充血消退,但滤泡仍存在;D:沙眼衣原体包涵体碘染色后镜下所见

第五节 病毒性结膜炎

一、腺病毒性角结膜炎

腺病毒感染性结膜炎是重要的病理性结膜炎。其可分为流行性角结膜炎和咽结膜炎两大类。

(一)流行性角结膜炎(epidemic keratoconjunctivitis,EKC)

由腺病毒8、19、29和37型腺病毒(人腺病毒D亚组)引起。传染性强、发病急剧,可散发或流行发病,潜伏期为5～7日。

【临床表现】

起病急、症状重、双眼先后或同时发病。主要症状有充血、疼痛、畏光、伴有水样分泌物。急性期眼睑水肿、睑球结膜显著充血、球结膜水肿；发病 48 小时内出现滤泡和结膜下出血，少数严重患者可有假膜（或真膜）形成；并可侵犯角膜，但角膜敏感性正常。常出现耳前淋巴结肿大。

【治疗原则】

阻止感染传播。局部滴用抗病毒药物或口服抗病毒药物；角膜有浸润时可酌情使用皮质类固醇滴眼液；合并细菌感染时加用抗生素滴眼液。

【疾病图解】

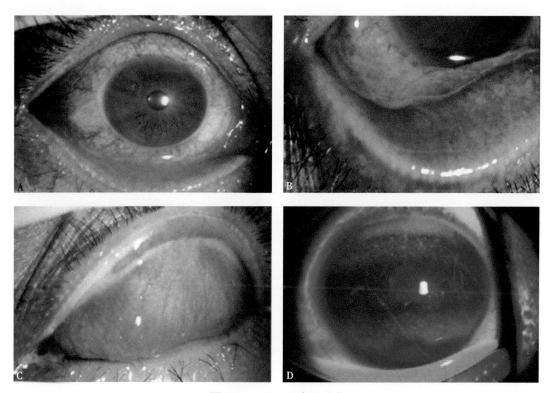

图 2-5-1　流行性角结膜炎

A. 2 天后出现眼部症状：结膜明显充血；B. 第三天结膜充血水肿明显，下方球结膜隆起呈水肿状；C. 乳头和滤泡增生；D. 角膜上皮点状混浊，荧光染色阳性

（二）咽结膜热

由腺病毒 3 型、4 型和 7 型引起的病毒性结膜炎，常伴有上呼吸道感染和发热。主要经呼吸道传播，多见于 4～9 岁的儿童和青少年。散发病例可见于成人。病程为 10 天左右，有自限性。

【临床表现】

前驱症状为全身乏力、体温可上升至 38.3～40℃。自觉流泪、眼红和咽痛；眼部滤泡性结膜炎、浅层点状角膜炎及上皮下混浊；耳前淋巴结肿大。

【治疗原则】

有自限性，与流行性角结膜炎的治疗相同。

【疾病图解】

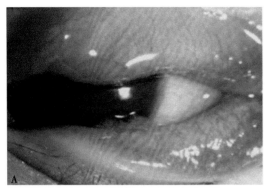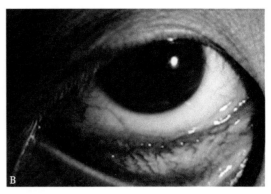

图 2-5-2 咽结膜热

患儿,女,5 岁半,感冒发热咽痛,一周后出现双眼症状:A. 结膜囊少许分泌物(箭头所指);B. 下睑结膜有滤泡形成

二、流行性出血性结膜炎

流行性出血性结膜炎(acute hemorrhagic conjunctivitis)为法定传染病。又称"阿波罗11 号结膜炎",是由 70 型肠道病毒(偶由 A24 型柯萨病毒引起)引起的一种暴发流行的自限性眼部传染性疾病。本病传染性极强,容易在夏秋季节、人口稠密、卫生条件差的地区暴发流行。

【临床表现】

潜伏期短,为 18~48 小时。多为双眼,一般持续 10 天左右或更短时间。有畏光、流泪、眼红、异物感、及水样分泌物等症状;多数患者有滤泡形成,可伴上皮角膜炎;部分患者眼睑水肿、结膜下出血呈片状或点状,从上方球结膜开始向下方蔓延。少数患者有发热、咽喉痛,极少数会出现下肢麻痹;耳前淋巴结肿大。

【治疗原则】

与流行性角结膜炎相同。

【疾病图解】

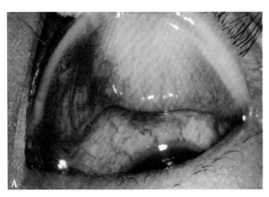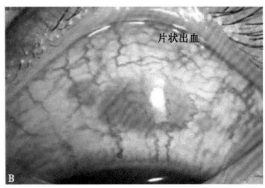

片状出血

图 2-5-3 流行性出血性结膜炎

患者,男,20 岁,大学生,与他人共用洗脸盆后出现双眼症状。A. 睑、球结膜充血;B. 上方球结膜片状出血

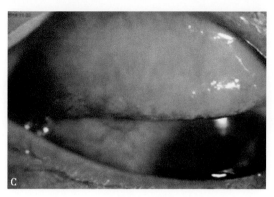

图 2-5-3 （续）流行性出血性结膜炎
C. 睑结膜滤泡增生

三、单纯疱疹病毒性结膜炎

单纯疱疹病毒性结膜炎（herpes simplex virus conjunctivitis）多由单纯疱疹病毒Ⅰ型所引起，新生儿可由单纯疱疹病毒Ⅱ型引起。患者多有单纯疱疹病毒性眼病史，常伴有眼睑、口角、颜面皮肤的热性疱疹。

【临床表现】

眼部异物感、疼痛、灼热感，常呈单眼急性滤泡性结膜炎反应。有时可以复发。有角膜并发症者可有角膜上皮点状浸润，树枝状角膜炎、甚至盘状角膜炎。可有耳前淋巴结肿大。

【治疗原则】

以局部抗病毒治疗为主。

【疾病图解】

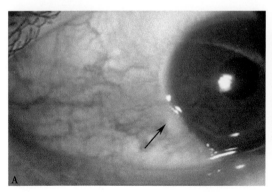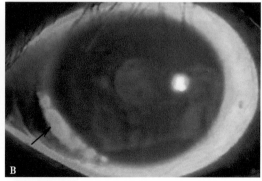

图 2-5-4 单纯疱疹性结膜炎
A. 近角膜缘处隆起的疱疹（见箭头）；B. 该处荧光素染色阳性（见箭头）

第六节　免疫性结膜炎

变态反应性结膜炎，是结膜对外界变应原产生的一种超敏反应。体液免疫介导（速发型）：枯草热性结膜炎、异位性结膜炎、春季角结膜炎；细胞免疫介导（迟发型）：泡性角结膜炎；医源性结膜接触性或过敏性结膜炎（眼部的长期用药）：有速发型和迟发型两种；自身免疫性疾病：干燥性角结膜炎、结膜类天疱疮、Stevens-Johnson 综合征。

一、春季角结膜炎

春季角结膜炎（vernal keratoconjunctivitis，VKC）又名春季卡他性结膜炎、季节性结膜炎等，是反复发作的双侧慢性眼表疾病，占变应性眼病的 0.5%，有环境和种族倾向。3 岁以下及 30 岁以上少见，主要影响儿童和青少年，大约 60% VKC 患者在 11~20 岁之间。花粉、各种微生物的蛋白质成分、动物皮屑和羽毛等都可能致敏。

【临床表现】

季节性发病、双眼发病，眼部奇痒，夜间症状加重，黏液性分泌物增多。根据眼部体征的不同，临床上把春季角结膜炎分为睑结膜型、角结膜缘型及混合型。

【治疗原则】

VKC 是一种自限性疾病，短期用药可减轻症状，长期用药则对眼部组织有损害作用。可使用抗组胺药、糖皮质激素、肥大细胞稳定剂、非甾体类抗炎药、血管收缩剂、环孢素等。

【疾病图解】

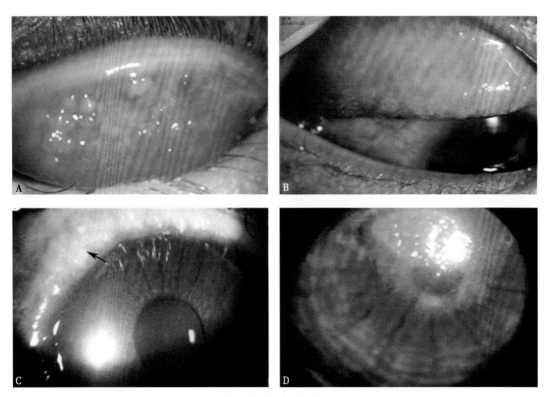

图 2-6-1 春季角结膜炎

A. 睑结膜型：睑结膜呈粉红色，上睑结膜乳头增生，呈铺路石样排列。乳头形状不一，扁平外观，包含有毛细血管丛；B. 睑结膜型：乳头于上睑穹隆部密集；C. 角结膜缘型：角膜缘有黄褐色或污红色胶样增生，以上方角膜缘明显，角膜缘见到白色 Horner-Trantas 结节（见箭头）；D. 盾形角膜溃疡：多分布于中上 1/3 角膜；角膜受损最常表现为弥漫性点状上皮角膜炎，并形成盾形无菌性上皮缺损

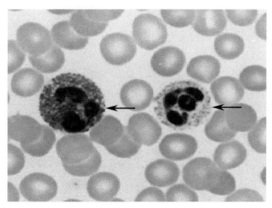

图 2-6-2 春季角结膜炎结膜刮片
显微镜下结膜刮片下嗜酸细胞形态（箭头所指）。显
微镜下结膜刮片每高倍视野出现超过 2 个嗜酸性粒
细胞，即可作出诊断

二、季节过敏性结膜炎

又名枯草热性结膜炎（hay-fever conjunctivitis），是眼部过敏性疾病最常见的类型，其致
敏原主要为植物的花粉，季节性发作。

【临床表现】

症状：眼痒、异物感、烧灼感；伴过敏性鼻炎和支气管哮喘。主要体征为结膜充血及非
特异性睑结膜乳头增生。

【治疗原则】

脱离过敏原、冷敷；抗组胺药、肥大细胞稳定剂、非甾体抗炎药、糖皮质激素等的使用。

【疾病图解】

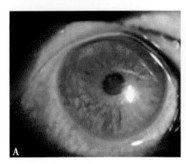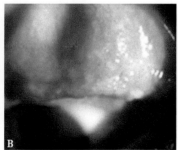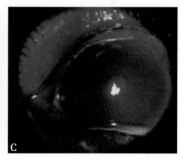

图 2-6-3 季节过敏性结膜炎
患者男，47 岁，有过敏性鼻炎病史 10 余年，春秋两季发作明显，鼻炎发作时，双眼亦出现痒、红等症状。
A. 发作时结膜充血；B. 上睑结膜非特异性乳头增生；C. 可见少许角膜点状着色（很少影响角膜，偶有轻
微点状上皮性角膜炎）

三、巨乳头性结膜炎

细菌或其他蛋白颗粒吸附于镜片或义眼表面，这些物质作为变应原，发生Ⅰ型速发型超
敏反应和Ⅳ型迟发型超敏反应。

【临床表现】

有长期配戴角膜接触镜或义眼病史；患者眼奇痒、流泪；上睑结膜见硬而扁平的巨大乳头。

【治疗原则】

停用或更换角膜接触镜；义眼及时清洗或停戴；局部应用皮质类固醇滴眼液、肥大细胞稳定剂等。

【疾病图解】

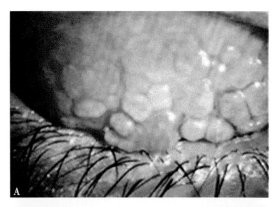
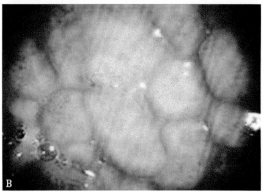

图 2-6-4　巨大乳头

戴角膜接触镜 6 年，双眼异物感，可见上睑结膜面巨大乳头增生，呈铺路石样排列

四、过敏性结膜炎

由于接触药物或其他抗原而产生超敏反应的炎症。速发型的有花粉、角膜接触镜及其清洗液，药物一般引起迟发型超敏反应。

【临床表现】

接触过敏原后迅速出现眼部瘙痒、眼睑水肿、结膜充血及水肿；迟发表现为眼睑皮肤急性湿疹、皮革样变，睑结膜乳头增生、滤泡形成，重者侵及角膜；慢性者后遗症包括色素沉着、皮肤瘢痕及下睑外翻。脱离接触后症状迅速消退；结膜囊分泌物涂片发现嗜酸性粒细胞增多。

【治疗原则】

查找过敏原，避免接触过敏原或停药；局部点糖皮质激素滴眼液、血管收缩剂，伴有眼睑红肿、湿疹者可用 2%～3% 硼酸水湿敷；严重者加用全身抗过敏药。

【疾病图解】

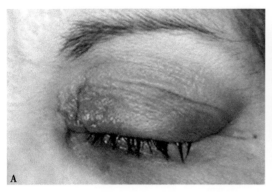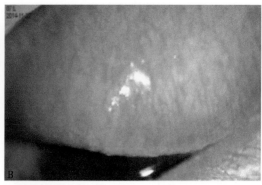

图 2-6-5　过敏性结膜炎

A. 用磺胺醋酰钠眼药水点眼后第二天出现眼皮瘙痒、第三天出现眼睑肿胀、皮肤潮红；B. 结膜充血、乳头增生

五、泡性角结膜炎

泡性角结膜炎（phlyctenular keratoconjuntivitis）是由微生物蛋白质引起的迟发型变态反应性疾病。根据病变侵犯的部位分为三类，病变仅发生于结膜者称泡性结膜炎；发生于角膜者称泡性角膜炎；病变侵及角膜缘者称泡性角结膜炎。

【临床表现】

角膜缘或球结膜处实性结节样泡，结节呈灰红色，直径 1～4mm，结节周围局限性结膜充血，结节易破溃，顶端形成溃疡，1 周左右溃疡愈合，一般不留瘢痕。

【治疗原则】

局部皮质类固醇类眼药水滴眼，补充维生素，注意营养。

【疾病图解】

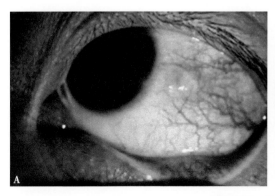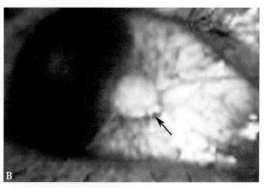

图 2-6-6　泡性角结膜炎

A. 泡性结膜炎：球结膜处实性隆起的小结节，周围限局性结膜充血；B. 泡性角结膜炎：角结膜缘处实性灰白色小结节

六、自身免疫性结膜炎

（一）Sjögren 综合征（Sjögren syndrome，SS）

一种累及全身多系统的疾病。SS 导致结膜、角膜病变。可有干眼、疼痛、口干、结缔组织损害（关节炎）。对症治疗，缓解干眼。

【疾病图解】

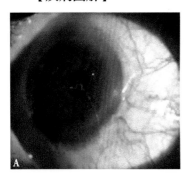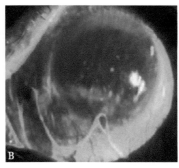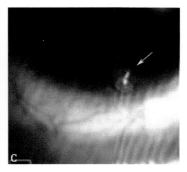

图 2-6-7　Sjögren 综合征

A、B. 结膜充血、黏丝状分泌物、角膜上皮点状或片状混浊，并有丝状物附着；C. 角膜下方可见色泽较暗卷曲的丝状物，一端附着于角膜上皮层

（二）Stevens-Johnson 综合征（Stevens-Johnson syndrome）

Stevens-Johnson 综合征发病与免疫复合物沉积在真皮和结膜实质中有关。部分药物如氨苯磺胺，抗惊厥药等、腺病毒感染可诱发此病，好发于年轻人，35 岁以后很少发病。

【临床表现】

黏膜溃疡形成和皮肤的多形性红斑为其特征。表现为眼疼痛、刺激，分泌物和畏光等。双眼结膜受累。最初表现为黏液脓性结膜炎和浅层巩膜炎，急性期角膜溃疡少见，某些病人可以出现严重的前部葡萄膜炎。

【治疗原则】

全身使用糖皮质激素可延缓病情进展，局部激素使用对眼部损害治疗无效且有害，人工泪液可减轻不适症状。出现倒睫和睑内翻需手术矫正。

【疾病图解】

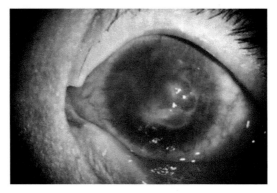

图 2-6-8　Stevens-Johnson 综合征
结膜充血，角膜溃疡

（三）瘢痕性类天疱疮（cicatricial pemphigoid）

是病因未明，疗效不佳的一种非特异性慢性结膜炎，伴有口腔、鼻腔黏膜和皮肤病灶。女性患者多于男性。

【临床表现】

反复发作的中度、非特异性慢性结膜炎，特点为结膜病变形成瘢痕，造成睑球粘连，特别是下睑，以及睑内翻、倒睫；干眼；合并睑内翻、倒睫等症状时出现角膜损害。

【治疗原则】

治疗应在瘢痕形成前就开始，减少组织受损程度；口服免疫制剂对部分患者有效；局部可滴用人工泪液。

【疾病图解】

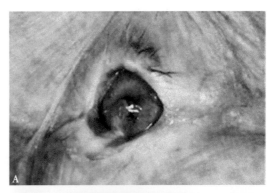
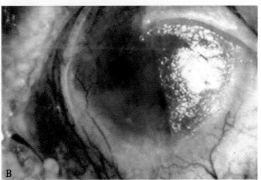

图 2-6-9　瘢痕性类天疱疮
A．结膜病变形成道瘢痕，导致睑球粘连及角膜溃疡的形成；B．角膜干燥：结膜炎症的反复，损伤结膜杯状致干眼

第七节　结膜变性性疾病

一、睑裂斑

睑裂斑（pinguecula）是位于成年睑裂区角膜两侧（鼻侧多见）的黄色结节。内含黄色透明弹性组织。可能是由紫外线或光化学性暴露引起。

【临床表现】

一般无症状。

【治疗原则】

一般无须治疗。

【疾病图解】

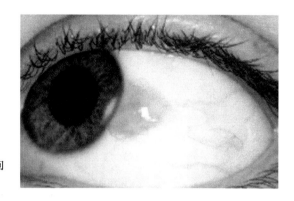

图 2-7-1　睑裂斑
角膜缘鼻、颞侧呈三角形黄色隆起病灶(基底朝向角膜,不侵犯角膜)

二、翼状胬肉

翼状胬肉(pterygium)是眼科常见病和多发病,具体病因不明,可能与紫外线、烟尘有关,地理纬度与翼状胬肉的发生有较大的关系。

【临床表现】

多无自觉症状或仅有轻度不适,在胬肉伸展至角膜时,由于牵扯而产生散光;或因胬肉侵入角膜表面生长遮蔽瞳孔而造成视力障碍,非常严重的病例可以不同程度地影响眼球运动。单侧胬肉多见于鼻侧,可分为头、颈、体三部分。胬肉按其病变进行情况可分为活动期和静止期。

【治疗原则】

尽量避免外来刺激,积极治疗眼部慢性炎症;用抗生素眼药水以控制结膜炎症减轻充血;在充血较重时可加用皮质类固醇眼药水。小而静止的翼状胬肉无须治疗;如胬肉为进行性或已接近瞳孔区影响视力或眼球转动受限时则可行手术切除。

【疾病图解】

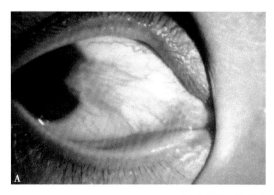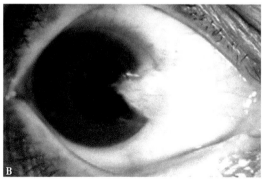

图 2-7-2　活动期胬肉和静止期胬肉
A. 活动期胬肉:头部隆起已遮盖部分瞳孔,局部角膜混浊,在前弹力层及浅基质层有细胞浸润;颈部宽大、体部肥厚,表面不平,有粗大而扩张的血管;B. 静止期:胬肉头部平坦,角膜浸润吸收,体部不充血或轻度充血,表面光滑,病变静止

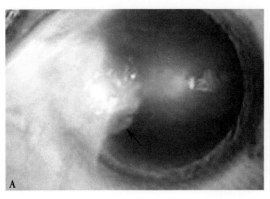
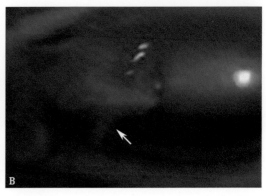

图 2-7-3 Stocker 线

A. 沿着翼状胬肉前端浸润边缘是一黄棕色的线（Stocker's 线），由含铁血黄素（含铁离子）沉积在上皮层形成；B. 在钴蓝光下可见，色素线发暗，是缺乏荧光素的体征

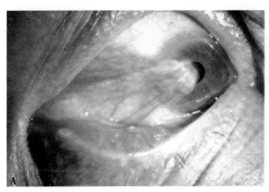
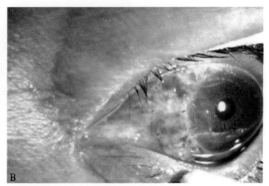

图 2-7-4 复发性胬肉及翼状胬肉切除＋角膜缘干细胞移植术后

A. 复发性胬肉（充血严重、体部肥厚）；B. 胬肉切除后，将自体结膜移植覆盖于创面

三、假性翼状胬肉

　　假性翼状胬肉患者通常有角膜溃疡或创伤病史（如碱烧伤），假性翼状胬肉与附近结膜组织粘连，可在任何方位形成。假性翼状胬肉生长在角膜边缘的任何一个部位，一般比较小，亦无发展趋势，为球结膜与角膜上皮粘连所致。

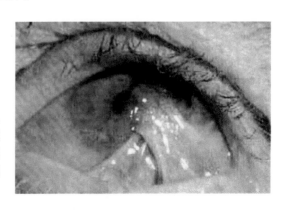

图 2-7-5 假性翼状胬肉

条索状或三角形结膜皱襞固定在角膜混浊部位。附近球结膜与角膜病变处发生粘连，形成一条结膜桥带，结膜只在头部与角膜粘连，故可用探针在其颈部下顺利通过，而不像真性翼状胬肉与周围组织全面粘着

四、结膜结石

结膜结石（conjunctival concretion）是在睑结膜表面出现的黄白色凝结物，多见于慢性结膜炎患者或老年人。结石由脱落的上皮细胞和变性的白细胞凝固而成。

【临床表现】

一般多无症状，只有结石突出于结膜面时患眼才有异物感。在睑结膜面可见境界清楚的黄白色点状物。

【治疗原则】

无症状者不需治疗。有异物感、结石突出结膜面者，在表面麻醉下将其剔除，剔除后应用抗生素滴眼液、抗生素眼膏预防感染。

【疾病图解】

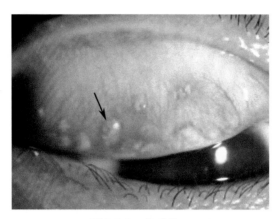

图 2-7-6 结膜结石
睑结膜面境界清楚的黄白色点状物（见箭头）

第八节 结膜肿瘤

一、原发性结膜良性肿瘤

（一）结膜色素痣（conjunctiva nevi）

一般不需治疗。如影响外观，可予以切除，但要注意切除彻底。

图 2-8-1 结膜色素痣
左眼结膜色素痣（多发于角膜缘附近及睑裂部的球结膜，呈不规则形，大小不等，境界清楚，稍隆起于结膜面。痣一般为黑色，色素深浅不一，有的为棕红色）

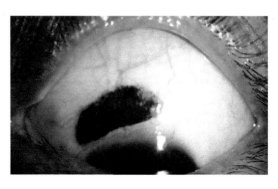

（二）结膜乳头状瘤（conjunctival papilloma）

由人乳头状瘤病毒（HPV）6 或 11 亚型引起，可以诱发眼睑皮肤表皮细胞和血管增殖形成寻常疣或者带柄的结膜乳头状瘤。

【治疗原则】

一般采用手术切除。

【疾病图解】

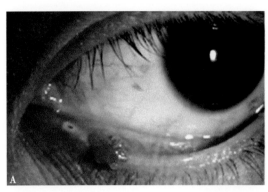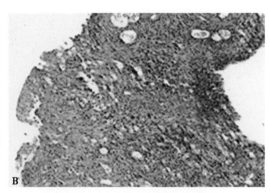

图 2-8-2 结膜乳头状瘤

A. 可见下睑缘乳头瘤（常发生角膜缘、泪阜及睑缘部位，瘤体色鲜红，呈肉样隆起。带蒂结膜乳头状瘤由多个小叶组成，外观平滑、有很多螺旋状的血管）；B. 鳞状上皮呈乳头状增生，乳头中央可见纤维血管束

（三）结膜皮样瘤和皮样脂肪瘤

结膜皮样瘤（dermoidtumor）为先天性良性肿瘤，常见于颞下角膜缘，手术切除。

皮样脂肪瘤（dermolipoma）一般不需治疗，如生长扩大影响美观，可考虑部分切除，后部切除要谨慎，其与眶脂肪相连，手术可能会引起眼眶紊乱等并发症，比原发病更严重。

【疾病图解】

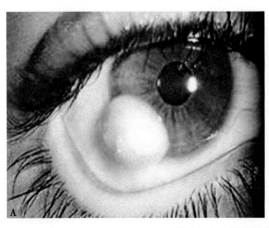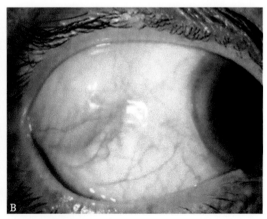

图 2-8-3 角结膜皮样瘤和皮样脂肪瘤

A. 角结膜皮样瘤：常见于颞下角膜缘，表现为圆形、表面光滑的黄色隆起的肿物，其中常有毛发；B. 皮样脂肪瘤：多见于颞上象限近外眦部的球结膜下，呈黄色、质软的光滑肿块

（四）结膜血管瘤

结膜血管瘤（conjunctival angioma）多为先天性，出生时或出生后不久即出现。结膜血管瘤外观可以为孤立的、团块状，或弥漫性扩张的海绵血管瘤（图 2-8-4）。通常和眼睑皮肤、眼眶毛细血管瘤以及静脉血管瘤有广泛联系。

【治疗原则】

手术治疗。

【疾病图解】

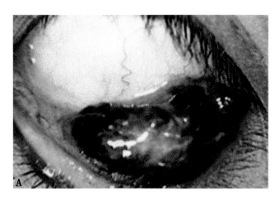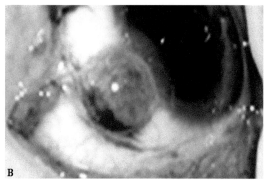

图 2-8-4 结膜血管瘤

A、B. 孤立的、团块状扩张的血管瘤

（五）结膜囊肿（conjunctival inclusion cyst）

小的可能是由于结膜皱褶异位造成的。较大的常常由外伤、手术或者炎症导致的结膜上皮细胞种植到结膜上皮下基质中，异常增生引起。单纯切开囊肿引流，复发率高，手术完整切除是有效的治疗方法，切除后的缺损区范围较大时可行羊膜移植。

【疾病图解】

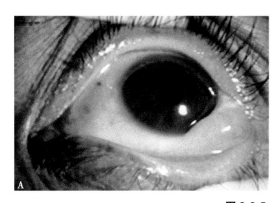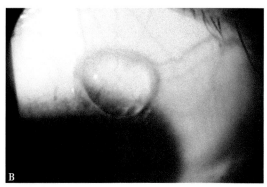

图 2-8-5 结膜囊肿

A. 左眼颞下方近穹窿部光滑的透明隆起；B. 颞上方可见一孤立边界清楚的透明隆起

二、原发性结膜恶性肿瘤

（一）结膜鳞状细胞癌

结膜鳞状细胞癌（squamous cell carcinoma）紫外线过度照射是重要原因，病毒感染和先天因素可能也起作用。鳞状细胞癌在 HIV 阳性患者和色素沉着性干皮病患者中发生率较高。

【治疗原则】

彻底切除病灶是最佳的治疗方式，切除不彻底肿瘤可复发，此时需行二次手术。冷冻可降低复发率。若病变已侵犯眼睑或穹隆部无法彻底清除时应考虑做眼眶内容物剜出术。

【疾病图解】

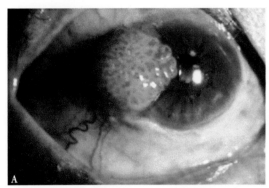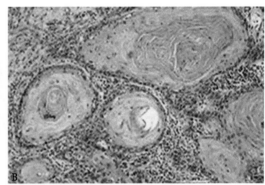

图 2-8-6 鳞状细胞癌实图和病理切片

A. 鳞状细胞癌：多发生于睑裂的角膜缘处、睑缘皮肤和结膜的交界处或内眦部泪阜等部位，一些肿瘤外观类似胬肉，大多数肿瘤呈胶质样，上皮异常角化；B. 鳞状细胞癌病理切片：肿瘤呈巢状分布，瘤细胞向鳞状细胞分化，细胞具有异型性，可见核分裂

（二）恶性黑色素瘤

恶性黑色素瘤（malignant melanoma）为潜在的致命性肿瘤。有报道 26% 的患者晚期发生重要脏器转移，手术后 10 年的患者死亡率为 13%。多数结膜黑色素瘤可手术切除，对进行性病变，不能进行局部切除，可考虑眼球摘除或眶内容物剜除术。

【疾病图解】

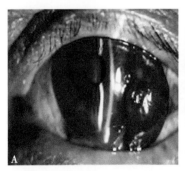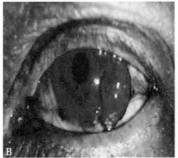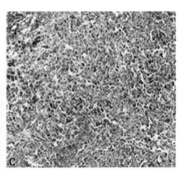

图 2-8-7 结膜黑色素瘤及病理切片

A、B. 结膜黑色素瘤：最常见于球结膜或角巩膜缘，也可出现于睑结膜，呈结节状生长，肿瘤滋养血管丰富，色素的深浅可以变化；C. 病理切片可见结膜黑色素瘤（肿瘤组织片状分布，瘤细胞多角形，胞浆丰富，部分胞浆内含棕色色素颗粒，细胞异型性明显）

第九节 结膜下出血

球结膜下血管破裂或其渗透性增加，可引起结膜下出血（subconjunctival hemorrhage）。常出现于一眼，可发生于任何年龄组。可有激烈咳嗽、呕吐等病史，外伤（眼外伤或头部挤压伤）、结膜炎症、高血压、动脉硬化、儿童肾炎、血液病、某些传染性疾病（如败血症、伤寒）等。

【临床表现】

偶有眼胀及异物感，余无明显症状。

【治疗原则】

首先应寻找出血原因，针对原发病进行治疗。出血早期可局部冷敷，2天后可热敷，出血多也可考虑用适量止血药。

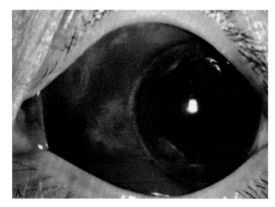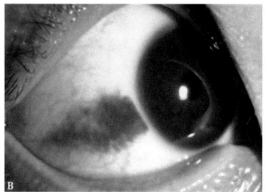

图 2-9-1 球结膜下出血（初期呈鲜红色，以后逐渐变为棕色）
A. 高血压引起的球结膜下大片出血（出血量大，可沿眼球全周扩散）；B. 颞侧球结膜小片状出血

第十节 干 眼

干眼是由于泪液的量或质或流体动力学异常引起的泪膜不稳定和（或）眼表损害，从而导致眼不适症状及视功能障碍的一类疾病。根据泪液缺乏成分，分为以下4种类型：水样液缺乏性干眼（泪腺功能低下所致）、黏蛋白缺乏性干眼（化学伤，沙眼，Stevens-Johnson综合征）、脂质缺乏性干眼（睑板腺功能障碍）、泪液动力学（分布）异常所致干眼。

【临床症状】

视疲劳、干涩感、异物感、烧灼感、眼胀感、视力波动、难以名状的不适等。Sjögren综合征患者常伴有口干、关节痛等。结膜充血、失去光泽、角膜上皮不同程度点状脱落、可出现丝状角膜炎。晚期角膜出现溃疡甚至穿孔；角膜瘢痕形成可严重影响视力。

【治疗原则】

消除诱因或治疗原发疾病，局部点人工泪液，必要时也可选择手术治疗。

【疾病图解】

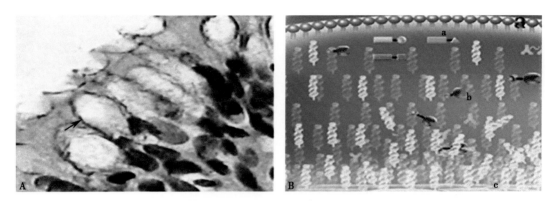

图2-10-1　结膜杯状细胞图及泪膜图

A. 正常的结膜杯状细胞图(箭头所指为结膜杯状细胞); B. 泪膜的结构　a脂质层 b水液层 c黏蛋白层

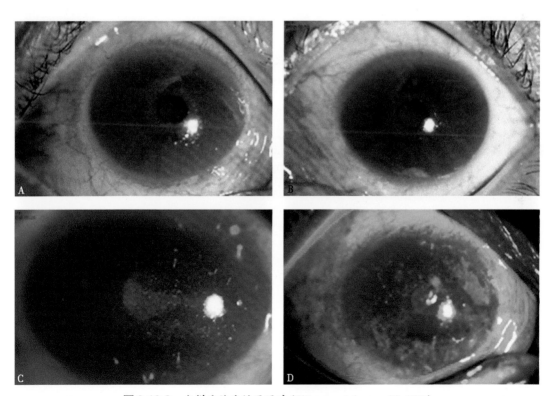

图2-10-2　水样液缺乏性干眼病(Sjögren syndrome, SS-ATD)

患者女, 51岁, 双眼干涩、畏光、异物感伴反复关节疼痛1年余。已确诊 Sjögren 综合征。其眼部表现 A(右眼)B(左眼)结膜充血, C(右眼)角膜上大量点头混浊, 并有丝状物附着, D(左眼)角膜上密集的成片状混浊, 无丝状物

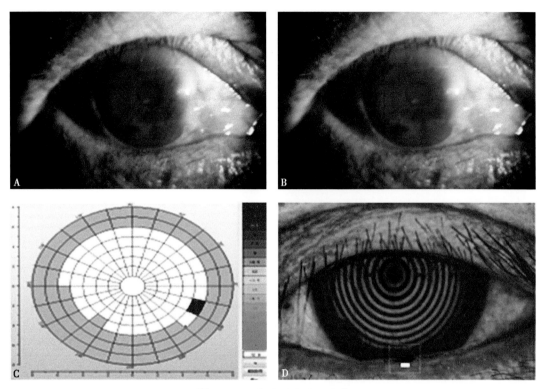

图 2-10-3　黏液缺乏性干眼病

患者男，43 岁，长期双眼干涩，检查诊断为沙眼。A. 沙眼并发症：倒睫致结膜杯状细胞损害；B. 泪膜破裂时间检查，角膜中央泪膜破裂时出现蓝黑色的"黑斑"；C. 非接触性泪膜破裂时间检查显示该患者 BUT 1.72 秒（眼表分析出现的第一个红斑为泪膜破裂时间）；D. 泪河高度检查：0.17mm

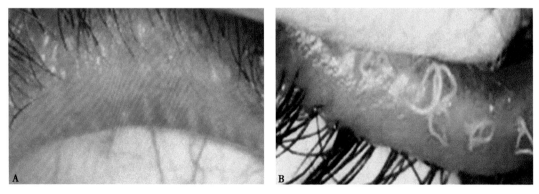

图 2-10-4　睑板腺功能障碍所致干眼

A. 睑板腺管口阻塞，缘间部毛细血管扩张；B. 睑板腺按摩挤压出牙膏样分泌物

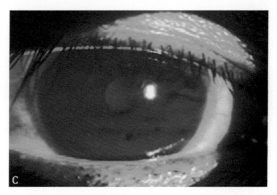

图 2-10-4 （续）睑板腺功能障碍所致干眼
C. 泪膜破裂时间为 1 秒

（艾丽珍 易敬林）

第三章 角膜病

第一节 角膜病概述

角膜和巩膜一起构成眼球最外层的纤维膜,从前到后角膜可分为上皮层、前弹力层、基质层、后弹力层和内皮层5层结构。

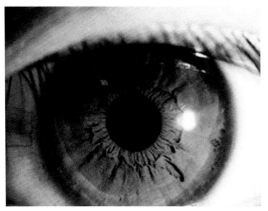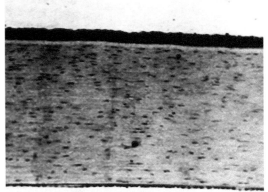

图 3-1-1 正常角膜

当角膜防御能力减弱时,外界或内源性致病因素均可引起角膜组织的炎症反应,称为角膜炎(keratitis)。

角膜炎按致病原因可分为感染性、免疫性、营养不良性、神经麻痹性及暴露性角膜炎等。其中感染性角膜炎又可因致病微生物的不同分为细菌性、病毒性、棘阿米巴性、衣原体等。

角膜炎病理变化过程可分为浸润期、溃疡形成期、溃疡消退期和愈合期四个阶段。角膜炎症愈合期根据瘢痕深浅可分为角膜云翳、角膜斑翳和角膜白斑。

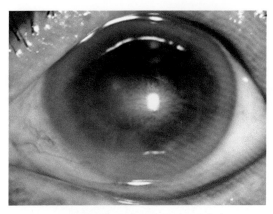

图3-1-2 角膜云翳：角膜瞳孔区浅层的瘢痕性混浊，薄如云雾状

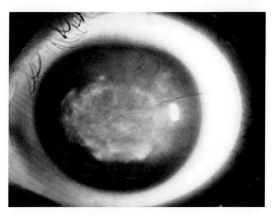

图3-1-3 角膜斑翳：角膜浅层的瘢痕性混浊，呈灰白色，但仍可透见虹膜，新生血管长入

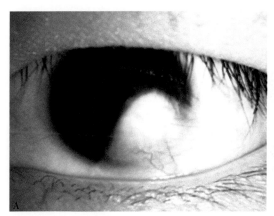
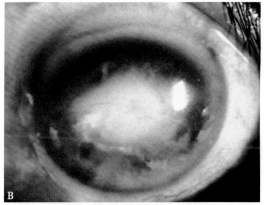

图3-1-4 角膜白斑：角膜的瘢痕性混浊，呈瓷白色（A），不能透见虹膜（B）

第二节 感染性角膜炎

一、细菌性角膜炎

细菌性角膜炎（bacterial keratitis）是最常见的化脓性角膜炎，由细菌感染引起角膜上皮缺损及缺损区下角膜基质的坏死，又称为细菌性角膜溃疡（bacterial corneal ulcer）。其发病急、发展迅速，如未得到及时控制，可导致角膜穿孔、化脓性眼内炎。

我国最常见的致病菌有铜绿假单胞菌、表皮葡萄球菌、金黄色葡萄球菌和链球菌等。

【疾病图解】

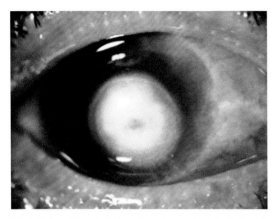

图 3-2-1 肺炎链球菌性角膜炎：结膜混合充血，病灶区中央区组织坏死，溃疡边界呈潜掘形向周边进展，组织水肿

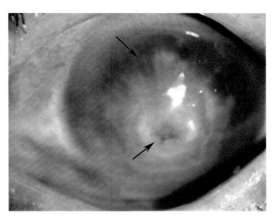

图 3-2-2 细菌性角膜溃疡，炎症灶中央组织坏死，角膜内皮纹状水肿，虹膜部分后粘连

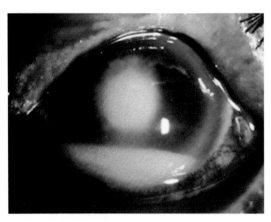

图 3-2-3 葡萄球菌性角膜溃疡：结膜混合充血，角膜深基质层浸润，病灶边界不清，伴前房积脓

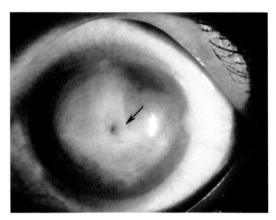

图 3-2-4 角膜溃疡导致角膜瘘

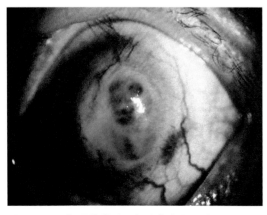

图 3-2-5 角膜葡萄肿：角膜瘢痕与粘连的虹膜一起向外膨出，呈紫黑色隆起，如葡萄状

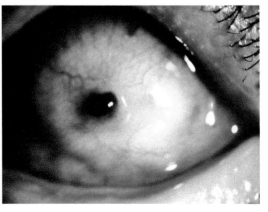

图 3-2-6 角膜溃疡穿孔，虹膜嵌顿

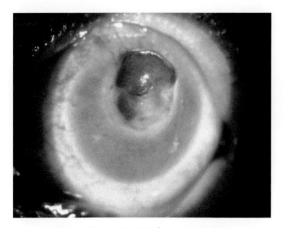

图 3-2-7　角膜溃疡穿孔,虹膜嵌顿

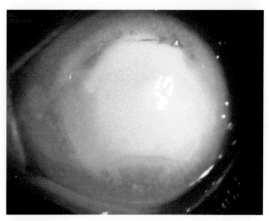

图 3-2-8　角膜感染不能控制时,全角膜化脓坏死,
化脓性眼内炎

【治疗原则】

抗菌药物治疗,效果不佳者手术治疗,如结膜遮盖手术或角膜移植手术。

二、真菌性角膜炎

真菌性角膜炎(fungal keratitis)是由致病真菌感染引起的致盲率极高的一种角膜炎。
植物性角膜外伤占其致病危险因素的 70%～80%,是发展中国家主要的致盲性眼病之
一。近年来由于抗生素及糖皮质激素的广泛使用,其发病率有明显增高的趋势。

【临床表现】

真菌性角膜炎早期眼部刺激症状一般较轻,病程发展较细菌性角膜炎缓慢,临床表现
为眼部异物感或刺痛、视力障碍。典型的体征有:菌丝苔被、伪足、卫星灶、内皮斑、免疫
环,部分可伴有前房积脓。

【疾病图解】

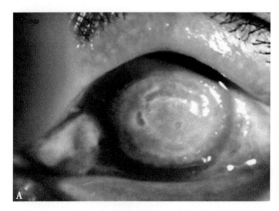
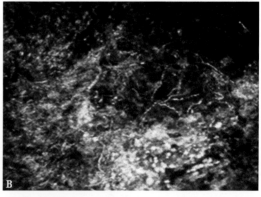

图 3-2-9　患者左眼被棉花秆刮伤后异物感伴视力下降 2 个月

A. 真菌性角膜炎可见菌丝苔被、伪足、免疫环;B. 共聚焦显微镜检查见大量真菌菌丝,确诊为真菌性角膜炎

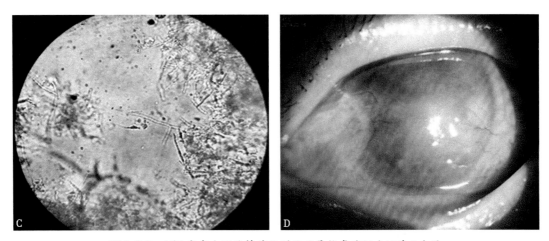

图3-2-9 （续）患者左眼被棉花秆刮伤后异物感伴视力下降2个月

C. 手术显微镜下刮取病变明显处角膜组织，10% 氢氧化钾湿片法镜检可见真菌菌丝；D. 该患者角膜溃疡清创及药物治疗后，溃疡愈合期角膜斑翳

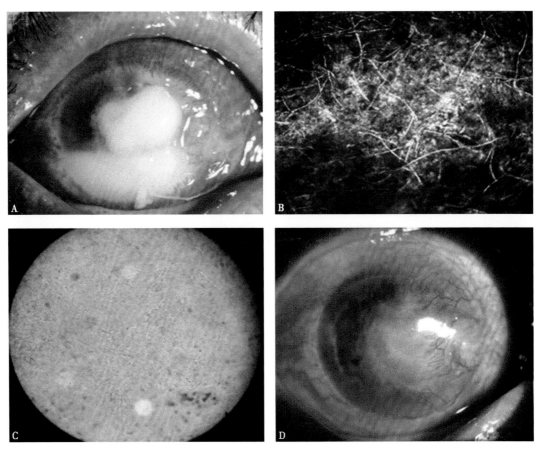

图3-2-10 患者自述无明显诱因出现右眼疼痛、视物不见20余天

A. 真菌性角膜炎，可见苔被、伪足、卫星灶、前房积脓；B. 共聚焦显微镜检查可见丝状高密度反光，为真菌菌丝；C. 10% 氢氧化钾湿片法镜检可见菌丝结构；D. 该患者通过药物治疗1个半月后，角膜溃疡愈合期，结膜混合充血，鼻侧角膜血管翳长入

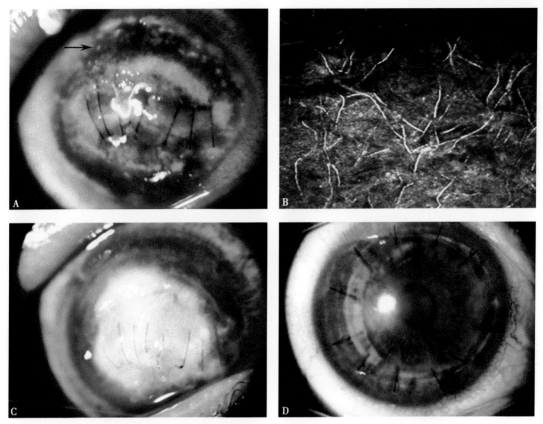

图 3-2-11　患者被剪刀刺伤右眼，清创缝合术后 4 天，异物感加重

A. 外伤后合并真菌感染，可见卫星灶；B. 共聚焦显微镜检查可见菌丝；C. 抗真菌药物治疗 5 天，角膜周边部卫星灶消退，裂伤口处缝线松脱，角膜组织溶解；D. 该患者行穿透性角膜移植术后，感染控制，角膜植片透明

【治疗原则】

抗真菌药物治疗或手术治疗，如结膜遮盖手术或角膜移植手术。

三、单纯疱疹病毒性角膜炎

单纯疱疹病毒性角膜炎（herpes simplex keratitis，HSK）是全球患病率最高的感染性角膜炎。

由 I 型单纯疱疹病毒（HSV-1）感染导致。原发感染后，HSV 在三叉神经节内潜伏，三叉神经任何一支所支配区的皮肤、黏膜等靶组织的原发感染均可导致其潜伏感染。当全身的细胞免疫功能下降时，病毒活化并沿三叉神经下行，在角膜内形成复发感染。

【临床表现】

原发单纯疱疹病毒感染常见于幼儿，表现为发热，耳前淋巴结肿大。眼部表现为滤泡性结膜炎、假膜性结膜炎、眼睑皮肤、口唇和头面部疱疹。复发单纯疱疹病毒感染者，多为单侧，4%～6% 为双侧发病。常见症状有异物感、畏光、流泪、视力障碍。该病因角膜敏感性下降，患者早期自觉症状较轻微。

单纯疱疹性角膜炎根据病程变化可分为活动期、稳定期和晚变期。

【疾病图解】

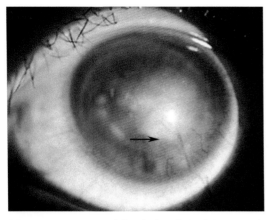

图 3-2-12　HSK 活动期,患者反复发作史,可见睫状充血,角膜基质炎性浸润水肿,病灶下方可见新生血管长入

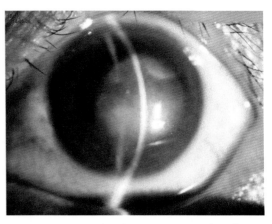

图 3-2-13　HSK 稳定期,结膜无充血,角膜基质层无水肿,病灶稳定,角膜瘢痕形成边界清楚

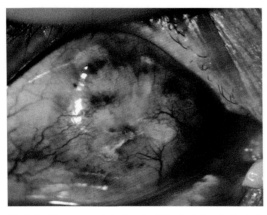

图 3-2-14　HSK 晚变期,角膜基质混浊,大量瘢痕及新生血管

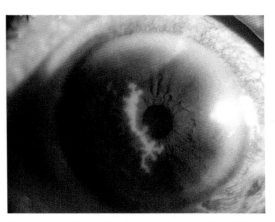

图 3-2-15　上皮型角膜炎:角膜上皮脱落,树枝状溃疡,树枝状末端分叉,结节状膨大

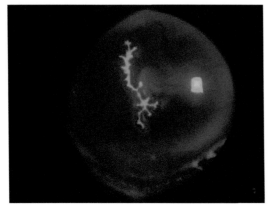

图 3-2-16　上皮性角膜炎荧光染色(+)

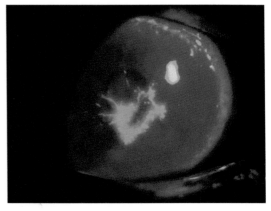

图 3-2-17　上皮型角膜炎,树枝状溃疡进一步融合

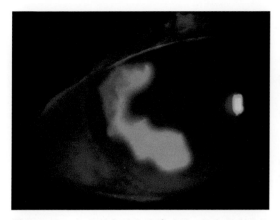

图 3-2-18 上皮型角膜炎病情进展，发展为地图状角膜溃疡

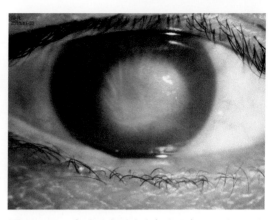

图 3-2-19 基质型角膜炎：基质圆盘状水肿，不伴炎症细胞浸润和新生血管

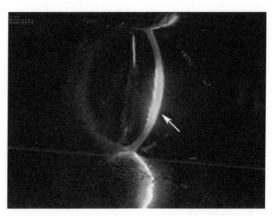

图 3-2-20 基质型角膜炎：角膜后弹力层皱褶

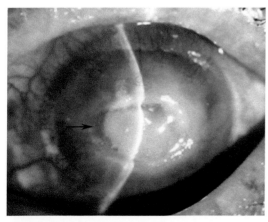

图 3-2-21 坏死性基质型角膜炎：黄白色坏死浸润灶，胶原溶解坏死，上皮大片缺损，深基质层新生血管

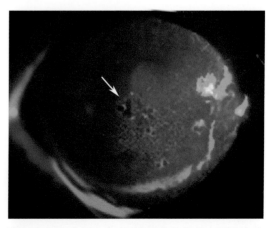

图 3-2-22 角膜内皮炎：角膜中央基质水肿呈毛玻璃样外观，内皮失代偿，大泡性角膜病变

【治疗原则】

HSK 的治疗原则为抑制病毒的复制,减轻炎症反应对角膜组织的损害。上皮型可刮除病灶区上皮,加压包扎,联合抗病毒药物,减少病毒向角膜基质的蔓延。基质型主要以免疫炎症反应为主,在抗病毒治疗的同时还要抗感染治疗。内皮型在抗病毒、抗感染的同时还要注意保护角膜内皮功能。

四、棘阿米巴角膜炎

棘阿米巴角膜炎(acanthamoeba keratitis)由棘阿米巴原虫感染引起,对视力危害严重。角膜接触棘阿米巴污染的水源、接触镜或清洗镜片的药液是引发该病的主要原因。

【临床表现】

多为单眼发病的慢性、进行性角膜溃疡,病程可持续数月。患眼畏光、流泪、视力减退伴眼部剧痛。初期表现为上皮的混浊、假树枝状。棘阿米巴原虫有嗜神经性,故放射状角膜神经炎为其特征性表现。随病程进展,角膜出现环形浸润,可伴有上皮缺损或中央角膜盘状病变,角膜基质水肿并有斑片混浊。炎症加重时甚至形成角膜脓肿、角膜溃疡、角膜溶解。

【治疗原则】

药物治疗品种较少,特异性不强。0.02% 洗必泰和 0.02% PHMB 对棘阿米巴滋养体和包囊有杀灭作用。早期可选择清创术及结膜遮盖,晚期可选择角膜移植手术。

五、流行性角膜结膜炎

流行性角膜结膜炎(epidemic keratoconjunctivitis)是由腺病毒感染引发的角结膜炎症。

【临床表现】

双眼先后发病,早期为结膜炎,5～7 天后角膜出现浅基质层散在的钱币状浸润,荧光染色阴性。

【疾病图解】

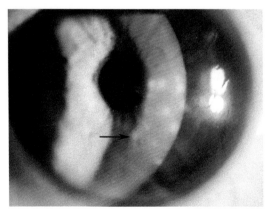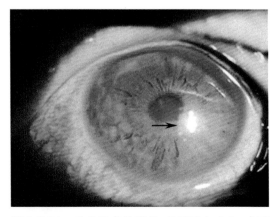

图 3-2-23　流行性角结膜炎:角膜浅基质散在分布的钱币状浸润　　图 3-2-24　流行性角结膜炎:结膜混合充血,角膜可见斑点状浸润

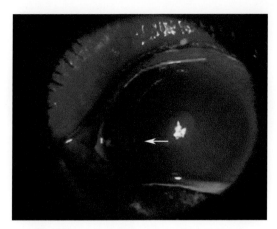

图 3-2-25　流行性角结膜炎,角膜上皮缺损

【治疗原则】

无特殊治疗,有自限性,急性期可使用抗病毒药物。预防关键是加强个人卫生管理,防止传播。

六、暴露性角膜炎

暴露性角膜炎(exposure keratitis)是角膜失去眼睑保护暴露于空气中,引起眼表干燥、上皮脱落进而继发感染的角膜炎症。

眼睑缺损、眼球突出、睑外翻、面神经麻痹、手术源性上睑滞留或闭合不全均可引起本病。

【疾病图解】

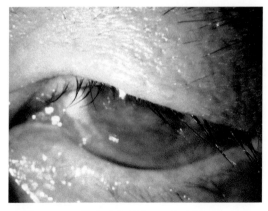

图 3-2-26　暴露性角膜炎,面瘫引起下睑外翻

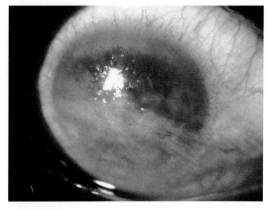

图 3-2-27　同一患者角膜下方大片上皮糜烂缺损,新生血管生成,结膜充血明显

【治疗原则】

去除暴露因素,保护和维持角膜的湿润状态。

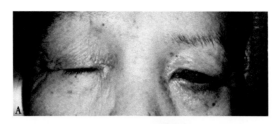

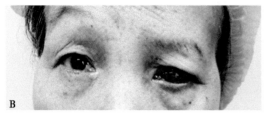

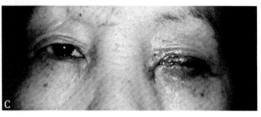

图 3-2-28

A. 面瘫患者,左眼闭合不全;B. 面瘫患者左眼闭合不全,暴露性角膜炎,治疗目的是去除暴露因素,或戴用湿房镜,保持眼部湿润状态。C. 为同一患者左眼行睑缘粘连手术后

第三节 免疫性角膜病

一、蚕食性角膜溃疡

蚕食性角膜溃疡(Mooren ulcer)是一种自发性、慢性、边缘性、进行性、疼痛性角膜溃疡。

蚕食性角膜溃疡多发于成年人,男女比例相似。Ⅰ型为良性型,多为单眼发病,常见 35 岁以上,发病缓慢,药物及手术治疗效果较好;Ⅱ型为恶性型,常为双眼发病,年龄多在 35 岁以下,往往进展迅速,预后较差。病因不清,可能与外伤、手术或感染有关。

【临床表现】

常见症状有剧烈眼痛、畏光、流泪及视力下降。

【治疗原则】

蚕食性角膜溃疡的药物治疗有免疫抑制剂如糖皮质激素、环孢素 A、FK506、环磷酰胺等,手术治疗有结膜切除联合角膜移植术。

【疾病图解】

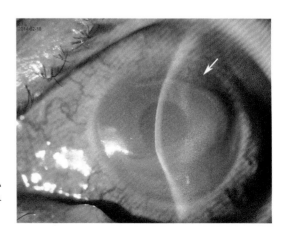

图 3-3-1 蚕食性角膜溃疡:角巩膜缘组织明显充血,角膜溃疡环向中央进展,具特征性的穿凿样潜行沟,周边角膜基质变薄,新生血管翳长入(箭头)

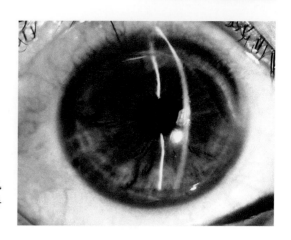

图 3-3-2 蚕食性角膜溃疡：角巩膜缘组织明显充血，角膜溃疡环向中央进展，具特征性的穿凿样潜行沟，周边角膜基质变薄，新生血管翳长入

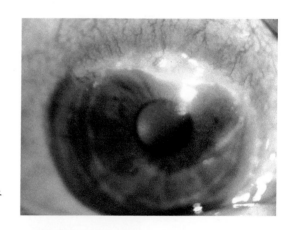

图 3-3-3 蚕食性角膜溃疡，上方溃疡处结膜充血明显

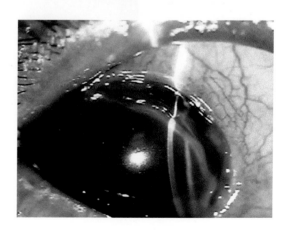

图 3-3-4 蚕食性角膜溃疡颞上方已达后弹力层，溃疡区与角巩缘之间无正常角膜组织分隔

二、干燥综合征

干燥综合征（Sjögren 综合征）可累及全身多系统，参见本书第二章"结膜病"第六节"自身免疫性结膜炎"部分，在角膜表现为角膜上皮广泛雾状混浊，上皮粗糙不平，发干无光泽，荧光素染色着染，表面黏丝状物附着。

【疾病图解】

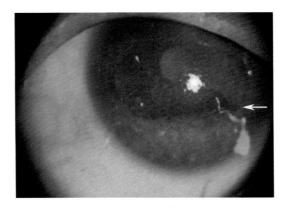

图 3-3-5　干燥综合征患者角膜黏丝状物

【治疗原则】

缓解症状,对症治疗,如人工泪液,泪点封闭,湿房镜等。

三、Stevens-Johnson 综合征

Stevens-Johnson 综合征(Stevens-Johnson syndrome),参见本书第二章"结膜病"第六节"自身免疫性结膜炎"部分,角膜表现见下图。

【疾病图解】

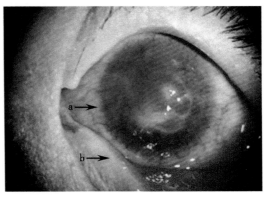

图 3-3-6　Stevens-Johnson 综合征
结膜弥漫性混合充血,角膜缘向角膜中央覆盖密布
新生血管翳(a),秃睫(b)

【治疗原则】

全身使用激素治疗可缓解病情发展,局部激素使用对眼部损害治疗无效,还可能导致角膜溶解、穿孔。出现倒睫和睑内翻需要手术治疗。

四、春季角结膜炎

临床表现、治疗原则等请参见本书第二章"结膜病"中的自身免疫性结膜炎部分。

【疾病图解】

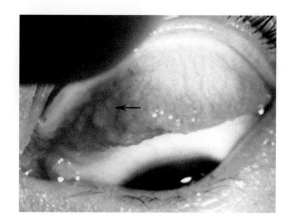

图 3-3-7 春季角结膜炎（睑结膜型）：上睑可见巨大铺路石样乳头

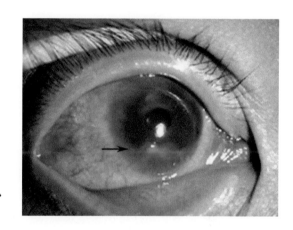

图 3-3-8 春季角结膜炎（角膜缘型）：角巩缘可见隆起的红色胶样增生

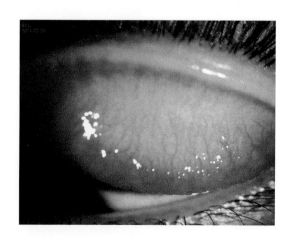

图 3-3-9 春季角结膜炎（混合型）：可见上睑结膜小铺路石样乳头

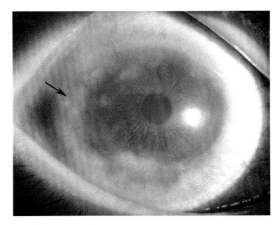

图 3-3-10　春季角结膜炎 Trantas 结节：角膜缘可见血管翳，前弹力层混浊，呈灰白色改变，另外还可见变性的嗜酸性粒细胞为中心的白色 Trantas 结节

【治疗原则】

有自限性，短期用药可缓解症状，长期用药会对眼表产生损伤。物理治疗包括冰敷，药物治疗可选用糖皮质激素，非甾体类抗炎药，肥大细胞稳定剂，人工泪液等。

五、浅层点状角膜炎

Thygeson 浅层点状角膜炎是一种病因不明的上皮性角膜病变，见于任何年龄。本病可能由病毒感染引起，也可能与自身免疫有关。

【临床表现】

患者有畏光、流泪、异物感和轻度视力下降。

【治疗原则】

局部糖皮质激素治疗可迅速缓解临床症状。

【疾病图解】

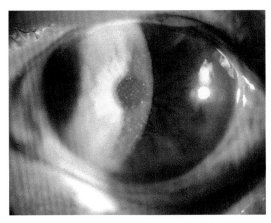

图 3-3-11　Thygeson 浅层点状角膜炎，可见结膜充血，角膜散在细小颗粒状浸润

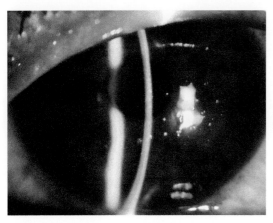

图 3-3-12 裂隙灯下可见散在病灶轻度点状隆起

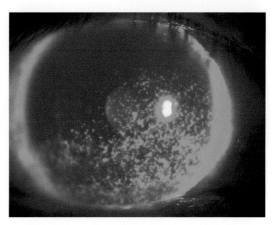

图 3-3-13 荧光染色可见角膜上皮点状着色

六、丝状角膜炎

各种原因引起角膜表面的由变性上皮及黏液组成的丝状物均称为丝状角膜炎（filamentary keratitis）。

【临床表现】

患者自觉有异物感及眼痛，裂隙灯检查可见角膜表面丝状物附着。长度为 0.5mm 至数毫米，一端附着于角膜面，一端游离可被推动。角膜任何部位均可出现，但以上方最多见，严重者整个角膜均受累，丝状物可被虎红（Bengal 玫瑰红）染色。

【治疗原则】

丝状角膜炎的治疗首先因去除病因，局部表麻后用棉签拭去丝状物，点用无防腐剂的人工泪液、乙酰半胱氨酸滴眼液、1% 环孢素滴眼液对该病有效。

【疾病图解】

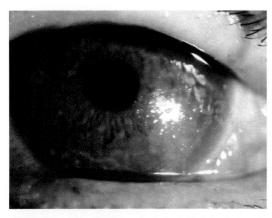

图 3-3-14 丝状角膜炎：角膜表面挂满大量的细黏丝状分泌物

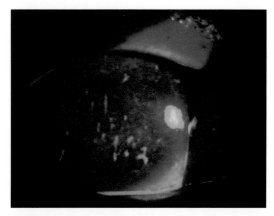

图 3-3-15 丝状角膜炎，荧光染色可见卷丝状物附着角膜

<h1 style="text-align:center">第四节 角膜变性</h1>

一、角膜老年环

老年环是角膜周边部基质内类脂质的沉着，是一种角膜退行性改变，也可能是高脂血症和高胆固醇的表现。

【临床表现】

老年环主要位于靠近前弹力层、后弹力层处，宽约 1mm，外侧界清楚，内侧界模糊，老年环与角膜缘之间有透明角膜带相隔。类脂质的沉着混浊初发于角膜上、下方，逐渐发展成环形。

【治疗原则】

本病不需特殊治疗。

【疾病图解】

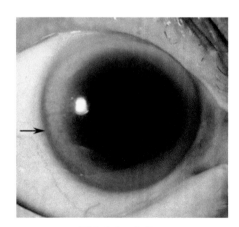

图 3-4-1 老年环

二、带状角膜变性

带状角膜变性主要累及前弹力层的表层，角膜钙化变性，又称角膜带状混浊和钙化带状角膜病变。可继发于眼部疾病或系统疾病。

【临床表现】

该病早期无症状，初期的角膜混浊轻微，肉眼不易发现；陆续出现钙质性灰白色或白色混浊斑；视力晚期可明显减退。

【治疗原则】

在治疗原发病同时，症状轻微者可用依地酸二钠滴眼液点眼，重者可选用准分子激光治疗性角膜切削手术来去掉混浊或行角膜移植手术。

【疾病图解】

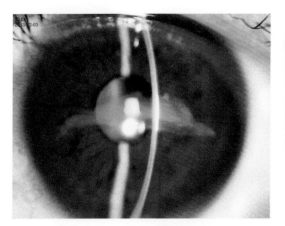

图 3-4-2　早期可见角膜混浊较轻微

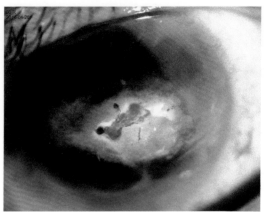

图 3-4-3　钙质沉着及钙化断片伸入上皮细胞层使之变成厚薄不一,伴有上皮下纤维组织增生

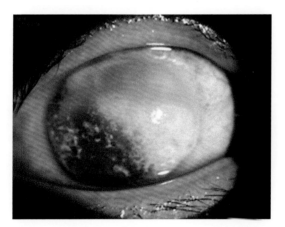

图 3-4-4　角膜表面钙质沉着,不规则,融合成带状病变

三、边缘性角膜变性

边缘性角膜变性(marginal degeneration)即 Terrien 角膜边缘变性,是角膜边缘部变性的一种特殊类型,较少见。确切病因尚不清楚,近来有人认为是一种自身免疫性疾病。

【临床表现】

主要表现为慢性、双侧性角膜边缘部伴有浅层新生血管形成的角膜实质层萎缩、沟状变薄,最终发生角膜向前膨隆、穿孔虹膜脱出而致眼球严重受损。

【治疗原则】

尚无有效的预防和控制病情发展的理想的治疗手段,药物治疗无效,可采用角膜移植手术治疗。

【疾病图解】

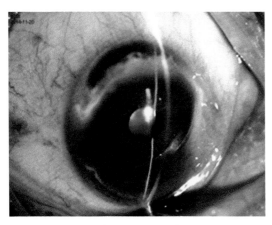 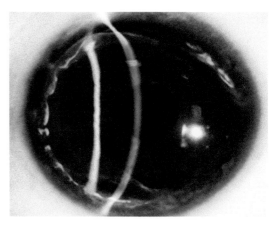

图 3-4-5　Terrien 角膜边缘变性多发生于上方角巩膜缘，浸润变性期，可见灰白色混浊

图 3-4-6　Terrien 角膜边缘变性上方近角膜缘角膜基质内弓弧形变性混浊，边缘变薄，伴沟状改变

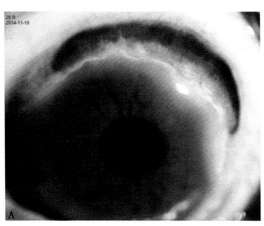 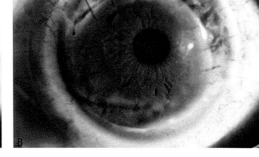

图 3-4-7

A. 鼻上方角巩膜缘，变性膨隆期，仅残留后弹力层；B. 变性区角膜移植术后

【治疗原则】

药物治疗无效，以角膜移植手术治疗为主。

四、大泡性角膜病变

大泡性角膜病变是由各种原因（眼前节手术、青光眼、角膜炎致角膜内皮损伤）引起的角膜内皮细胞的异常或破坏，导致角膜内皮液泵功能丧失、液体屏障失去，使得角膜基质层和上皮下持续水肿的疾病。

【临床表现】

患者自觉疼痛，有严重刺激症状。角膜上皮水肿，有数个上皮水泡形成，易破裂，可反复形成水泡。角膜内皮镜检查角膜内皮计数明显减少。

【治疗原则】

治疗方法有高渗剂局部点眼，佩戴角膜接触镜、角膜层间烧灼、角膜内皮移植或角膜移植术。

【疾病图解】

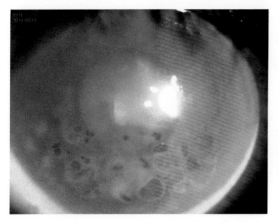

图3-4-8　角膜上皮大量泡样改变

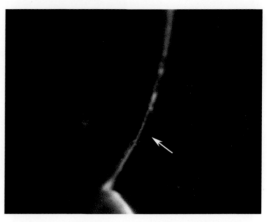

图3-4-9　裂隙灯下可见水泡位于角膜上皮层

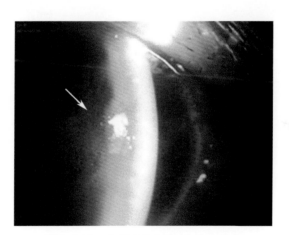

图3-4-10　角膜基质水肿，上皮小水泡

【治疗原则】

症状轻者局部用高渗剂和角膜营养剂，上皮缺损时可加用上皮营养药物及抗生素眼药。症状顽固者可考虑手术治疗，如角膜移植术、角膜层间烧灼术等。

五、脂质变性

脂质变性（lipid degeneration）有原发性与继发性两种。原发性脂质变性极少见，具体病因未明，可能与角膜缘血管通透性增加有关。角膜基质炎、外伤、角膜水肿、角膜溃疡等均引起继发性脂质变性，变性区往往伴有新生血管。

【疾病图解】

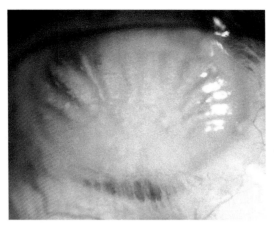

图 3-4-11　角膜基质内大量脂质沉积

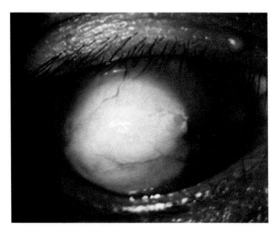

图 3-4-12　角膜基质内大量黄色混浊为不规则形态，
下方角膜缘新生血管伸入病变区

六、气候性滴状角膜病变

气候性滴状角膜病变（climatic droplet keratopathy）具体病因不明，可能与日光辐射、风沙引起的细微创伤有关。

【临床表现】

本病多发于户外工作者，多为双眼起病。早期角膜周边及睑裂区结膜可见灰黄色油滴样沉积物，随病情发展，沉积物侵犯瞳孔，导致视力下降。

【治疗原则】

视力明显受损患者可行板层角膜移植。

【疾病图解】

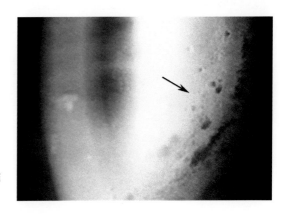

图 3-4-13　气候性滴状角膜病变，角膜缘可见油滴样沉积物

第五节　角膜营养不良

角膜营养不良与家族遗传有关，常为双眼发病，与炎症环境和全身疾病无关，可在幼年发病，但进展缓慢，部分在成年表现出临床症状。药物治疗无效。

一、角膜上皮及前弹力层营养不良

Meesmann 角膜营养不良发生于青少年，双眼同时发病，常染色体遗传。
【临床表现】
小圆形囊肿位于角膜上皮，如飞沫状或水泡状。
【治疗原则】
一般不需治疗，但影响视力者可考虑准分子激光治疗。
【疾病图解】

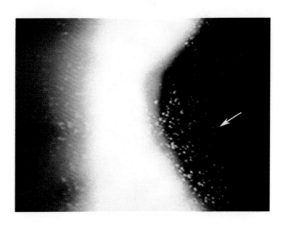

图 3-5-1　Meesmann 角膜营养不良，位于上皮内圆形飞沫样囊肿

二、角膜基质层营养不良

（一）颗粒状角膜营养不良，常染色体显性遗传
【临床表现】
多为儿童时期发病，角膜表现初始为散在面包屑样混浊，随年龄增长可缓慢发展为盘状。

73

【疾病图解】

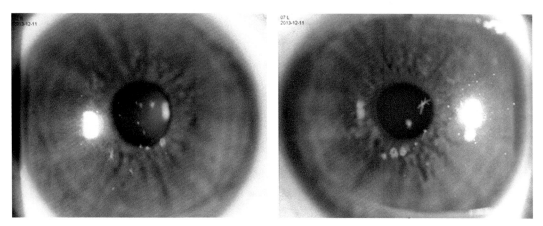

图 3-5-2 颗粒样角膜营养不良,同一患者双眼

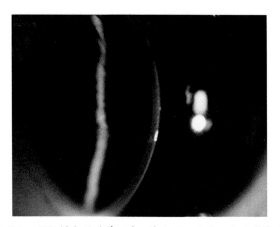

图 3-5-3 颗粒样角膜营养不良:裂隙下可见病灶位于浅基质层

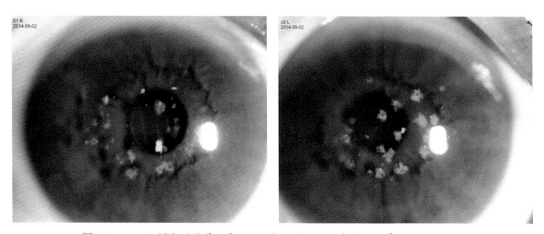

图 3-5-4 颗粒样角膜营养不良:双眼角膜瞳孔区浅基质层呈薄的雪片状混浊

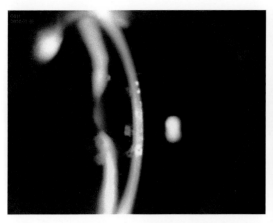 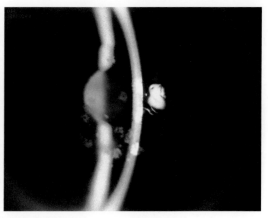

图3-5-5 颗粒样角膜营养不良：裂隙灯下见雪片状混浊位于浅基质层

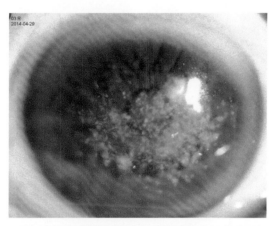

图3-5-6 颗粒样角膜营养不良发展为盘状角膜瞳孔区浅基质层细点状混浊，边界不规则

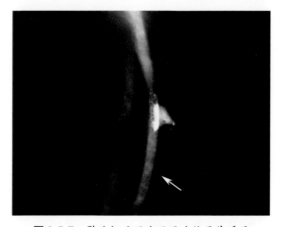

图3-5-7 裂隙灯后照法示混浊位于基质层

（二）斑块状角膜营养不良

斑块状角膜营养不良，常染色体隐性遗传，早期影响视力。

【临床表现】

随病变发展,有畏光、流泪及视力下降。角膜病变初期可见角膜浅基质的细小混浊,随病情发展逐渐融合,可向角膜面突出及向深基质发展。

【疾病图解】

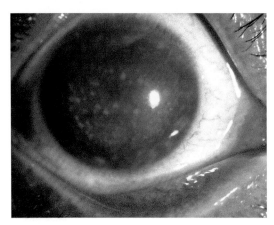

图 3-5-8 斑块状角膜营养不良

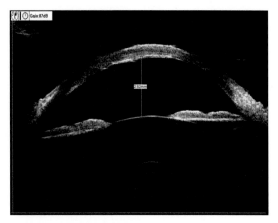

图 3-5-9 斑块状角膜营养不良:裂隙灯下见角膜中央及周边大量的散在斑块状混浊,表面呈结节状微隆起

(三)格子状角膜营养不良

格子状角膜营养不良是一种常染色体显性遗传性眼病。可以发生在任何年龄,常为双侧对称性发病,偶有单侧发病。

【疾病图解】

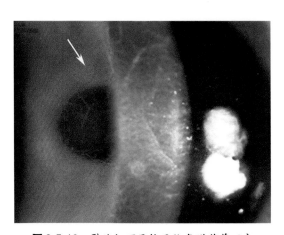

图 3-5-10 裂隙灯下见格子状角膜营养不良

(四)凝胶滴状角膜营养不良

凝胶滴状角膜营养不良是一种常染色体隐性遗传疾病。

【临床表现】

常为双侧起病,中央角膜上皮下出现桑葚样隆起的半透明病灶。临床表现有畏光、流泪、视力下降。

【疾病图解】

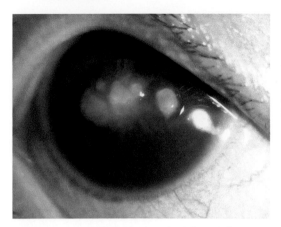

图 3-5-11　胶滴样角膜变性：角膜中央上皮下斑块状桑葚样隆起，伴有基质层混浊

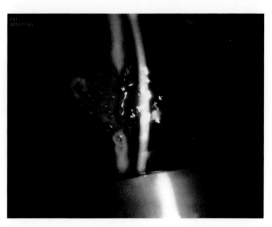

图 3-5-12　胶滴样角膜变性：瞳孔区角膜上皮下不规则桑葚样隆起，角膜表面高低不平

第六节　角膜先天异常

一、圆锥角膜

圆锥角膜（keratoconus）是一种以角膜扩张为特征，致角膜中央部向前凸出呈圆锥形及产生高度不规则近视散光和不同视力损害的原发性角膜变性疾病。其可以是一种独立的疾病，也可以是多种综合征的组成部分。

【临床表现】

圆锥角膜多发生于青春期前后，双眼发病，渐进性视力下降。眼部检查可见 Rizzuti 征、Munson 征、Fleischer 环、Vogt 条纹，晚期会出现急性角膜水肿，形成瘢痕，视力严重受损。

【疾病图解】

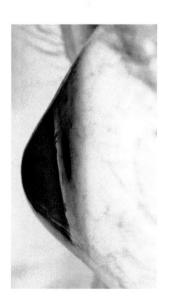

图 3-6-1　Rizzuti 征：用手电筒从颞侧投照到角膜上，在鼻侧近角膜缘处形成聚光束，角膜锥状突起越明显，聚光束的位置越靠近周边

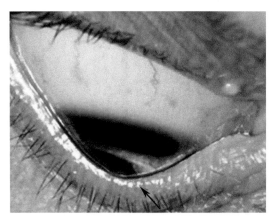

图 3-6-2 Munson 征：当向下注视时，圆锥顶压向下睑缘，使下睑缘出现一个弯曲

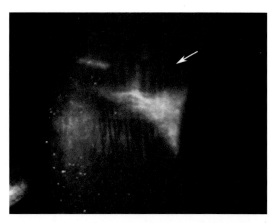

图 3-6-3 Vogt 条纹：病变发展过程中基质深板层皱褶增多而引起的数条相互平行的混浊或半透明的白色细线，约 2mm 长呈垂直分布、栅栏状

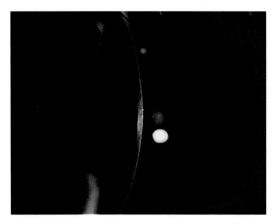

图 3-6-4 正常角膜曲率：角膜裂隙灯下光带光滑透明

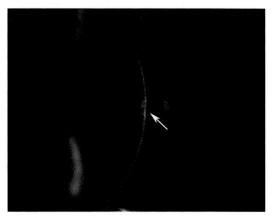

图 3-6-5 早期圆锥角膜光带中央处变狭窄

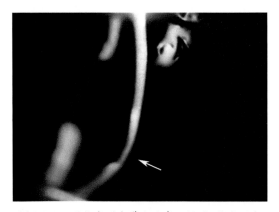

图 3-6-6 圆锥角膜光带变狭窄不规则，锥体形成

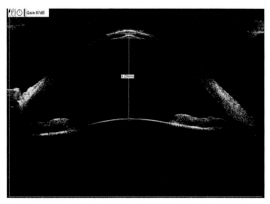

图 3-6-7 角膜呈锥状明显变凹，中央变薄

圆锥角膜急性期,此时患者主诉疼痛、畏光、流泪等严重刺激症状及视力锐降。临床表现为球结膜充血,角膜基质和上皮层急性水肿、混浊。后弹力膜急性破裂一般见于病变的后期,偶尔见于早期。前弹力层亦可发生破裂,但其多见于早期,破裂处由结缔组织修复,留下线状瘢痕。

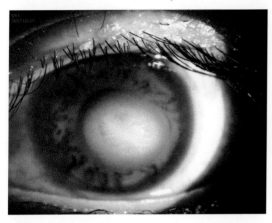

图 3-6-8 急性后弹力膜破裂,称为"急性阶段的圆锥角膜"或"急性圆锥角膜水肿"

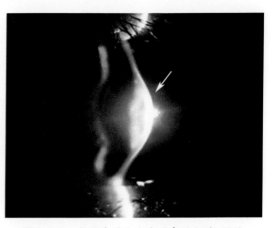

图 3-6-9 角膜基质和上皮层急性水肿、混浊

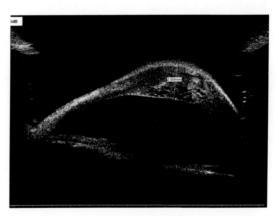

图 3-6-10 水肿混浊的范围常提示后弹力膜破裂的大小,裂口愈大,水肿混浊的范围愈广

【治疗原则】

圆锥角膜早期可使用角膜交联术或角膜接触镜缓解病情的发展,角膜移植手术对治疗中晚期圆锥角膜效果确切。

二、球形角膜

球形角膜为常染色体隐性遗传,是一种角膜弯曲度特别大的先天异常。

【临床表现】

角膜呈半球形扩张,角膜曲率可达 50D。角膜基质层均一性变薄,厚度仅正常人的 1/3。部分患者并有蓝色巩膜、关节延伸过长、听力减退等结缔组织疾病。

【疾病图解】

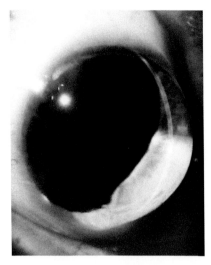

图 3-6-11 球形角膜

三、先天性角膜混浊

常染色体隐性或显性遗传,可单眼或双眼发生,可能与妊娠早期母体子宫内膜炎有关。

【临床表现】

胎儿期晶体泡未能或延迟与表面外胚叶分离所致,或是中胚叶瞳孔膜与角膜粘连导致角膜混浊。混浊多位于中央或旁中央区域。全角膜表现如巩膜样混浊,称为完全硬化性角膜。其表层有分支血管网从巩膜扩展至全角膜,属非进行性,亦无明显炎症表现。

【治疗原则】

多数无特殊治疗,可行角膜移植术,疗效不定。

【疾病图解】

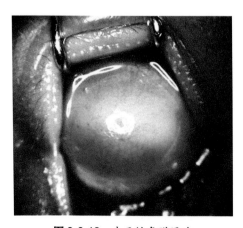

图 3-6-12 先天性角膜混浊

四、先天性小角膜

婴儿角膜直径小于 9mm，成人角膜直径小于 10mm 称为先天性小角膜。不包括全眼球小或眼球其他畸形。

病因不明，可能为常染色体隐性或显性遗传。因先天性小角膜的曲率较小，角膜扁平，故高眼压及闭角型青光眼的发病概率较高。

【治疗原则】

视力正常，需长期随诊，监测眼压，纠正因角膜因素引起的屈光不正。

【疾病图解】

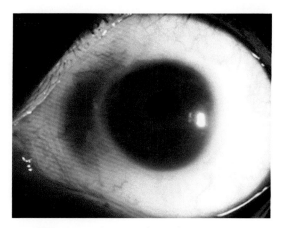

图 3-6-13　先天性小角膜，直径小于 9mm

第七节　角 膜 肿 瘤

一、角膜皮样瘤

角膜皮样瘤（corneal dermoid）是一种来源于胚胎性皮肤的、类似肿瘤的先天性异常，在组织学上并非真正的肿瘤，而属典型的迷芽瘤。

【临床表现】

肿物表面覆盖上皮，肿物内由纤维组织和脂肪组织组成，也可含有毛囊、毛发及皮脂腺、汗腺。病变一般侵及角膜实质浅层，偶尔可达角膜全层甚至前房内。

【治疗原则】

以手术切除联合板层角巩膜移植为首选。

【疾病图解】

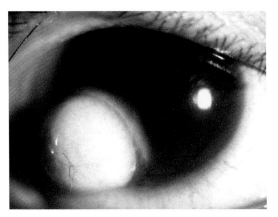

图 3-7-1 皮样瘤
位于角巩膜缘，侵及角膜、巩膜，呈圆形黄色，表面
光滑，伴有毛发

二、上皮内上皮瘤

上皮内上皮瘤（intraepithelial epithelial）又称 Bowen 病或角膜原位癌，常为单眼发病。

【临床表现】

多见于老年人，病变位于角结膜交界处，生长缓慢，微隆起的粉红色或白色胶冻样半透明新生物，表面可见"松针"样新生血管，可局限生长。

【治疗原则】

肿瘤切除联合板层角膜移植手术或博来霉素结膜下注射。

【疾病图解】

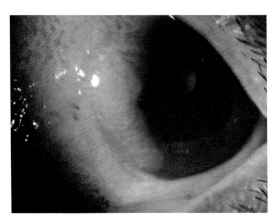

**图 3-7-2 肿瘤位于角结膜交界处，微隆起的粉红色
胶冻样半透明新生物，表面可见"松针"样新生血管**

三、角膜鳞状细胞癌

角膜鳞状细胞癌（corneal squamous cell carcinoma）是原发性上皮恶性肿瘤，亦可由上皮内上皮瘤恶变而来。

【临床表现】

老年男性多发，好发于睑裂区角膜缘。肿瘤呈胶冻样隆起，基底宽，血管丰富，向结膜深部发展或在角膜面蔓延生长，少数向眼内或眶内蔓延。角膜鳞状细胞癌可随淋巴管转移。

【治疗原则】

早期可行手术切除，当肿瘤侵及眼内或眶内时需行眼球摘除或眶内容物剜除。

【疾病图解】

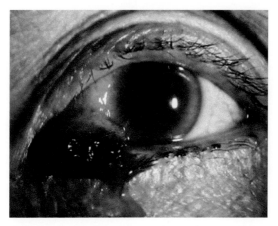

图 3-7-3 肿瘤表面坏死，胶冻状隆起，血供丰富，侵犯患者鼻侧结膜、角膜

（孙 涛 易敬林）

第四章 葡萄膜疾病

第一节 概　述

葡萄膜位于巩膜和视网膜之间，自前向后包括虹膜、睫状体、脉络膜三个部分。因为血管丰富，眼内组织的血液主要由葡萄膜提供，又称为血管膜。葡萄膜基本病理损害是葡萄膜炎症、肿瘤及退行性病变，但以葡萄膜炎最为常见。

第二节　常见检查方法

眼部超声在葡萄膜疾病的诊治中有重要的作用。对于葡萄膜炎引起瞳孔缩小、前房混浊、瞳孔膜闭的患者，利用 B 超可以很好地了解后节情况。超声生物显微镜（ultrasound biomicroscopy, UBM）为中间葡萄膜炎及位于虹膜后囊肿的诊断提供了很大的帮助。眼部 B 超对眼内的肿瘤诊断有重要价值，可以定位肿瘤的位置、判断性质、大小，同时对肿瘤的鉴别有重要意义，如脉络膜血管瘤、脉络膜黑色素瘤、脉络膜转移癌 B 超均各具特点。葡萄膜的缺损在 B 超上也有特征性表现。

光学相干断层扫描仪（optical coherence tomography, OCT）可用于脉络膜新生血管，玻璃膜疣，葡萄膜炎、葡萄膜肿瘤等引起的黄斑水肿的诊断。

眼底荧光血管造影（fluorescence fundus angiography, FFA）可用于脉络膜血管充盈缺损、各种类型的脉络膜新生血管、脉络膜肿瘤、脉络膜缺损、脉络膜萎缩疾病、葡萄膜炎、各类视网膜血管病变等。

吲哚青绿血管造影（indocyanine green angiography, ICGA）可较 FFA 更清楚地观察脉络膜循环，更好地显示脉络膜病变，同时也可观察视网膜循环，但清晰度较 FFA 差，不能取代 FFA 观察视网膜循环情况，ICGA 与 FFA 联合使用能取长补短。

第三节　葡萄膜疾病

一、葡萄膜炎

葡萄膜炎（uveitis）是指葡萄膜的炎症，按部位可分为前葡萄膜炎、中间葡萄膜炎、后葡萄膜炎及全葡萄膜炎，是眼科主要的致盲眼病之一。

（一）前葡萄膜炎

【概述】

前葡萄膜炎（anterior uveitis）为虹膜炎和虹膜睫状体炎的总称。

【临床表现】

症状：急性或急性复发者眼痛，眼红，畏光，流泪，视力下降，慢性者症状轻微。体征：急性可见睫状充血，角膜后沉着物，房水闪辉，虹膜充血水肿后粘连，虹膜结节，瞳孔缩小对光反射迟钝，晶体表面色素沉着，眼底一般正常，少数可出现反应性黄斑及视乳头水肿。慢性炎症无或有轻度睫状充血，角膜后沉着物多带棕色，虹膜常有后粘连，常有晶状体玻璃体混浊。

【治疗原则】

散大瞳孔，抗炎治疗，消除病因。

【疾病图解】

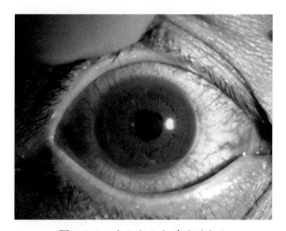

图 4-3-1　睫状充血合并结膜充血

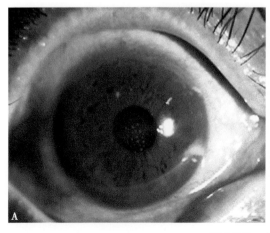
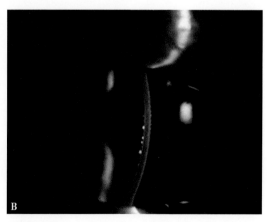

图 4-3-2　角膜后沉积物

A、B. 角膜后羊脂状 KP

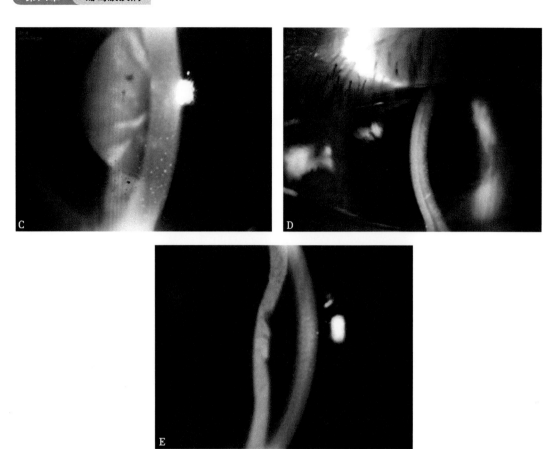

图 4-3-2 （续）角膜后沉积物
C. 羊脂状 KP 混合棕色色素；D. 细点状 KP；E. 尘状 KP

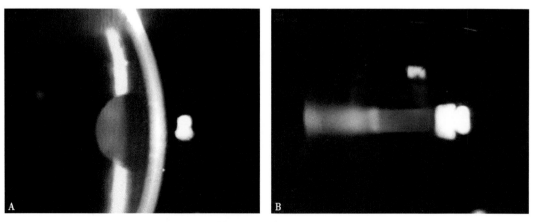

图 4-3-3 房水混浊
A. 前房内密集细点状颗粒；B. 短光带照射下前房闪光，前房可见 Tyndall 征

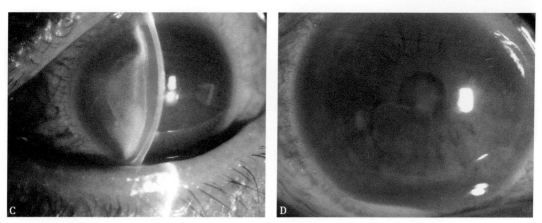

图 4-3-3 （续）房水混浊
C. 前房内纤维膜样渗出物；D. 前房内絮状渗出，下方前房积脓

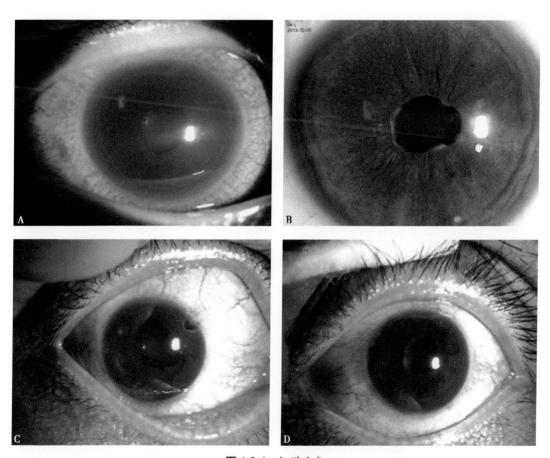

图 4-3-4 虹膜改变
A. 虹膜充血、组织水肿、细胞浸润而致虹膜纹理不清、颜色晦暗；B. 虹膜局部后粘连；C、D. 双眼瞳孔缘完全后粘连，瞳孔闭锁

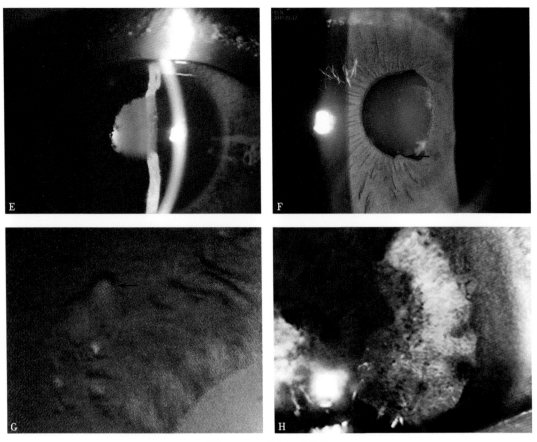

图4-3-4 （续）虹膜改变

E. 因瞳孔闭锁形成虹膜膨隆；F. 右眼6点位瞳孔缘见灰白色 Koeppe 结节（箭头）；G. 肉芽肿性葡萄膜炎患者的 Busacca 结节，呈多发性大的结节（箭头示）；H. 反复发作葡萄膜炎虹膜脱色素

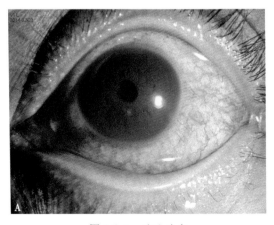

图4-3-5　瞳孔改变

A. 瞳孔缩小，对光反射迟钝

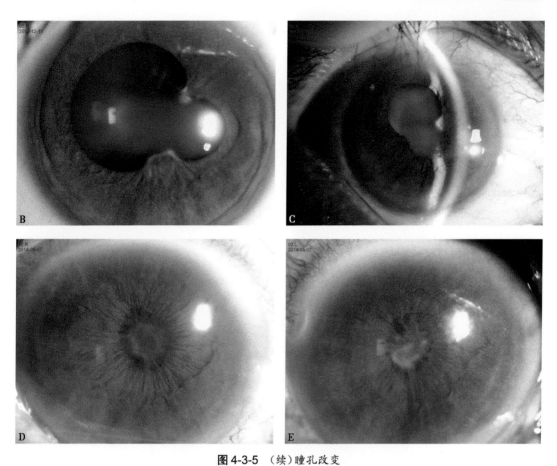

图 4-3-5 （续）瞳孔改变

B、C. 虹膜发生局部后粘连后，用散瞳药散瞳后，瞳孔呈现不规则状外观；D、E. 双眼瞳孔缩小，虹膜广泛粘连，瞳孔区晶状体前表面白色膜样渗出物及色素附着，瞳孔膜闭

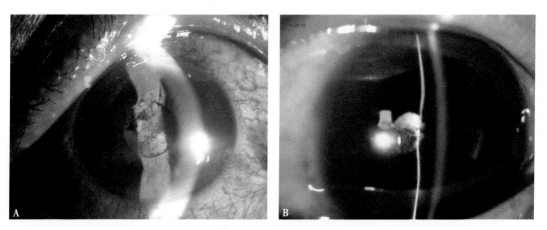

图 4-3-6 晶状体改变

A. 晶状体前表面色素附着；B. 慢性葡萄膜炎晶状体灰白色混浊

（二）中间葡萄膜炎

【概述】

中间葡萄膜炎（intermediate uveitis）炎症累及睫状体平坦部、玻璃体基底部和视网膜周边部。

【临床表现】

轻者初发可无症状或有眼前黑影、视物模糊，重者可出现中心视力及周边视力减退。眼前段一般正常，玻璃体内可有尘埃状或小粒状混浊，或小白雪球样混浊，锯齿缘及周边视网膜前有灰黄色球形或大块样渗出融合成堤状，眼底后部可出现黄斑及视乳头水肿、周边视网膜血管炎、血管白鞘及闭塞等。

【治疗原则】

抗炎治疗，消除病因。

【疾病图解】

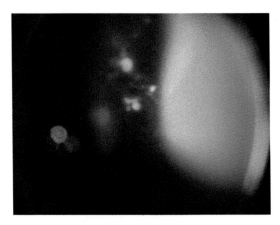

图 4-3-7　中间葡萄膜炎
玻璃体腔内雪球样混浊

（三）后葡萄膜炎

【概述】

后葡萄膜炎（posterior uveitis）是炎症累及脉络膜、视网膜和玻璃体的总称。

【临床表现】

视力减退，闪光感、眼前黑影飘动、视物变形等。玻璃体混浊，视网膜或脉络膜出现局限性或散在性浸润病灶，可有视网膜水肿、出血、渗出、血管白鞘等。

【治疗原则】

抗炎治疗，消除病因。

【疾病图解】

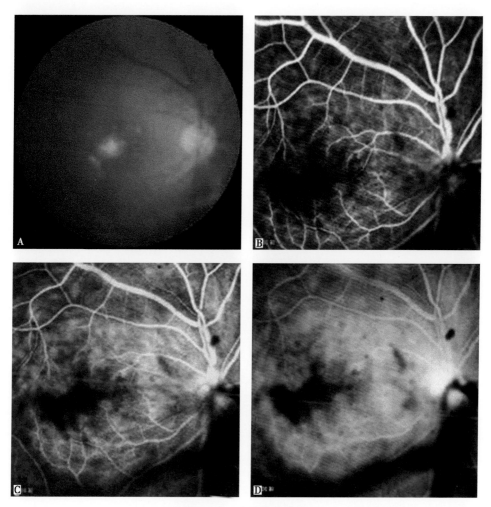

图 4-3-8 右眼葡萄膜炎

37岁男性患者，右眼视力：0.1，右眼视力下降、眼前黑影20余天，A.眼底彩照示右眼玻璃体混浊，视网膜水肿，静脉迂曲扩张，黄斑区黄白色渗出；B、C、D. FFA示玻璃体内混浊遮挡部分网膜荧光，静脉迂曲扩张，视盘毛细血管扩张渗漏，视网膜小血管及毛细血管扩张渗漏，晚期网膜云雾状荧光。黄斑区渗出呈遮蔽性低荧光

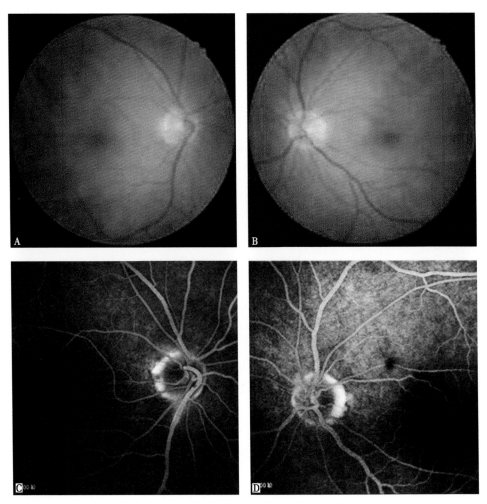

图 4-3-9　双眼慢性葡萄膜炎

43 岁男性，视力右眼：0.5，左眼：0.5，双眼视力下降半年余，A、B. 眼底彩照示双眼眼底晚霞样改变，由于视网膜色素上皮层及脉络膜色素广泛脱失所致；C、D.FFA 示双眼视盘毛细血管及视网膜毛细血管轻微扩张渗漏

二、特殊类型葡萄膜炎

（一）强直性脊柱炎伴发的葡萄膜炎

【概述】

强直性脊柱炎是一种慢性进行性关节炎，主要侵犯骶髂关节和脊柱。是前葡萄膜炎最常伴发的全身病之一。眼部表现多为反复性非肉芽肿性前葡萄膜炎，一般预后良好，反复发作也会影响视力。

【临床表现】

眼红、细小 KP，很快发生纤维素性渗出，或伴有前房积脓。反复发作可有并发性白内障、瞳孔闭锁、继发性青光眼，视力丧失等。

【治疗原则】

散大瞳孔,抗炎治疗,消除病因。

【疾病图解】

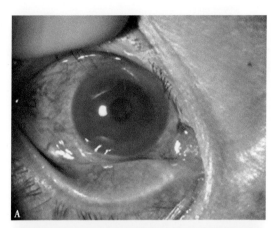

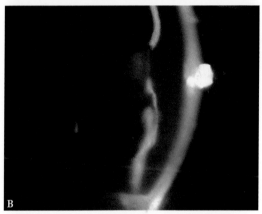

图4-3-10 强直性脊柱炎性葡萄膜炎

30岁男性,强直性脊柱炎患者,左眼眼红、痛,视力下降2天。A. 右眼结膜混合性充血;B. 前房纤维素性渗出,下方前房积脓

(二) Vogt- 小柳原田综合征

【概述】

Vogt- 小柳原田综合征(Vogt-Koyanagi-Harada syndrome,VKH)的特征是双眼弥漫性肉芽肿性全葡萄膜炎,伴有皮肤及神经系统表现包括脑膜炎、白发、白癜风及听力障碍等。

【临床表现】

1. 前驱期 发病前常有感冒症状,一般在前驱症状3～6天后出现眼红痛、视力下降。

2. 葡萄膜炎期 后节后极部脉络膜增厚,视盘水肿边界模糊,其附近视网膜水肿、视网膜脱离,炎症蔓延至前节,前节炎症可轻可重,可出现羊脂状KP、前房闪辉,虹膜可有Koeppe结节和Busacca结节。前节炎症发展迅速,有大量渗出,严重者遮盖瞳孔区。

3. 恢复期 炎症逐渐消退,视网膜下液逐渐吸收,眼底色素脱失呈晚霞状,并有散在大小不一的色素斑及色素脱失的灰白斑。

【治疗原则】

全身大剂量糖皮质激素治疗。对激素治疗反应不佳或出现全身并发症的患者可采取免疫抑制剂治疗。

【疾病图解】

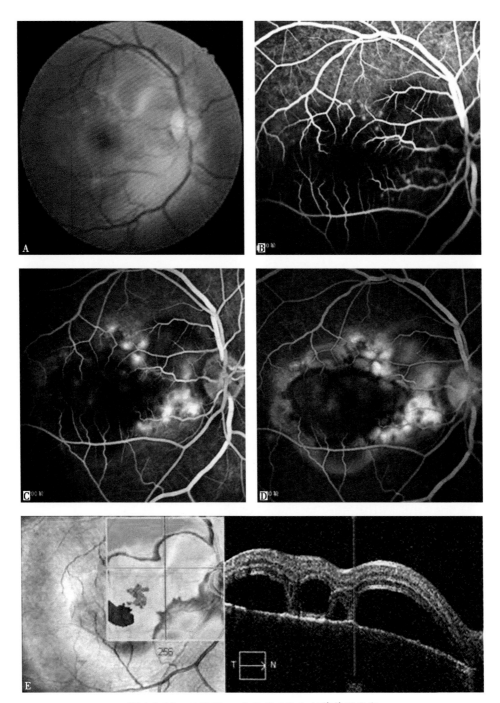

图4-3-11　双眼 Vogt- 小柳原田综合征葡萄膜炎期

37岁男性，视力右眼：0.08，左眼0.8，右眼视力下降10余天。A. 眼底彩照示右眼视乳头充血，黄斑区网膜水肿；B～D. FFA示右眼造影早期后极部多个强荧光点，随造影时间延长渗漏的荧光素在网膜下聚集呈现多湖状强荧光团；E. OCT示右眼黄斑区多灶性神经上皮隆起并网膜囊变

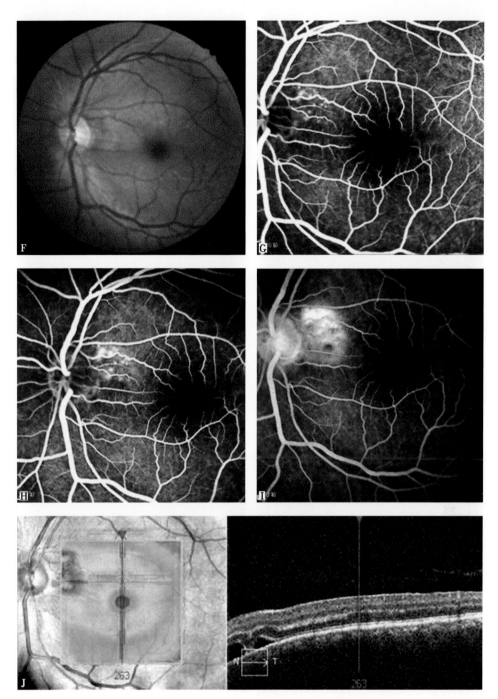

图 4-3-11 （续）双眼 Vogt- 小柳原田综合征葡萄膜炎期

F. 眼底彩照示左眼黄斑区网膜皱褶，视盘颞侧网膜水肿；G～I. FFA 示左眼造影早期视盘颞侧见多个强荧光点，随造影时间延长荧光渗漏增强，呈多湖状强荧光团；J. OCT 示左眼视盘颞上方多灶性神经上皮隆起

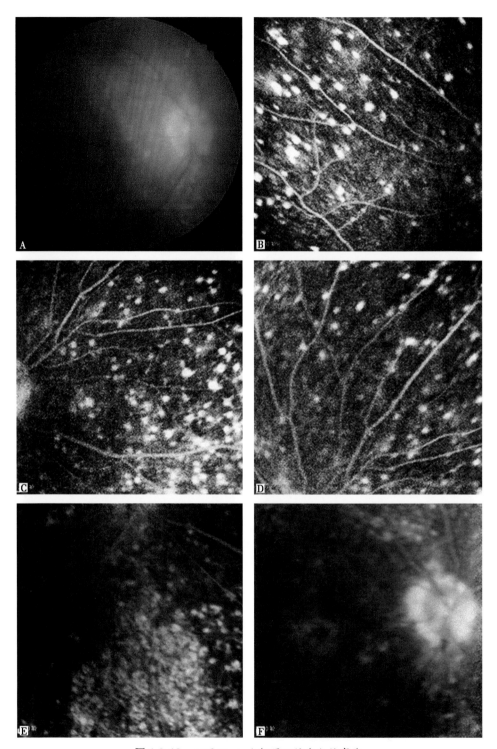

图4-3-12 双眼Vogt-小柳原田综合征恢复期

31岁男性，视力右眼：0.3，左眼：0.2，双眼视力下降5个月。A. 眼底彩照示右眼眼底散在黄白色斑片，目前认为是局灶性RPE萎缩，视盘周围见脉络膜萎缩弧，眼底晚霞样改变；B～F. FFA示视网膜上方、下方、鼻侧、颞侧及后极部网膜见大量边界清晰的透见性高荧光斑，视盘及视盘周围脉络膜萎缩弧荧光着染。黄斑囊样水肿

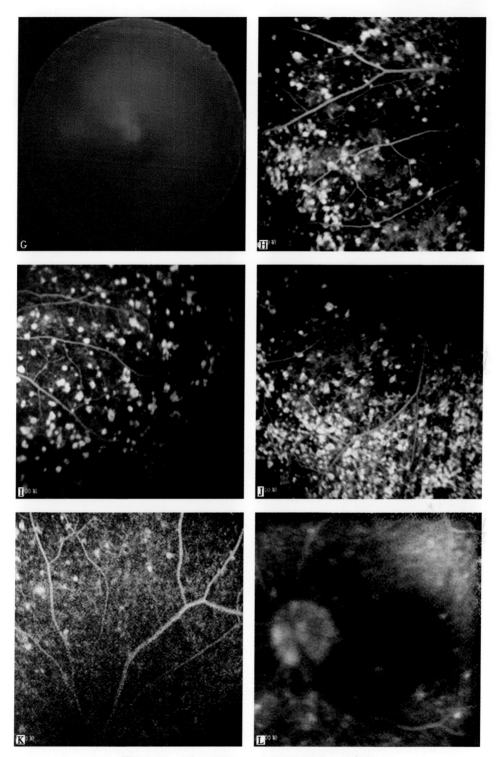

图 4-3-12　（续）双眼 Vogt- 小柳原田综合征恢复期

G. 眼底彩照示左眼屈光间质混浊，眼底模糊，隐约可见眼底散在黄白色斑片，眼底晚霞样改变；H～L. FFA 示左眼视网膜上方、下方、鼻侧、颞侧及后极部大量边界清晰透见性高荧光斑，视盘及视盘周围脉络膜萎缩弧荧光着染，黄斑区荧光渗漏

（三）Behcet 病

【概述】

多系统闭塞性血管炎症，病因不清，眼病为四大主要症状之一。

【临床表现】

前后节均可受累，前葡萄膜炎合并前房积脓颇常见，后节可见玻璃体炎症，视网膜出血斑、水肿、棉絮斑、血管闭塞，新生血管等。其他诊断主要依据包括：复发性口腔溃疡；皮肤病损如结节性红斑、皮下栓塞性静脉炎、皮肤易激惹性；生殖器溃疡。

【治疗原则】

全身应用糖皮质激素，若激素不能控制可选用免疫抑制剂治疗。

【疾病图解】

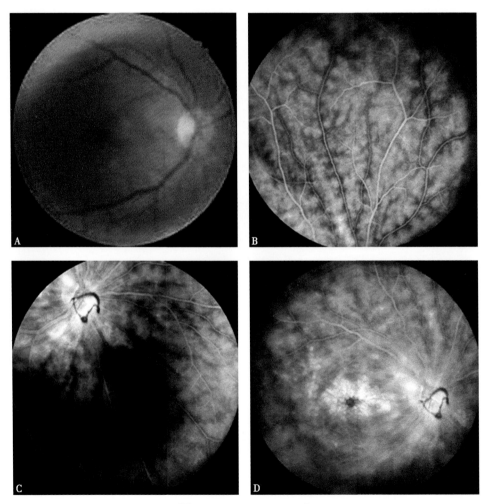

图 4-3-13　双眼 Behcet 病

52 岁男性，视力右眼：0.3，左眼：0.1，双眼视力下降 1 年余。A、E. 眼底照相示双眼视网膜水肿，静脉迂曲扩张

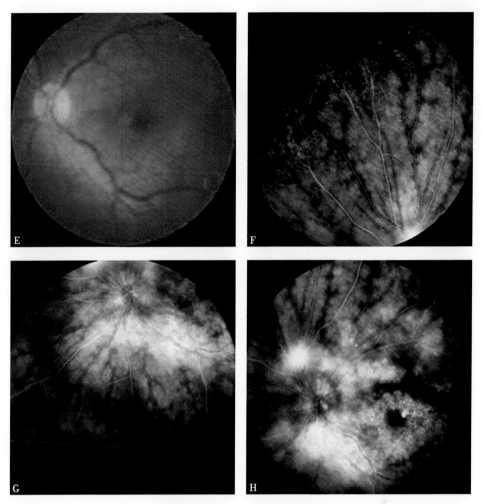

图 4-3-13 （续）双眼 Behcet 病

B～D、F～H.FFA 示右眼和左眼视网膜小血管及毛细血管普遍扩张渗漏,管壁节段染色,动脉旁见暗带,黄斑囊样改变

（四）交感性眼炎

【概述】

交感性眼炎（sympathetic ophthalmia）为双侧肉芽肿性葡萄膜炎,仅见于眼球穿通伤后或内眼手术后。

【临床表现】

1. 潜伏期　大多数病例炎症发生在眼球穿通伤后 4～8 周,70% 发生于伤后 3 个月内,90% 发生于 1 年内。

2. 发作期　前节表现为双眼急性肉芽肿性前葡萄膜炎,眼底典型表现为周边多发奶酪状病灶,位于视网膜下,网膜被推起继而萎缩,上述改变为典型的 Dalen-Fuchs 结节。新鲜病灶可蔓延至后极及视乳头附近。病变主要侵犯脉络膜,但也累及视网膜及视神经,出现视网膜血管炎、视神经水肿、视神经萎缩等。当交感眼出现炎症时,继发眼的炎症依然存在。

【治疗原则】

可根据病情选择糖皮质激素或免疫抑制剂。

【疾病图解】

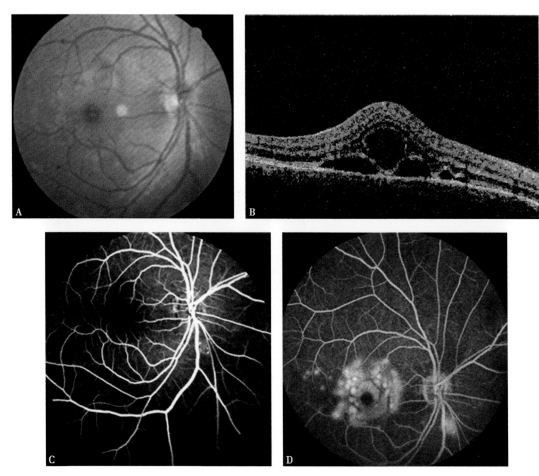

图 4-3-14　右眼交感性眼炎

43 岁男性，视力右眼：0.1，左眼：光感，右眼视力下降 1 天，左眼玻璃体切割术后 1 个月，左眼屈光间质混浊无法窥清眼底。A. 眼底彩照示右眼后极部多发性浆液性视网膜脱离；B. OCT 示右眼黄斑区多灶性神经上皮层隆起，网膜囊样变；C. FFA 示右眼造影早期黄斑区及视盘下多个针尖样高荧光点；D. FFA 示晚期渗漏的荧光素在视网膜下聚集呈现多湖状的强荧光团

（五）Fuchs 综合征

【概述】

Fuchs 综合征（Fuchs syndrome）是以虹膜脱色素为特征的慢性非肉芽肿性前葡萄膜炎。

【临床表现】

症状轻或无，多以视力下降就诊。睫状体充血轻或无，典型的 KP 为灰白色圆形，中等大小，无色素半透明，边界清楚，不融合，多弥散分布于整个角膜内皮后，在 KP 之间可有羽毛状细丝，前房反应轻，虹膜脱色素，部分病例出现虹膜萎缩，无虹膜后粘连，易并发晶体后囊下混浊和眼压高。

【治疗原则】

对于炎症明显的糖皮质激素短期点眼治疗。对于白内障可在炎症控制下行白内障手术治疗,对眼压升高者给予降眼压药物,必要时行抗青光眼手术治疗。

【疾病图解】

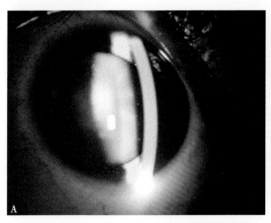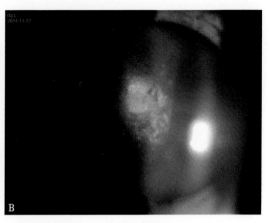

图 4-3-15　左眼 Fuchs 综合征

22 岁男性,左眼视力:0.6,左眼视物模糊 2 天。A. 左眼轻微睫状充血,整个角膜后弥漫灰白色中等大小 KP,无虹膜后粘连,瞳孔药物性散大,虹膜异色不明显;B. 后囊下皮质混浊

三、葡萄膜囊肿和肿瘤

(一) 虹膜囊肿

【概述】

虹膜囊肿(iris cyst)由虹膜隐窝封闭液体存积形成,病因多种,包括先天性、植入性、炎症渗出性和寄生虫性等,其中以植入性最常见。

【临床表现】

虹膜囊肿可位于虹膜前面或后面,当囊肿增大占据前房或阻塞房角时,可引起青光眼。

【治疗原则】

可采用激光或手术治疗。

【疾病图解】

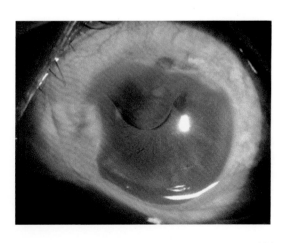

图 4-3-16　左眼手术后虹膜囊肿,10 点～3 点方位虹膜囊肿,遮挡瞳孔

（二）脉络膜血管瘤

【概述】

脉络膜血管瘤（choroidal hemangioma）是先天性血管发育不良基础上发展的良性肿瘤。可分为孤立性和弥漫性两种。孤立性不伴有皮肤或全身性或眼部其他部位的血管瘤或血管扩张，弥漫性则相反。

【临床表现】

孤立性脉络膜血管瘤发展缓慢，早期常无明显自觉症状，当病变累及黄斑可出现视力下降、视物变形、眼前黑影等。病变多位于眼底后极部，为杏黄色或橘红色圆形或近似球形隆起，表面可有色素沉着，大多伴有不同程度的浆液性视网膜脱离，长期视网膜下积液可出现视网膜囊变、血管细窄、渗出、出血、甚至视神经视网膜萎缩。

【治疗原则】

目前多采用激光、瞳孔温热疗法或光动力疗法治疗。

【疾病图解】

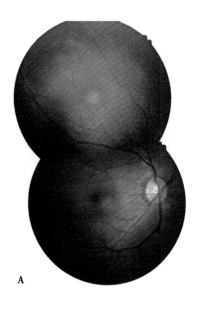

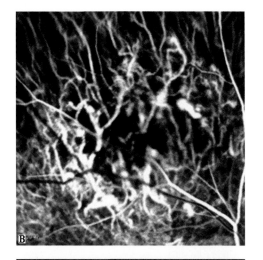

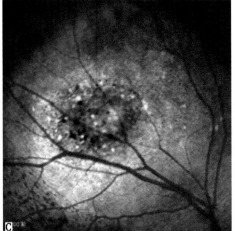

图 4-3-17　右眼脉络膜血管瘤

36 岁男性，右眼视力：0.3，右眼视力下降、视物变形半个月。A. 眼底照相示右眼视网膜颞上方见橘红色隆起病灶，表面色素增殖，其上浆液性视网膜脱离累及黄斑区；B. ICGA 示 16″ 瘤体由形态、走行不规则的脉络膜血管所组成；C. ICGA 示 5′ 瘤体荧光渗漏，色素增殖区呈遮蔽性低荧光

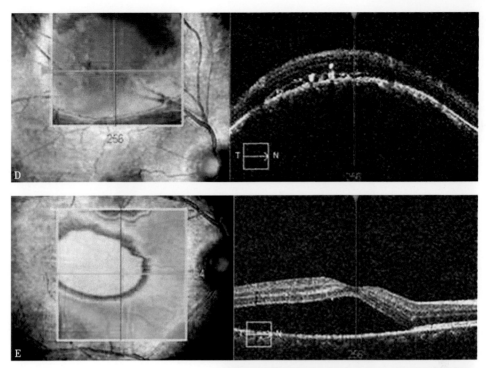

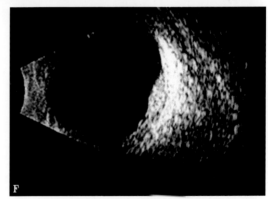

图 4-3-17　（续）右眼脉络膜血管瘤
D～E. OCT 示右眼视盘颞上方病灶 RPE 光带
向前隆起，其后有不均匀的中等反射的组织，
病灶区神经上皮层浅隆起，层间及层下强反
射点。病变累及黄斑区，黄斑区神经上皮层
广泛隆起；F. 眼部 B 超示病变区球壁实性隆
起，中强回声，内回声均匀，境界清晰，没有显
著的声衰减，无挖空征和脉络膜凹陷，周围球
壁前见浅隆起光带

（三）脉络膜黑色素瘤

【概述】

脉络膜黑色素瘤（melanoma of choroid）为成人常见的眼内恶性肿瘤，中年人常见，病因
不清。

【临床表现】

临床症状因部位不同而异，位于眼底周边部早期可无明显症状，当病变累及黄斑区可
有视力下降、视物变形、色觉改变、眼前黑影等。随着肿瘤不断长大还可出现青光眼症状及
眼球突出等眼外转移表现。结节型表现为圆形或椭圆形，境界清楚，脉络膜局限性高低不
平的增厚，Bruch 膜被肿瘤突破，肿瘤向视网膜下迅速增大形成蘑菇状的血运丰富的肿物。
肿瘤渗出可使视网膜发生脱离，视网膜缺血坏死肿瘤可进一步向玻璃体腔内生长，继而在
眼内发生种植，肿瘤坏死血管破裂可引起大出血。还可引起虹膜新生血管、眼内炎、并发性

白内障等。弥漫型较少见，眼底类似脉络膜转移性肿瘤，或为橘红色或稍发暗的广泛性浆液性视网膜脱离。

【治疗原则】

根据肿瘤大小、位置、形态、生长速度等选用合适的治疗方法。包括手术、放疗、冷凝、光凝、瞳孔温热疗法等。

【疾病图解】

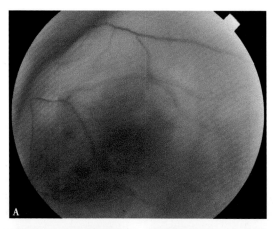

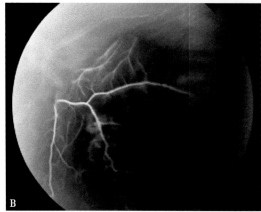

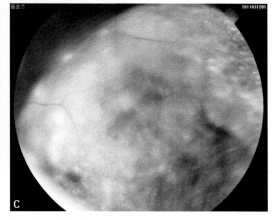

图 4-3-18 左眼脉络膜黑色素瘤

45 岁女性，左眼视力：1.0，左眼眼前黑影遮挡感 1 年。A. 眼底照相示左眼鼻下方巨大的隆起病灶，表面有灰黑色色素，视网膜广泛隆起；B. FFA 示造影早期肿瘤内为低荧光，肿瘤内血管显影；C. FFA 示晚期肿瘤呈弥漫性高荧光其间夹杂色素遮蔽荧光

（四）脉络膜转移癌

【概述】

脉络膜转移癌（metastatic carcinoma of choroids）多见于中老年患者，原发癌主要是乳腺癌，其次为肺癌。

【临床表现】

肿瘤位于后极部可出现视力下降、闪光感，视物变形等。癌细胞压迫鼻睫神经可有眼球疼痛及头痛。眼底网膜下灰黄色或黄白色、结节状的扁平隆起，晚期可出现广泛视网膜脱离。

【治疗原则】

可根据原发肿瘤情况用放疗或化疗。

【疾病图解】

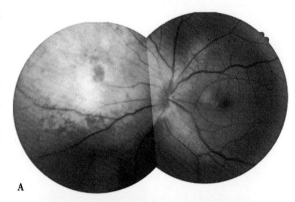

图 4-3-19　左眼脉络膜转移癌

49岁女性,左眼视力:0.8,左眼视力下降半年,有肺癌病史。A. 眼底彩照示:左眼鼻侧脉络膜病灶,黄白色低度隆起,边缘不整,表面不平,病灶区色素增殖伴小片状出血,有浅的浆液渗出,视乳头充血水肿;B. FFA示左眼造影动脉期病灶处呈低荧光;C. FFA示动静脉期弱荧光背景下出现斑驳状强荧光;D. FFA示造影晚期病灶斑驳状荧光增强、融合,病灶边缘见强荧光点;E. B超示左眼玻璃体腔内见较密集光点,眼球后极部扁平实性隆起病变,内回声欠均匀,回声强度较脉络膜血管瘤低,伴有视网膜脱离(图中隆起光带),脱离的视网膜不与病变相连

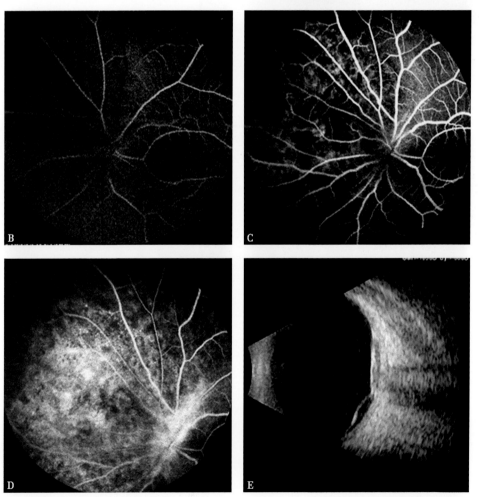

（五）脉络膜骨瘤

【概述】

脉络膜骨瘤（choroidal osteoma）多发于健康青年人，女性多见。双眼居多。病因不明。

【临床表现】

患者常因视力下降，视物变形，眼前黑影就诊。在视乳头黄斑区有黄白椭圆形或不规则如地图状或扇贝状轻微隆起的肿物，病变的周围部则呈橙红色，边缘圆钝不整齐有如伪足状。

【治疗原则】

尚无有效治疗方法。

【疾病图解】

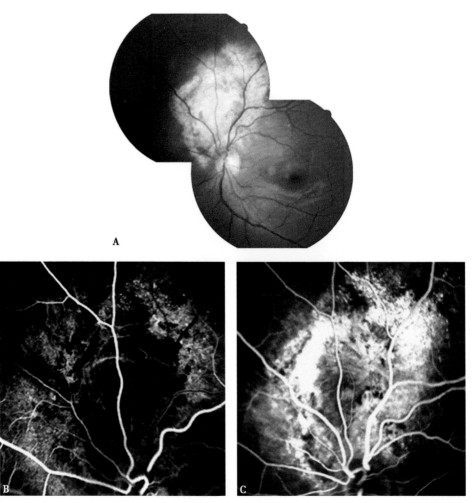

图 4-3-20　左眼脉络膜骨瘤

35 岁女性，左眼视力：0.5，左眼视力下降 1 周。A. 眼底彩照示左眼视乳头上方黄白色扇贝样肿物；B. 动静脉期斑驳状强荧光，并可见色素处的弱荧光；C. 造影中期荧光增强，仍见不均匀色素遮蔽荧光

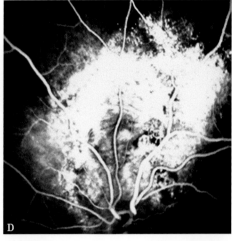
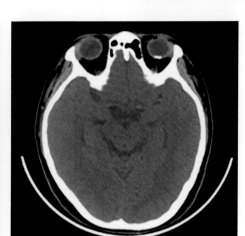

图 4-3-20 （续）左眼脉络膜骨瘤

D. 晚期强荧光几乎融合成片，色素处低荧光；E. CT 在眼底视盘附近有 CT 值高与骨密度相同的病灶

四、葡萄膜先天异常

（一）无虹膜

【概述】

无虹膜（aniridia）为眼内先天性异常，病因可能与早期胚胎发育过程中胚裂闭合不全有关。可伴有眼内其他结构异常。

【临床表现】

临床上可有畏光及视力低下，如有进行性角膜和晶状体混浊及青光眼者常失明。虹膜完全缺失可直接看到晶状体赤道部边缘、悬韧带及睫状突。可伴有角膜、前房、晶状体、视网膜及视神经异常。

【治疗原则】

为减轻畏光不适可戴有色眼镜或角膜接触镜。

【疾病图解】

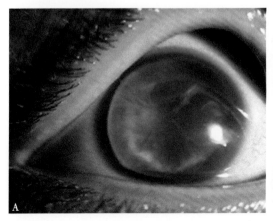
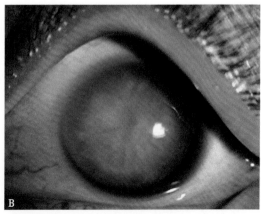

图 4-3-21 双眼无虹膜

A、B. 为同一患者右眼和左眼，伴有先天性白内障

（二）虹膜缺损

【概述】

虹膜缺损（coloboma of iris）一般有两种，一种是典型的葡萄膜缺损，是先天性胚裂闭合不全所致，常伴有睫状体、脉络膜和晶状体缺损等；非典型的也称为单纯性虹膜缺损，是胚裂正常闭合后发生的。

【临床表现】

位于下方的完全性虹膜缺损，形成梨形瞳孔，其尖端向下。

【治疗原则】

无特殊治疗。

【疾病图解】

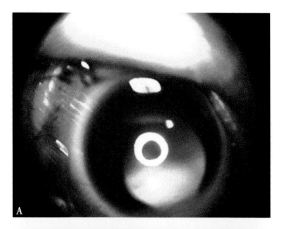

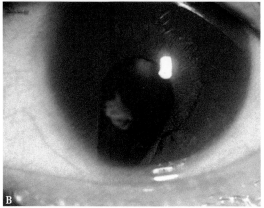

图 4-3-22 虹膜缺损

A．右眼虹膜鼻下方缺损，眼底脉络膜缺损；B．左眼鼻下方虹膜缺损，晶状体混浊

（三）永存瞳孔膜

【概述】

永存瞳孔膜（residual membrane of pupil）是胚胎时期晶状体表面的血管膜吸收不全所遗留的残迹，为眼内先天性异常。

【临床表现】

形态有丝状和膜状两种。通常不影响视力及瞳孔活动。

【治疗原则】

不需要治疗,对于影响视力的,可行手术或激光治疗。

【疾病图解】

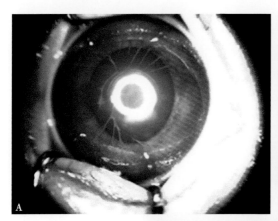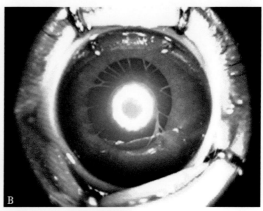

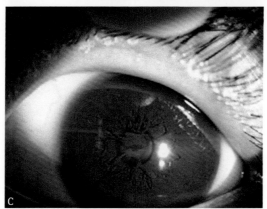

图 4-3-23　永存瞳孔膜

A、B.双眼永存瞳孔膜呈丝状;C.左眼虹膜残膜呈膜状

(四)脉络膜缺损

【概述】

脉络膜缺损(coloboma of choroid)为胚裂闭合异常所致的先天性脉络膜组织缺损,多发生在下方,可同时伴有其他先天性异常,如小眼球,虹膜、晶状体、视神经缺损,眼球震颤,斜视等。

【临床表现】

病变累及视盘和黄斑区有视力下降,病变区透过菲薄的视网膜透见白色巩膜,边缘整齐,有色素沉着。

【治疗原则】

本病无特殊治疗,若发生视网膜脱离可行手术治疗。

【疾病图解】

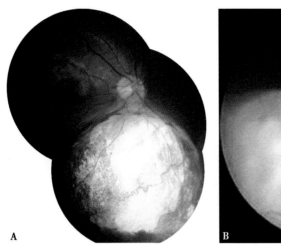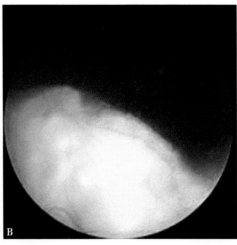

图 4-3-24　双眼脉络膜缺损

12 岁男童,视力右眼:1.5,左眼 0.2,右眼自幼视力差。A. 右眼视乳头下方大的脉络膜缺损,透见白色巩膜;B. 左眼视盘下方边界欠清,与下方大的脉络膜缺损区无明显界限,网膜菲薄灰白色隆起,视盘颞侧见一萎缩病灶透见脉络膜大血管,网膜表面骨细胞样色素沉着

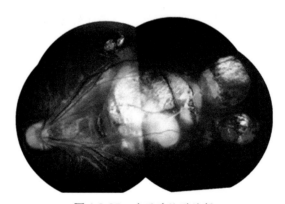

图 4-3-25　左眼脉络膜缺损

7 岁男童,左眼视力:0.1,左眼自幼视力差,左眼眼底见 5 个大小不等、边界清晰的脉络膜缺损区,缺损区表面网膜菲薄透见巩膜组织,缺损区内色素沉着斑,周围色素带围绕,3 个较大的缺损区内可见残存的脉络膜大血管

（王婵婵　陈大复）

第五章 青 光 眼

第一节 概 述

一、概念

青光眼(glaucoma)是一组以进行性视神经损害和视野丢失为特征的与病理性眼压升高有关的临床综合征。最典型和最突出的表现是视盘的凹陷性萎缩和视野的特征性缺失、缩小。

二、流行病学

全球约有 6700 万青光眼患者,预计到 2020 年,这个数据将增加至 8000 万,其中约 10% 的患者最终会失明。我国大约有 670 万原发性青光眼患者,50 岁以上人群的患病率达 2%～3%,且 65 岁以后,患病率高达 4%～7%。

三、危险因素

青光眼危险因素包括:①年龄:40 岁以上人群中患病率每 10 年大约增长 2 倍、80 岁以上患病率较 40 至 49 岁组高 10 倍;②人种:慢性开角型青光眼患病率最高的是黑种人,而原发性闭角型青光眼以黄种人多见;③性别:女性多见,男女之比约为 1:3;④家族史:一级亲属(父母、同胞兄弟姐妹,子女)有青光眼患者,其患慢性开角型青光眼的风险明显提高;近视患者青光眼患病率增加了 2～3 倍。其他危险因素还有糖尿病、高血压、偏头痛等。

四、青光眼相关解剖

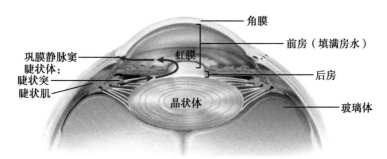

图 5-1-1 房水循环示意图:睫状突分泌→后房→瞳孔→前房→巩膜静脉窦(小梁网、schlemm 管、集液管)→房水静脉

第二节 青光眼的基本检查和诊断方法

一、眼压检查

眼内压（简称眼压）是眼球内容物作用于眼球壁的压力，取决于房水的生成、排出和上巩膜静脉压三者之间的动态平衡。我国正常人的眼压值是 10～21mmHg，病理值为 >21mmHg。24 小时眼压波动范围：正常值≤5mmHg，病理值为≥8mmHg。两眼眼压差的正常值为≤4mmHg，病理值为≥5mmHg。常用眼压的测量方法包括：指测法、眼压计测量（Goldmann 眼压计、Schiotz 压陷式眼压计、非接触眼压计、手持式眼压计等）。

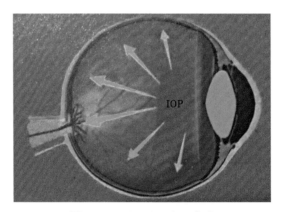

图 5-2-1　眼压（IOP）示意图

1. 指压法　记录方法以 Tn 代表正常眼压，Tn＋1 代表眼压轻度高，T＋2 代表眼压中度升高，T＋3 则代表眼压极度高。

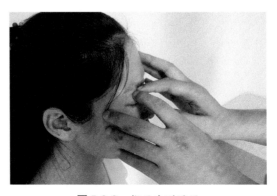

图 5-2-2　指压法测眼压

2. Goldmann 眼压计 属于压平式眼压计，是目前较准确、可靠的眼压计，已为国际所公认的眼压测量的"金标准"。

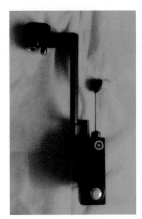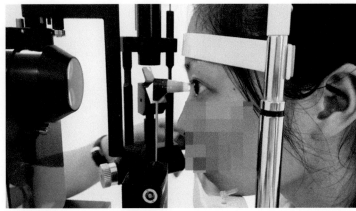

图 5-2-3 Goldmann 眼压计及检查

3. Schiotz 压陷式眼压计 属于压陷式眼压计，其根据角膜被压的深度间接反映眼压，并由相连指针计量角膜被压的深度，再通过眼压换算表计算出眼压。

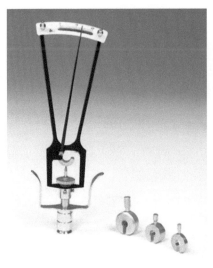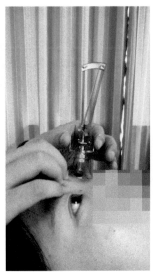

图 5-2-4 Schiotz 眼压计及检查

4. 非接触眼压计（non-contact tonometer，NCT） 其优点是避免了通过眼压计与受检者直接接触引起的交叉感染，且不需表面麻醉，受检者依从性好。

5. iCare 手持式回弹式眼压计 特别适用于痴呆症、行动不便和儿童等受检者，对于角膜水肿、混浊、瘢痕或角膜表面不平者的眼压测量结果影响小。

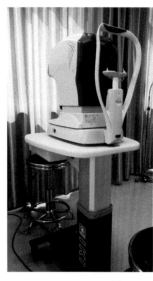
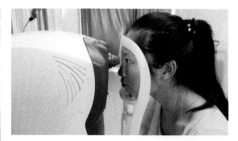
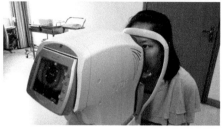
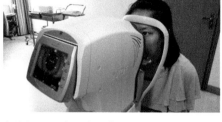

图 5-2-5 非接触眼压计及受检者

图 5-2-6 iCare 手持式眼压计

二、眼底检查

1. 直接检眼镜检查 直接眼底检查宜在暗室中进行,用以检查眼的屈光间质和眼底。

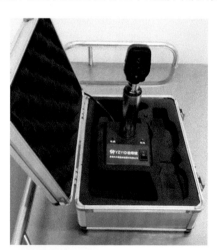

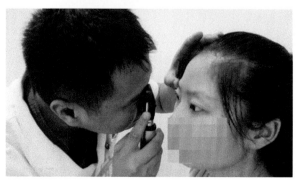

图 5-2-7 直接检眼镜和眼底检查

2. 眼底照相 是记录青光眼视乳头改变的标准方法,能客观地评估视乳头表面结构,可作为永久性记录。

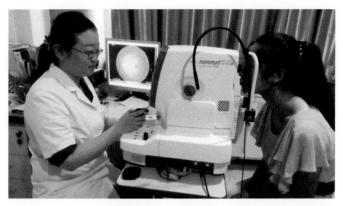

图 5-2-8 眼底照相系统

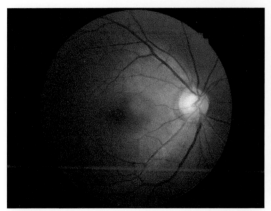 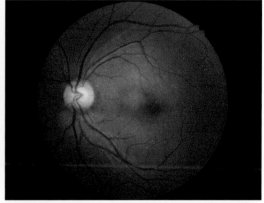

图 5-2-9 正常视乳头

视乳头为垂直椭圆形,边界清晰,盘沿粉红色,视杯较淡,以小血管走行方向的改变决定视盘的边界,盘沿下极最宽,次为上极和鼻侧,颞侧最窄。杯/盘约为 0.3

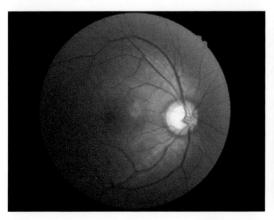 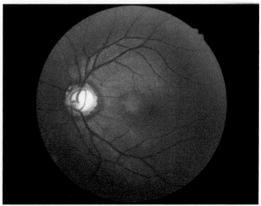

图 5-2-10 生理性大视杯

右眼和左眼杯/盘 =0.7,双眼对称,视杯圆形,粉红色,盘沿宽度下方>上方=鼻侧>颞侧视网膜神经纤维层(RNFL)白色条纹分布规律

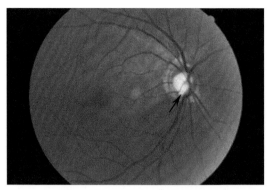

图 5-2-11　青光眼视乳头改变

视乳头下极盘沿组织局限性丢失，形成切迹（黑色箭头），血管屈膝状改变。盘沿宽度下方最窄，颞下方 RNFL 层白色条纹反光缺如。杯 / 盘 = 0.8

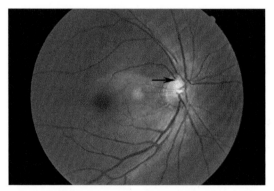

图 5-2-12　青光眼视乳头改变

视乳头上极盘沿组织局限性丢失，形成切迹（黑色箭头），血管屈膝状改变。杯 / 盘 = 0.5。颞上方 RNFL 层白色条纹反光缺如

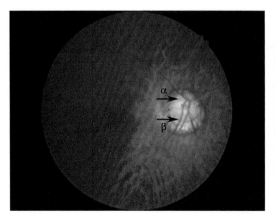
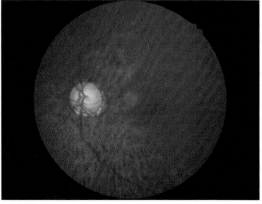

图 5-2-13　青光眼视乳头改变

双眼视乳头盘沿组织弥漫性丢失，视杯扩大如碗状倾斜凹陷，杯 / 盘 = 1.0，视乳头周围环形视网膜脉络膜萎缩 α 带（高色素）β 带（低色素），视网膜豹纹样改变

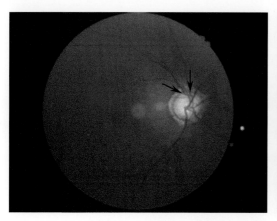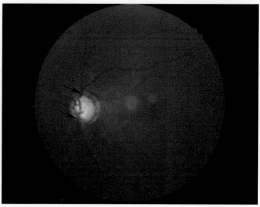

图 5-2-14 青光眼视乳头改变
视杯同心性扩大加深,盘沿细窄,血管屈膝状改变(箭头),C/D=0.95,α 带及 β 带

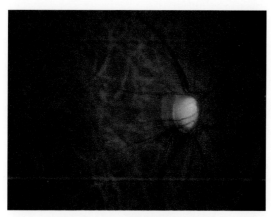

图 5-2-15 青光眼视乳头改变
视乳头颞下方出血(黑色箭头),盘沿下极丢失,血管
屈膝改变,杯/盘=0.9

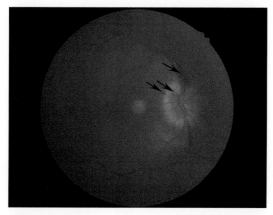

**图 5-2-16 视盘水肿,视盘出血(黑色箭头),闭角型
青光眼急性发作**

三、前房角检查

适用于：①怀疑有浅前房和窄房角；②开角型与闭角型青光眼的鉴别；③眼前节异常者及眼外伤的系统评估；④指导制订合理的青光眼治疗计划及治疗效果的评估。根据静态检查房角隐窝角（虹膜角膜角）宽度作为分级标准（Scheie 分级法）。

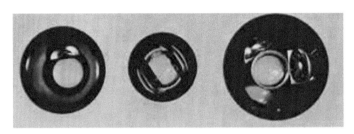

图 5-2-17　Goldmann 间接房角镜

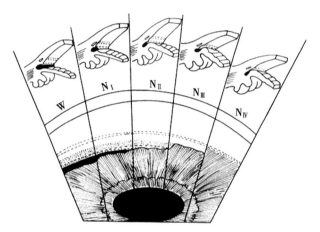

图 5-2-18　Scheie 前房角宽度分级

表 5-2-1

房角分级方法	依据	房角可见的结构	分级	房角闭合的可能
Scheie（1957）	房角可见的结构	依次可观察到虹膜根部附止部、睫状体带、巩膜突、前部小梁网、后部小梁及 Schwalbe 线	宽 W	不可能闭合
		不能窥及虹膜根部的附止部，可见部分的睫状体带、虹膜突、全部的小梁网及 Schwalbe 线	窄 I N1	不可能闭合
		不能窥及虹膜根部及睫状体带，可见巩膜突、全部小梁网及 Schwalbe 线	窄 II N2	可能闭合
		不能窥及虹膜根部、睫状体带、巩膜突及有色素的后部小梁，仅可见前部小梁和 Schwalbe 线	窄 III N3	高度可能闭合
		房角结构仅见 Schwalbe 线	窄 IV N4	高度可能闭合或已发生闭合

房角色素分级：0 级：房角内无色素可见；1 级：后部小梁可见少量色素；2 级：后部小梁有较多色素，前部小梁及 Schwalbe 线可见散在色素；3 级：后部小梁有浓密的棕黑色色素，前部小梁及 Schwalbe 线可见较多色素；4 级：全部小梁呈棕黑色，巩膜突及角膜的内面也可见色素沉着

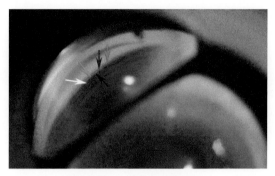

图 5-2-19 正常的宽房角
从瞳孔到角膜内表面依次观察：虹膜周边部、虹膜与
角膜的夹角宽度为 40°、虹膜根部附止部（黑色箭头）、
睫状体带（白色箭头）、巩膜突（蓝色箭头）、功能小梁
（红色箭头）和前部小梁（绿色箭头）、Schwalbe 线

四、视野检查

视野是指当眼向前固视一点时，黄斑区中心凹以外视网膜感光细胞所能见到的范围，又称为"周边视力"。常用视野计包括 Goldmann 视野计和自动视野计。正常人动态视野的平均值约为：上方 56°、下方 74°、鼻侧 65°、颞侧 90°。

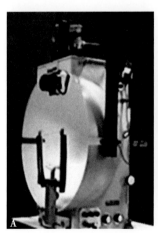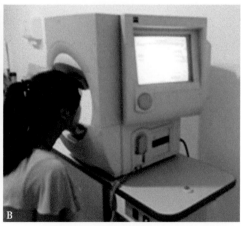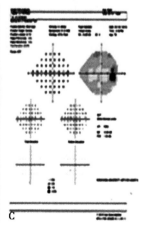

图 5-2-20 视野计及视野图
A. Goldmann 视野计；B. Humphrey 自动视野计；C. 正常人视野图（Humphrey）

五、超声生物显微镜检查

超声生物显微镜检查(UBM)是唯一能在活体状态下显示后房与睫状体的检查方法。

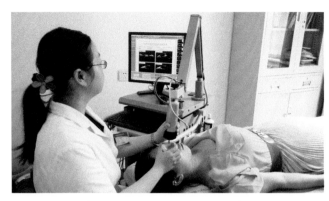

图 5-2-21　超声生物显微镜(UBM),及受检者行UBM检查图

正常人 UBM 检查见前房深浅适中,房角宽;部分人有浅前房及窄房角表现;而闭角型青光眼患者会出现房角粘连关闭。

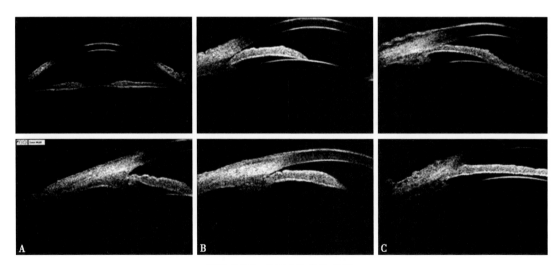

图 5-2-22　UBM检查结果图
A组.上图为正常前房　下图为正常前房角
B组.上图为浅前房　下图为窄房角
C组.上、下图前房角均关闭

六、相干光断层扫描

相干光断层扫描(OCT)可用于检查视网膜(包括黄斑部)、色素上皮、视盘及神经纤维厚度。青光眼患者可检查出视神经纤维层缺损、变薄部位及程度。

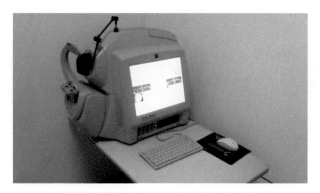

图 5-2-23　相干光断层扫描仪（OCT）

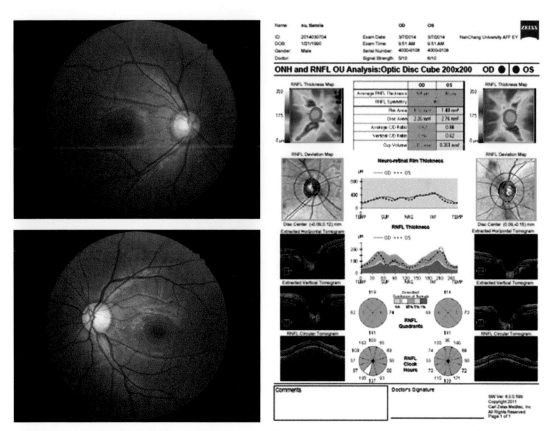

图 5-2-24　左侧为双眼眼底彩照；右侧为同一被检者的 OCT 视乳头及 RNFL 分析，大致正常的视乳头及神经纤维层形态及厚度

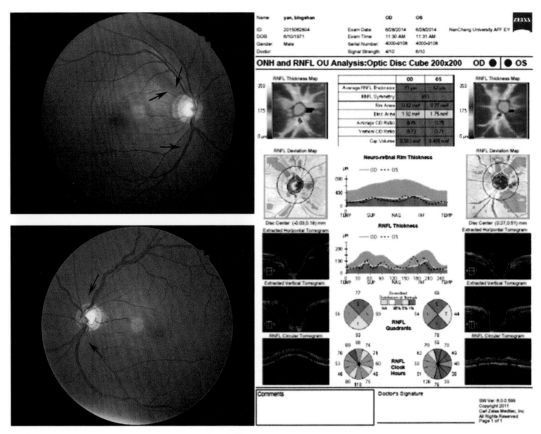

图 5-2-25 神经纤维层的缺损及 OCT 视乳头及 RNFL 层分析

左侧眼底彩色照相黑色箭头所示的神经纤维层的缺失：颞上方及颞下方弓状纤维区可见楔形神经纤维束缺失。对应 OCT 检查结果：神经纤维层萎缩、变薄及缺失，视乳头凹陷，杯/盘比（C/D）增大

七、视功能检查

青光眼视功能检查的方法主要有视野、视觉对比敏感度、色觉、运动感觉、视网膜电图（ERG）、视觉诱发电位（VEP）等。

1. 对比敏感度检查　青光眼表现有空间及时间对比敏感度的异常，且可发生在视野缺失损害以前。

2. 色觉检查　青光眼的早期患者可出现色觉障碍。

3. 运动感觉检查　青光眼患者的早期可出现运动感觉的异常，多发生在最小位移时。

4. 视网膜电图（P-ERG）　早期诊断青光眼患者的 P-ERG 改变主要表现为潜伏期延长和振幅降低。

5. 视觉诱发电位（VEP）　主要是检测视网膜神经节细胞到大脑皮质之间神经纤维的功能及视皮质的功能状态，可用于青光眼视功能损害的检测。图形视觉诱发电位（P-VEP）：有三个主波，分别为 N75、P100、N135。

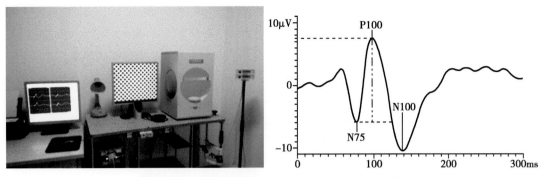

图 5-2-26 图形 VEP 及 P100 波的潜伏期和振幅测量

第三节 常见类型青光眼

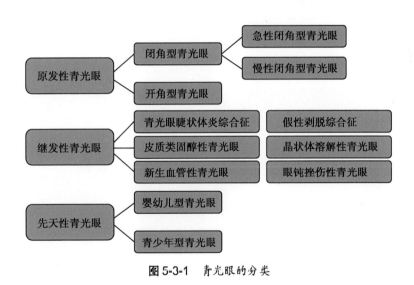

图 5-3-1 青光眼的分类

一、原发性青光眼

原发性青光眼（primary glaucoma）分为闭角型青光眼和开角型青光眼两类。

（一）原发性闭角型青光眼

原发性闭角型青光眼（primary angle-closure glaucoma，PACG）是我国最常见的青光眼类型，是因原先就存在眼前节解剖结构异常（浅前房、窄房角）而发生周边虹膜组织机械性阻塞，导致房水流出受阻，造成眼压升高的一类青光眼，主要分为急性和慢性两种临床类型。

1. 急性闭角型青光眼（acute angle-closure glaucoma） 房角呈"全"或"无"的方式关闭，眼压升高明显，患者反应强烈，短时间内对眼部的损害重，是眼科常见急诊。

【临床表现】

根据其临床发展规律，可分为四个阶段：

（1）临床前期：指具有闭角型青光眼的解剖结构特征，如浅前房、窄房角，但尚未发生青光眼。有两种情况，即一眼已发生急性闭角型青光眼，另一只眼前房角窄者。另一种是患者有闭角型青光眼家族史合并浅前房及窄房角而无任何自觉症状，暗室激发试验呈阳性者。

【疾病图解】

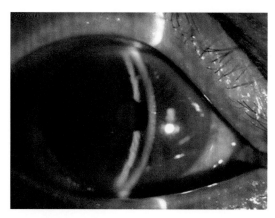

图 5-3-2　临床前期：浅前房、虹膜膨隆

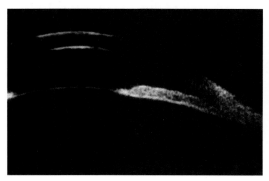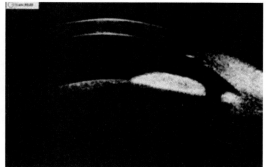

图 5-3-3　UBM 显示周边虹膜切除术（左为术前，右为术后）
急性闭角型青光眼临床前期经虹膜周边切除术后前房加深，房角处增宽

【治疗原则】

以预防发作为主，主张及时做周边虹膜切除术（图 5-3-3 右图）或激光周边虹膜切开解除瞳孔阻滞。对于不愿接受手术者，同时给缩瞳剂（0.5% 毛果芸香碱滴眼液）点眼，每天2～3 次。

（2）发作期：即周边虹膜堵塞房角，眼压急剧升高，视力下降，出现"雾视""虹视"等症状，眼科检查：眼压多在 50mmHg 以上，球结膜充血水肿、睫状体充血，角膜呈雾状水肿，角膜后可有虹膜色素沉着（色素性 KP）、房水闪辉，虹膜水肿，隐窝消失，瞳孔散大，对光反射迟钝或消失，晶状体前囊下可呈现灰白色斑点状、粥斑样的混浊（青光眼斑），视乳头充血、水肿，视乳头周围血管出血，有时可发生中央静脉阻塞。

【疾病图解】

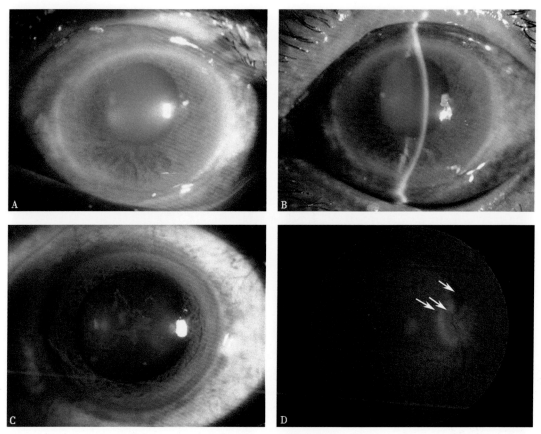

图 5-3-4　发作期的表现

A、B. 结膜睫状充血，角膜雾状水肿混浊，前房变浅，房角关闭，瞳孔竖椭圆形中等散大、固定；C. 青光眼斑；D. 视盘水肿、盘沿出血

【治疗原则】

以挽救视功能和保护房角功能为目的。挽救视功能方面，首先迅速降低眼压，即促进房水引流、减少房水生成和高渗脱水（20% 甘露醇溶液、甘油、山梨醇）三种方法联合使用，并同时应用保护视神经的药物。保护房角方面，常用缩瞳剂（2% 毛果芸香碱，间隔 15 分钟一次）和抗炎药物，可协同按摩或角膜压迫法机械性开放房角。如上述治疗措施后眼压仍不能有效控制，则应考虑及时手术。

（3）间歇期：急性发作如果通过及时治疗或自然缓解使关闭的房角又重新开放，眼压下降，则病情可得到暂时缓解并进入间歇期，此期的时间可长可短，亦有再次发作可能。

【疾病图解】

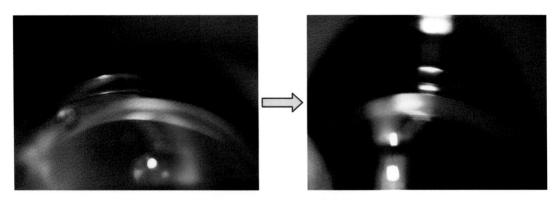

图5-3-5　间歇期（缓解期）

经治疗后，房角由闭合（左图：不能窥及色素小梁，虹膜根部高位附着）转为开放（右图：可窥见巩膜突）

【治疗原则】

以阻止病程进展为目的，可施行周边虹膜切除术或切开术，防止房角再关闭。

（4）慢性进展期：由未缓解的急性发作期迁徙而来，因房角关闭过久，周边虹膜与小梁网组织产生了永久性粘连，眼压会持续升高而转入慢性进展期，诊断主要依据是眼压升高、相应范围的房角粘连，视盘有凹陷、扩大。

【疾病图解】

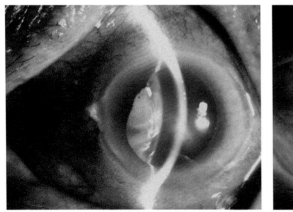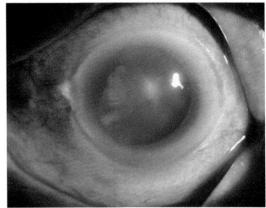

图5-3-6　慢性进展期

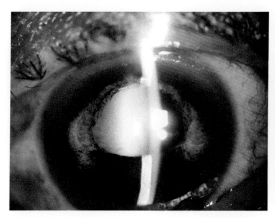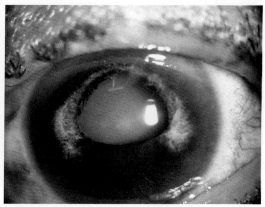

图5-3-6 （续）慢性进展期

房角关闭,虹膜萎缩,瞳孔散大,眼压持续升高并伴有视力减退与视盘凹陷扩大,此期房角呈持续性全粘连闭合

【治疗原则】

以控制眼压为目的,此期患者一般房角大部分或全部粘连,小梁网功能受损,眼压不平稳,只能选择眼外引流手术,常选择做小梁切除术。

（5）绝对期:慢性期或急性发作期未经治疗或治疗延误,高眼压持续过久,导致视神经严重损害失明,称为绝对期。

【疾病图解】

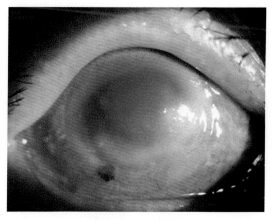

图5-3-7 绝对期
持续顽固性高眼压造成大泡性角膜病变、角膜新生
血管长入、瞳孔固定、晶状体混浊,视力完全丧失

【治疗原则】

以解除患者痛苦为目的,可行睫状体冷凝术。

2. 慢性闭角型青光眼(chronic angle-closure glaucoma) 多见于50岁左右的男性,视盘逐渐形成凹陷性萎缩,视野进行性丢失,由于缺乏眼压急剧升高等急性闭角型青光眼的表现,往往不易引起患者察觉。

【临床表现】

具有闭角型青光眼的眼部解剖特征；反复轻至中度眼压升高，轻度眼胀症状或无症状；房角狭窄（可疑的房角关闭），高眼压下房角关闭；进展期至晚期可见类似原发性开角型青光眼视乳头及视野损害；眼前段不存在急性高眼压的缺血性损害的体征。

【治疗原则】

以阻止病程进展为目的，可施行周边虹膜切除术或切开术，同时进行激光虹膜成形术；已存在视神经损害者，应行小梁手术，同时给予视神经保护治疗。

（二）原发性开角型青光眼

原发性开角型青光眼（primary open-angle glaucoma, POAG）具有以下特征：①至少有一眼眼压持续 >21mmHg；②眼外观正常，房角是开放的；③典型的青光眼视神经损害、视野缺损；④无其他可致眼压升高的疾病。

【临床症状】

早期一般无任何症状，眼压明显升高时亦可出现虹视和雾视。晚期会出现管状视野，可出现行动不便和夜盲等症状。

【眼压检查】

开角型青光眼患者的眼压波动幅度大，大多数眼压在 22～40mmHg，少数有超过 60mmHg 的，故在临床上工作中，不能仅凭少数几次眼压测量来确定患者的眼压情况，应测量 24 小时动态眼压（2am、6am、8am、10pm、2pm、6pm、10pm）。

【眼底检查】

早期可见视乳头凹陷的扩大和加深，视网膜神经纤维层缺失，视盘边缘楔形缺损，盘沿变窄，杯/盘比增大等表现。晚期视盘呈盂状凹陷，整个视盘色泽淡白，凹陷直达视盘边缘，视网膜中央血管在越过视盘边缘处呈屈膝状。

【疾病图解】

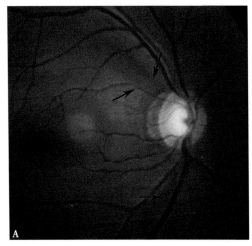 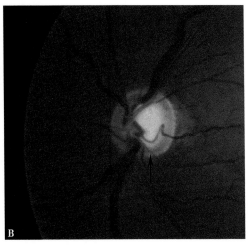

图 5-3-8 眼底视神经纤维层及视盘检查：早期和中期
A. RNFL 出现局限性的丢失；B. 视盘出现切痕和盘沿变窄（下极尤为重视，其次是上极）

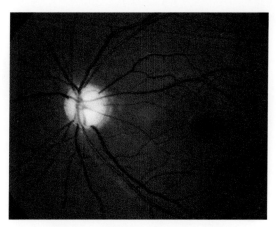

图5-3-9 晚期青光眼的视乳头改变
视杯同心性扩大,苍白,洞穴样凹陷,杯壁血管呈刺
刀样改变;视乳头颞侧β带;弥漫性RNFL萎缩

【视野检查】

早期出现旁中心暗点、鼻侧阶梯,弓形暗点,晚期管状视野。

【治疗原则】

原发性开角型青光眼治疗的目的是控制疾病的发展,尽可能地阻止其进展,减少视网膜神经节细胞的丧失,最大限度保护有效视觉功能。主要方法有药物治疗、激光治疗、手术治疗及视神经保护治疗(见表5-3-1)。

眼局部抗青光眼药物的作用机制有三个方面:①增加小梁网途径房水外流;②增加葡萄膜巩膜途径的房水引流;③减少睫状体房水的生成。

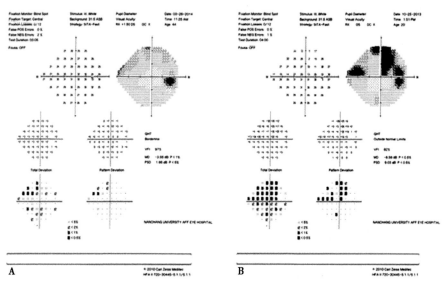

图5-3-10 青光眼的视野损害
A. 旁中心暗点;B. 鼻侧阶梯

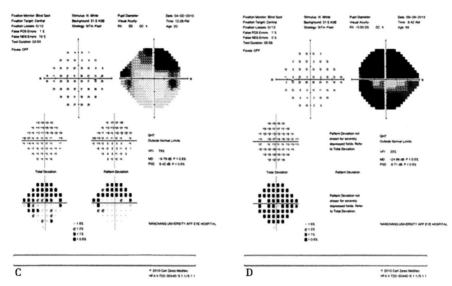

图 5-3-10 （续）青光眼的视野损害

C. 弓形暗点；D. 管状视野

表 5-3-1 原发性开角型青光眼治疗方法

	抗青光眼药物	降压机制	常用滴眼液名称
局部药物治疗	拟胆碱作用药物	增加小梁网途径房水外流	匹罗卡品（毛果芸香碱）
	β-肾上腺素受体阻滞剂	减少睫状体房水的生成	噻吗洛尔，贝特舒，贝他根，美开朗
	碳酸酐酶抑制剂	减少睫状体房水的生成	布林佐胺（派立明），多佐胺
	前列腺素衍生物	增加葡萄膜巩膜途径的房水引流	拉坦前列腺素（适利达），曲伏前列腺素（苏为坦），贝美前列腺素（卢美根）
	β-肾上腺素受体激动剂	降低小梁网水外流阻力 增加葡萄膜巩膜途径的房水引流	地匹福林
	α-肾上腺素受体激动剂	抑制睫状体房水生成 增加葡萄膜巩膜途径的房水引流	溴莫尼定（阿法根）
全身用药	碳酸酐酶抑制剂	醋甲唑胺，口服，125～250mg/次，1～3次	
	高渗脱水剂	每天20%甘露醇，快速静注	
激光治疗	选择性激光小梁成形术（SLT）		
手术治疗	①小梁切除术，②巩膜咬切术，③非穿透性小梁手术，④青光眼引流阀植入		
视神经保护药	钙离子通道阻滞药：尼莫地平、硝苯地平 抗氧化剂：维生素C、维生素E α_2受体激动药：溴莫尼定 中成药及中药：银杏叶提取物、葛根素、当归素、黄芩苷、灯盏细辛		

（三）特殊类型青光眼

1. 高褶虹膜性青光眼（plateau iris syndrome） 好发于 30～50 岁女性，是一种较少见的非瞳孔阻滞性闭角型青光眼，指虹膜根部前插在睫状体上，虹膜周边部呈角状高皱褶向前再转向瞳孔的解剖结构，其特征是房角窄、浅，但虹膜平坦，前房并不浅。

【疾病图解】

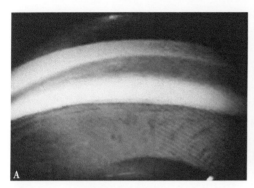
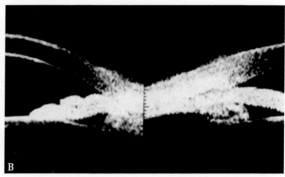

图 5-3-11 高褶虹膜性青光眼：房角镜检查虹膜中周部平坦，根部皱褶堆积在房角，房角拥挤，虹膜穿孔手术不能使房角增宽，应选择周边虹膜成形术

A. 周边虹膜多皱折，房角窄；B. UBM 示高皱褶虹膜虹膜根部插在睫状体上

【治疗原则】

一旦确诊应行激光周边虹膜成形术来拉平虹膜、加宽房角，不愿手术者，需使用缩瞳剂治疗，并密切随访。如果已发生粘连，房角功能破坏，则应进行滤过性手术。

2. 恶性青光眼（malignant glaucoma） 又称"睫状环阻滞性青光眼"是指闭角型青光眼药物治疗或手术治疗后，眼压不但未下降反而升高，病情更重，可造成一眼或双眼失明，临床上表现为前房消失，眼压不断升高。

【临床表现】

双眼前房浅（常小于 1.6mm）或双眼前房不对称，滴缩瞳剂后前房更浅，眼压反而升高。患眼的睫状体前移，虹膜 - 晶状体隔前移和睫状突与晶状体赤道部的距离较小。

【疾病图解】

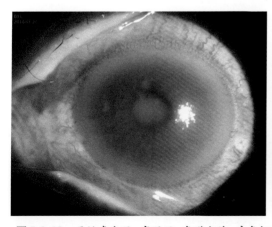
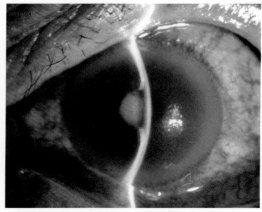

图 5-3-12 恶性青光眼：高眼压，角膜水肿，房角极浅，晶状体及虹膜向前凸起，后房与前房角基本消失

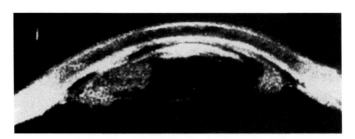

图 5-3-13 恶性青光眼的 UBM：晶状体及虹膜隔前移，前房消失

【治疗原则】

恶性青光眼一旦确诊，应立刻采取积极措施，以恢复房角，降低眼压，主要治疗手段：①药物治疗：睫状体麻痹剂，如 1%～4% 阿托品滴眼液，4～5 次/天，夜间加用阿托品眼膏，用高渗脱水剂和减少房水生成药物降低眼压，局部或全身用激素治疗，减少组织水肿和炎症反应。②激光治疗：氩激光直接光凝睫状突。③手术治疗：药物和激光治疗无效者，可选择抽吸玻璃体积液术、晶状体玻璃体切除术。

3. 色素性青光眼（pigmentary glaucoma） 一般发生在青年男性，发病年龄为 20～45 岁，它是以色素颗粒沉积于房角为特征的一种青光眼，近视是一个危险因素。裂隙灯检查时，可发现颞下、鼻下有同心圆样的周边角膜内皮色素，其需与色素播散综合征（眼压＜21mmHg）相鉴别，整个约三分之一色素播散综合征患者可发生青光眼。

【临床表现】

双眼发病，青壮年、男性和近视者多见，典型的临床特征包括：角膜后边克鲁肯贝格梭形色素沉着（Krukenberg spindle pigmentation）；虹膜中周部轮辐状透视缺损；小梁网浓密色素沉着。

【治疗原则】

药物降眼压，激光小梁成形术和周边虹膜切除术，必要时选择滤过性手术。

【疾病图解】

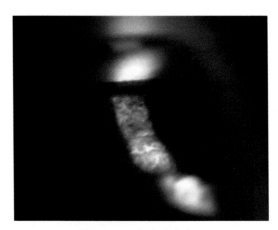

图 5-3-14 色素性青光眼
小梁网棕黑色浓密色素遍布巩膜突到 Schwable 线，
虹膜中周部后凹，与晶状体表面摩擦，色素脱失

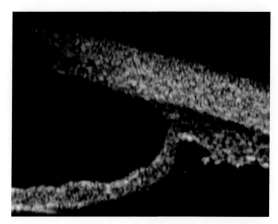

图 5-3-15　UBM 示：虹膜中周部向后凹陷（反向瞳孔阻滞），与晶体表面摩擦造成色素脱落，色素性青光眼特征性体征

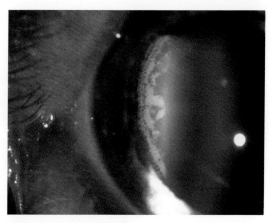

图 5-3-16　裂隙灯检查示：晶状体悬韧带后囊附止部的 Zentmayer 色素环

4. 正常眼压性青光眼（normal tension glaucoma）　是一种眼压正常但具有青光眼的特征视神经萎缩、视盘凹陷及青光眼视野缺损的特殊类型青光眼，也有称其为"低眼压性青光眼"。早期绝大多数患者无明显自觉症状，晚期当视野严重缺损时，患者可主诉视力模糊。眼底检查见其与高眼压性青光眼相比，杯凹较浅、较陡，视盘周围萎缩较多，出血率较高，视杯大小与视野丢失不成比例。

【治疗原则】

主要是降眼压，以降低原先基础眼压水平的 1/3 幅度为目标，一般药物难以控制病情者，可考虑小梁切除术或非穿透性小梁术来获得较低的眼压。在降压的基础上可联合应用改善眼局部循环及保护视神经的药物。

5. 高眼压症（ocular hypertension）　指经过多次眼压测量，其双眼眼压值均超过正常眼压值的上限，但长期随访未发现青光眼性视网膜神经纤维缺损和（或）视野损害，房角为宽角，并排除了继发性青光眼或较厚角膜等其他因素导致的假性青光眼，可诊断为高眼压症。有人主张称其为"可疑青光眼""无损伤性开角型青光眼"。研究显示高眼压症有较正常眼压者，有更高的开角型青光眼发生率，临床上一般要求患者定期随访眼底视盘、视网膜神经纤维厚度和视野。对于高眼压症患者的是否给予降眼压治疗，一直存在争议，认为高眼压症是可疑性青光眼者，主张给予治疗防止发展为青光眼。而认为高眼压症是一种良性状态者，则不主张治疗，仅需随访观察。对于眼压 >25mmHg，且中央角膜厚度≤555μm 者具有较高的危险性，建议给予降压治疗。

二、继发性青光眼

1. 青光眼睫状体炎综合征（posner-schlossman syndrome or glaucomatocyclitic crisis）　是一种以反复发作的非肉芽肿性睫状体炎，伴发作性眼压升高为特征的眼病。确切发病机制不明，主要见于 20～50 岁的青壮年，单眼发病居多，发作时可有视力模糊、虹视、雾视等症状，发作期持续数小时至数周不等，发作间歇期又恢复正常。裂隙灯检查可见角膜下方有羊脂状 KP 及房水闪辉,不发生瞳孔粘连及虹膜异色,极少发生青光眼视杯扩大、视乳头萎缩和视功能损害。

【临床表现】

多为单眼和同一眼反复发作,偶尔双眼受累。急性发作,消退快,自限性。发作时无睫状充血,角膜多保持透明或偶见上皮水肿,角膜后具有典型的羊脂状沉着物(KP),瞳孔轻度散大,不发生后粘连,急性眼压升高,房角开放。

【疾病图解】

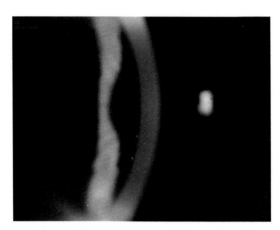

图 5-3-17 青光眼睫状体炎综合征,角膜后下 1/3 数量较少的细小、不相连的羊脂状 KP

【治疗原则】

青光眼睫状体综合征属于一种自限性疾病,可短期局部滴用非甾体或(和)皮质类固醇类滴眼液控制炎症。高眼压时需用降眼压药物治疗。对反复严重发作或合并视神经损害者,可考虑行外引流手术。

2. 皮质类固醇性青光眼(steroid-induced glaucoma) 是由于眼局部或全身使用皮质类固醇制剂而诱发的一种开角型青光眼。易感人群有高度近视、糖尿病、结缔组织病(尤其是类风湿关节炎)患者等。

【治疗原则】

以预防为主,少用或慎用皮质类固醇类要药物。已发生青光眼者,首先停用皮质类固醇类药物,多数患者眼压可逐渐下降,小梁网功能正常者,有望完全恢复至正常范围。如小梁网功能有损害,可加用降眼压药物。如降眼压药物难以控制眼压,且已伴有视功能损害,而原发疾病又不能停用皮质类固醇类药物者,则需行眼外引流手术。

3. 新生血管性青光眼(neovascular glaucoma) 是一种以虹膜和房角新生血管为特征的青光眼,主要与眼部缺氧,尤其是眼前节缺氧有关。导致新生血管性青光眼的病因很多,主要有视网膜中央静脉阻塞(约占 1/3)、糖尿病性视网膜病变(约占 1/3)及其他疾病。临床初期可见瞳孔缘有微小新生血管芽,随着病程进展,新生血管可从瞳孔周边向虹膜表面延伸,晚期新生血管可完全遮盖虹膜表面,可累及房角,阻塞小梁网引起开角型青光眼。最终可导致房角粘连、闭合,瞳孔固定扩大。

【临床表现】

患眼疼痛和畏光,视力较差,眼压显著增高,角膜上皮水肿,瞳孔缘到周边虹膜表面可见新生血管,瞳孔散大,葡萄膜外翻。房角镜检查可见小梁网新生血管与不同程度纤维血管膜引起的房角粘连闭合。

【疾病图解】

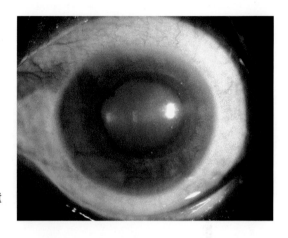

图 5-3-18　新生血管性青光眼
眼压高,角膜水肿瞳孔缘葡萄膜外翻,虹膜卷缩,瞳孔强直、散大;虹膜表面大量虹膜新生血管形成

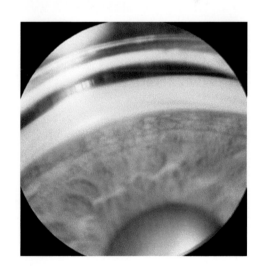

图 5-3-19　房角的新生血管
新生血管从虹膜根部附止部跨过睫状带、巩膜突到达小梁网表面,呈树枝状分支和环形伸延分布。继续发展新生血管和纤维血管膜收缩并向前牵引虹膜组织,形成周边虹膜前粘连并逐渐融合至全周房角

【治疗原则】

治疗并消除原发病,对发生虹膜新生血管者,可采用全视网膜激光光凝术或冷凝书,药物治疗可眼内注射血管内皮生长因子(VEGF)拮抗剂。当发生新生血管性青光眼时,加用降眼压药物,手术治疗首选青光眼减压阀植入术。对眼压不能控制且无有用视力的晚期青光眼,可选用睫状体破坏性手术(如光凝、冷凝、热凝等)来控制症状,对上述治疗措施无效者,可考虑行眼球摘除术。

4. 假性剥脱综合征(exfoliation syndrome)　是导致青光眼发生的一种常见全身性、特发性疾病。其发病机制目前尚未明确。灰白色物质沉积在晶状体前表面是重要的诊断体征。剥脱性青光眼病平均眼压较高（可达 30mmHg）需与囊膜剥离疾病（真性剥脱）相鉴别，后者见于高温作业者，伴白内障而很少有青光眼，为热源性白内障中卷起的透明膜。

【临床表现】

虹膜的瞳孔缘可见典型的灰白色薄片样细小碎屑物质沉着；晶状体前囊可见典型的灰白色剥脱物质沉着，并形成三个界限分明的区带；房角为开放，剥脱物质和色素颗粒沉着于小梁网。常发生晶状体半脱位、继发性闭角型青光眼、核性白内障、视盘出血、视网膜静脉阻塞。

【疾病图解】

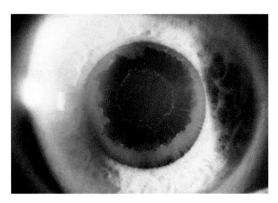

图 5-3-20 假性囊膜剥脱综合征
晶状体前囊灰白色剥脱物质，由于瞳孔的活动所致的摩擦，使得晶状体前囊表面的剥脱物质被刮落和形成三个区域：中央盘区、中间透明区、周边颗粒区

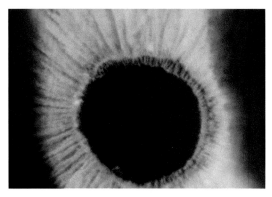

图 5-3-21 假性囊膜剥脱综合征
瞳孔缘色素皱襞消失，灰白色小絮片为晶状体前囊中央盘区的边缘剥脱物质

【治疗原则】

①缩瞳剂：减少瞳孔运动，减少剥脱物质和色素播散，改善房水外流；②降眼压治疗：可选用 β- 肾上腺素受体阻滞剂、碳酸酐酶抑制剂等；③激光和手术治疗：继发开角型青光

眼者可行激光小梁成形术,出现瞳孔阻滞者可行周边虹膜切开术。对上述治疗无效者,则需行小梁切除术。

5. 晶状体溶解性青光眼(lens-induced glaucoma) 为过熟或成熟的白内障中高分子量的可溶性晶状体蛋白大量溢出,阻塞小梁网房水外流通道所致的继发性青光眼。多见于有长期白内障病史的老年人,常单眼发病,发病急剧,眼压进行性增高,有眼红、痛,眼部充血,角膜水肿,角膜后壁有灰色沉着物,前房房水中可见明显闪辉、较大透明细胞(巨噬细胞)及呈彩虹样的胆固醇结晶颗粒。晶状体完全混浊,皮质液化,核漂浮或下沉呈棕黄色。房角镜检查见房角开放。

【临床表现】

多为老年患者,多见于过熟期白内障。起病急,类似急性闭角型青光眼发作,晶状体皮质液化,晶状体核下沉,房水有彩虹样结晶颗粒。

【疾病图解】

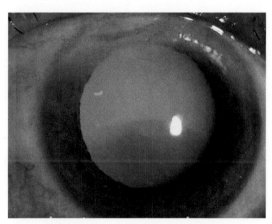

图 5-3-22 晶状体溶解性青光眼
白内障过熟期(核下沉、皮质液化、囊膜钙化),房水有彩虹样结晶颗粒

【治疗原则】

药物降低眼压,减轻炎症反应,针对病因行白内障摘除术。

6. 眼钝挫伤性青光眼(contusion-induced glaucoma) 包括:①房角后退性青光眼;②前房积血;③血影细胞性青光眼;④溶血性青光眼;⑤血黄素性青光眼。

(1)房角后退性青光眼(angle recession glaucoma):眼钝挫伤常可引起房角后退,伤后早期因小梁网组织、炎症介质释放及组织细胞碎片阻塞可致眼压升高,但多经对症治疗后缓解。当房角后退范围超过180°,在伤后数月至数年可发生慢性眼压升高,多认为是小梁网组织伤后瘢痕修复阻碍了房水外流引起。房角镜检查可见宽窄不一、程度不同的房角后退。治疗原则:通常药物不易控制,需行滤过性手术。

【疾病图解】

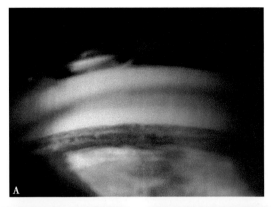

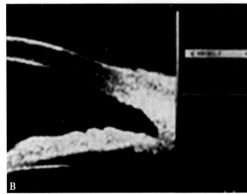
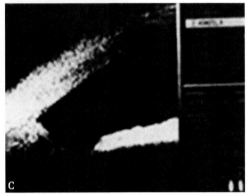

图 5-3-23 房角后退性青光眼
A. 房角镜见虹膜根部附止变钝、后移；B、C. UBM 示睫状体带增宽（中度撕裂），虹膜根部断裂，房
角撕裂及裂隙存在

（2）前房积血（hyphema）：是眼钝挫伤最常见的并发症，其引起的眼压增高主要是因红
细胞等血液成分堵塞小梁网所致，眼压升高多为暂时性的，眼压与积血量的多少有关。

【治疗原则】

控制前房积血，促进积血吸收，减少活动，降低眼压。必要时可行前房穿刺冲洗，对眼
压不能被控制者，可行滤过性手术。

（3）血影细胞性青光眼（ghost glaucoma）：该类型青光眼患者一般有外伤、手术、视网膜
疾病所致的前房积血和（或）玻璃体积血史，眼内出血后红细胞变性形成血影细胞，因不能
通过小梁网而阻碍房水外流，引起眼压升高。多见于玻璃体积血后 2 周。裂隙灯检查可见
前房有许多小黄褐色颗粒浮游或有如"前方积脓"样沉着。

【治疗原则】

去除病因，降眼压，前房穿刺冲洗，有玻璃体积血者，需行玻璃体切割。

（4）溶血性青光眼（phacolytic glaucoma）：是一种罕见的与眼内出血相关的青光眼，多
发生在大量玻璃体积血后数天至数周，眼压升高多因含血红蛋白的巨噬细胞、红细胞碎片
阻塞小梁网，造成房水引流受阻引起。裂隙灯检查可见前房内棕红色的血细胞漂浮，房角
检查可见下方小梁网被棕红色色素和巨噬细胞掩盖。

【治疗原则】

该类型青光眼为一种典型的自限性疾病,药物控制眼压及炎症即可。对顽固性的病例需前房冲洗、滤过性手术及玻璃体切割术等。

(5)血黄素性青光眼(hemosiderosis glaucoma):是一种罕见的新生血管性青光眼。发生于眼外伤后或其他原因所致的长期反复性玻璃体积血及前房积血。

7. 虹膜角膜内皮综合征(iridocorneal endothelial syndrome) 好发于中青年女性,多单眼发病,可分为进行性虹膜萎缩、Chandler 综合征、Cogan-Reese 综合征。其共同的特点是角膜内皮细胞的特征性异常,不同程度的角膜水肿,周边虹膜广泛性前粘连,前房角进行性关闭伴青光眼。确切的病因不明,多认为与获得性的炎症或病毒感染有关。

【临床表现】

单眼发病,早期可无症状,逐渐出现晨起视物模糊和虹视,继续发展出现进行性视力下降和明显的眼痛。眼部检查可见角膜内皮异常、角膜水肿、瞳孔异位、虹膜基质萎缩和裂孔,虹膜色素痣样结节和眼压升高。

【疾病图解】

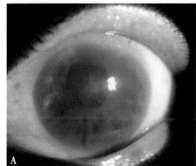
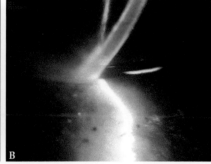
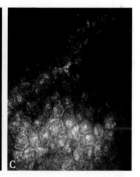

图 5-3-24 虹膜角膜内皮综合征(进行性虹膜萎缩)

广泛的虹膜 - 角膜周边前粘连,瞳孔领外翻,虹膜基质萎缩和穿孔。角膜共聚焦显微镜检查见 ICE 细胞(细胞壁和细胞核高反光,胞质低反光;正常角膜内皮为规则的六边形胞质高反光而细胞壁与细胞核低反光)

【治疗原则】

目前尚无有效治疗。减轻角膜水肿,降低眼压(首选抑制房水生成的药物),药物不能控制眼压者,可行滤过性手术。

三、先天性青光眼

先天性青光眼(congenital glaucoma)又称"发育性青光眼",是由于胚胎期和发育期内眼球组织发育异常所致的一类青光眼。多在出生时异常已存在,但可以到少年儿童时期,甚至青年期才发病。主要有婴幼儿型青光眼、青少年型青光眼。

1. 婴幼儿型青光眼(infantile glaucoma) 是先天性青光眼中最多见的一型,约占 75%,男性多见,在 3 岁以内发病,眼压升高,因角膜和巩膜的硬度不足以抵抗眼压增高,常导致眼球增大,曾被称为牛眼。

【临床表现】

早期表现为:畏光、溢泪、眼睑痉挛。角膜混浊,角膜直径增大、角膜内皮和后弹力层破裂（Haab 纹）和角膜基质水肿。眼球增大，前房深，巩膜扩张变薄呈蓝色，晚期呈"牛眼"改变。眼压升高，进行性轴性近视和视力减退，视乳头凹陷扩大。

【治疗原则】

一旦诊断应尽早手术治疗，首选小梁切开术或房角切开术。

【疾病图解】

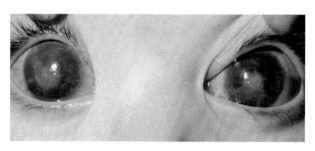

图 5-3-25　双眼原发性先天性青光眼

双眼角膜增大，角膜白斑和巩膜变薄

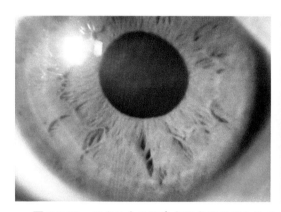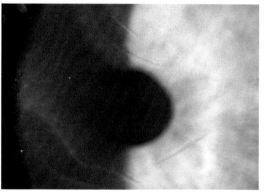

图 5-3-26　原发性先天性青光眼角膜扩张和位于后弹力层水平的多个灰白色弧形混浊线（haab 纹）

2. **青少年型青光眼（juvenile glaucoma）**　是先天性青光眼的一种，又称发育性青光眼，多发生于 3 岁以后 30 岁以前，多见于 12～20 岁青少年，男性多于女性；也是由于先天性前房角发育异常，阻碍房水循环所致，但一般无自觉症状，不易发现，当病情进展到一定程度时可出现虹视、眼胀、头痛甚至恶心等症状，多数双眼患病。

【治疗原则】

行小梁切开术。

（余学清　刘珍凯　张　旭）

第六章 晶状体疾病

第一节 概　述

一、定义

晶状体疾病主要包括白内障和晶状体异位、异形和脱位。白内障（cataract）是发生在晶状体的疾病，任何影响眼内环境的因素，如遗传、衰老、代谢异常、外伤、辐射、中毒、营养障碍等，引起晶状体透明度降低或者颜色改变所导致的成像质量下降，使视力发生障碍的疾病称为白内障。世界卫生组织（WHO）从群体防盲治盲的角度出发，将晶状体混浊且矫正视力低于 0.5 者称为有临床意义的白内障。在流行病学调查中，将晶状体混浊并且视力下降到 0.7 或以下作为诊断标准。

二、分类

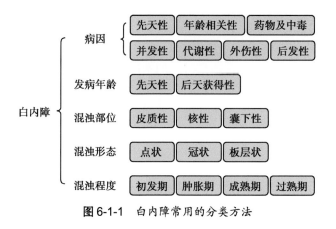

图 6-1-1 白内障常用的分类方法

三、临床表现

1. 视力下降　不同程度的无痛性视力下降，这是白内障最明显也是最重要的症状。
2. 对比敏感度下降　白内障患者在高空间频率上的对比敏感度下降尤为明显。
3. 屈光改变　核性白内障因晶状体核屈光指数增加，晶状体屈光力增强，产生核性近视，原有的老视减轻。晶状体内部混浊程度不一，可产生晶状体性散光。

4. 单眼复视或多视　晶状体内混浊或水隙形成，使晶状体各部分屈光力不均一，类似棱镜的作用，产生单眼复视或多视。

5. 眩光　晶状体混浊使进入眼内的光线散射所致。

6. 色觉改变　混浊晶状体对光谱中位于蓝光端的光线吸收增强，使患者对这些光的色觉敏感度下降。晶状体核颜色的改变也可使患眼产生相同的色觉改变。

7. 视野缺损　晶状体混浊使患者产生不同程度的视野缺损。

四、晶状体核硬度分级

临床上，根据裂隙灯检查结果，对核的颜色进行判断和分级，并根据核的硬度来预估术中超声乳化晶状体时间（表 6-1-1）。

表 6-1-1　Emery 核硬度分级

分级	颜色	白内障类型举例	红光反射	乳化时间
Ⅰ（软核）	透明或灰白	皮质性或后囊下混浊	极明亮	极短
Ⅱ（软核）	灰或灰黄	后囊下混浊	明亮	短
Ⅲ（中等硬度核）	黄或淡棕	未熟期皮质性白内障	略暗	中等
Ⅳ（硬核）	深黄或琥珀	核性白内障	差	长
Ⅴ（极硬核）	棕褐或黑	"迁延性"白内障	无	不适合

第二节　检 查 方 法

一、白内障手术前眼部检查

1. 检查患者的远、近裸眼及矫正视力。

2. 光感、光定位和红绿色觉，判断视网膜的功能（图 6-2-1）。

3. 散瞳裂隙灯，检查晶状体混浊的范围和程度及核的硬度（图 6-2-2）。

4. 检眼镜检查，观察视网膜、黄斑及玻璃体是否有病变。

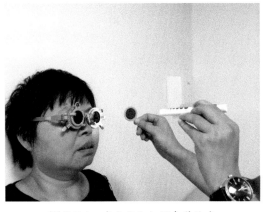

图 6-2-1　光定位和红绿色觉检查

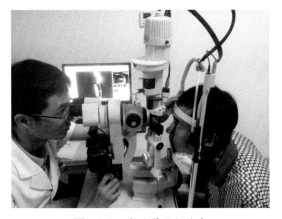

图 6-2-2　散瞳裂隙灯检查

二、白内障手术前特殊检查

1. 眼压检查（图 6-2-3）。
2. 角膜曲率以及眼轴长度测量，计算人工晶状体度数（图 6-2-4）。
3. 角膜内皮细胞计数（图 6-2-5）。
4. 眼部 B 超检查（图 6-2-6）。

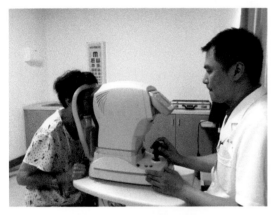

图 6-2-3　非接触眼压检查

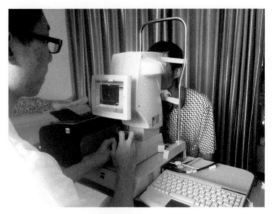

图 6-2-4　IOL-Master 检查

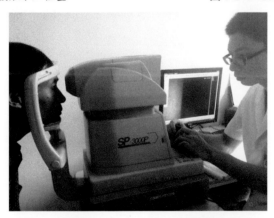

图 6-2-5　角膜内皮细胞计数

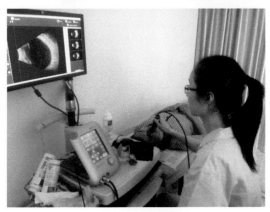

图 6-2-6　眼部 B 超检查

三、白内障手术前全身检查

1. 高血压、糖尿病患者控制血压、血糖；
2. 心、肺、肝、肾等脏器功能检查，确保可耐受手术，必要时请内科会诊。

第三节 常见类型白内障

一、年龄相关性白内障

年龄相关性白内障（senile cataract）既往称为"老年性白内障"，为最常见的白内障类型。多见于 50 岁以上的中、老年人，年龄越大，发病率越高。其确切病因至今尚未完全清楚，与辐射损伤、全身疾病、遗传因素、药物的应用以及晶状体的营养和代谢状况等有关。其中最具有普遍意义的环节，便是氧化损伤。根据晶状体混浊的部位不同，临床上将年龄相关性白内障分为三种类型，即皮质性、核性和后囊下性白内障。

（一）皮质性白内障（cortical cataract）

为最常见的老年性白内障类型，混浊自周边部浅层皮质开始，逐渐向中心部扩展，占据大部分皮质区。典型的皮质性白内障可分为四期：初发期、膨胀期、成熟期和过熟期。

1. 初发期（incipient stage） 在裂隙灯下，晶状体皮质可见空泡和水隙形成，继续发展，可形成轮辐状混浊，楔形混浊，散瞳后观察更明显。患者多无明显自觉症状，早期较周边的混浊并不影响视力，病程发展缓慢。

【疾病图解】

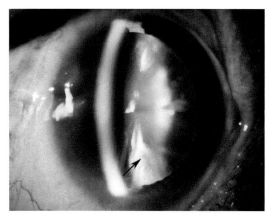

图 6-3-1 皮质性白内障初发期
散瞳后周边部皮质呈尖端指向中心的楔形混浊（箭头），底边位于晶状体赤道部，呈典型的轮辐状外观图

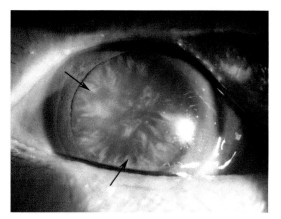

图 6-3-2 皮质性白内障初发期
散瞳后周边部皮质呈尖端指向中心的楔形混浊（箭头），底边位于晶状体赤道部，呈典型的轮辐状外观，晶状体核无明显混浊

2．膨胀期（intumescent stage）　又称未成熟期，该期晶状体混浊加重，皮质吸水肿胀，晶状体体积增大，前房变浅，可诱发闭角型青光眼急性发作。在裂隙灯下，可见虹膜新月形投影（斜照法检查时，投照侧虹膜在深层混浊皮质上形成的新月形阴影），患者可出现明显视力下降，此时眼底难以观察清楚。

【疾病图解】

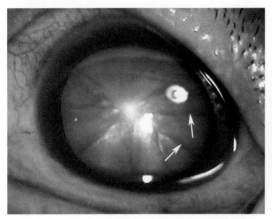

图 6-3-3

<table>
<tr><td></td></tr>
</table>

图 6-3-4

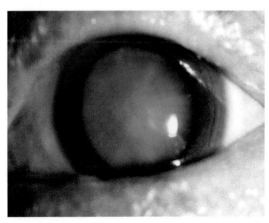

图 6-3-5

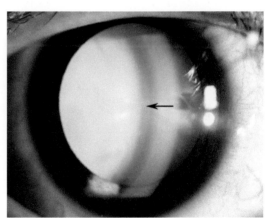

图 6-3-6

皮质性白内障膨胀期

图 6-3-3：散瞳后见晶状体皮质吸水膨胀，皮质内见水隙（箭头），前房变浅；图 6-3-4：散瞳后见晶状体明显混浊，核硬度增加，晶状体积增大，前房变浅，虹膜新月影投照试验（+）；图 6-3-5：晶状体混浊明显，皮质吸水膨胀，体积增大、前房变浅、房角变窄；图 6-3-6：晶状体混浊加重，皮质吸水膨胀可见水隙，体积增大，前房变浅（箭头）

3．成熟期（mature stage）　此期晶状体完全混浊，呈乳白色，晶状体内水分溢出，肿胀消退，体积变小，前房深度恢复正常。患者视力可下降至手动或光感，无法窥见眼底，应及时行手术治疗。

【疾病图解】

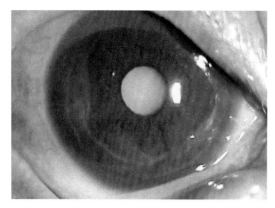

图 6-3-7 皮质性白内障成熟期
晶状体完全混浊,呈乳白色

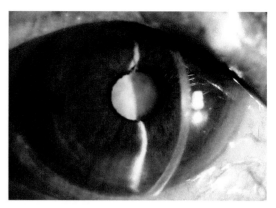

图 6-3-8 皮质性白内障成熟期
虹膜新月影投照试验(-)眼底不能窥入

4. 过熟期(hypermature stage) 白内障进一步发展进入过熟期,晶状体因水分继续丢失而体积变小,囊袋皱缩,表面有钙化点或胆固醇结晶,前房加深。晶状体纤维分解,液化成乳白色颗粒,棕黄色的核因重力而下沉,称为 Morgagnian 白内障,此时患者可觉得视力突然提高。此外,液化溢出的晶状体皮质进入前房,可诱发自身免疫反应,产生葡萄膜炎。脱落的晶状体皮质颗粒容易堵塞小梁网,产生继发性青光眼。

【疾病图解】

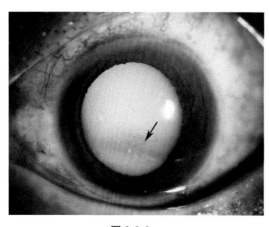

图 6-3-9

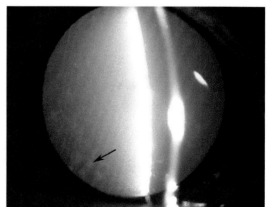

图 6-3-10

皮质性白内障过熟期

图 6-3-9:皮质液化成乳白色颗粒,棕黄色的核(箭头)因重力而下沉;图 6-3-10:晶状体囊膜可见钙化点(箭头),皮质乳化,下方隐约可见下沉的棕黄色晶状体核

（二）核性白内障（nuclear cataract）

发病较早，一般 40 岁左右开始，进展缓慢。核的混浊从胎儿核或成年核开始，初期呈灰黄色，以后逐渐加重而呈黄褐色、棕色、棕黑色甚至黑色。早期由于核屈光力的增强，患者可出现晶状体性近视；后期因晶状体核的严重混浊，眼底不能窥见，视力极度减退。

【疾病图解】

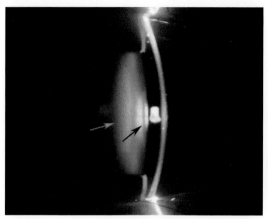

图 6-3-11

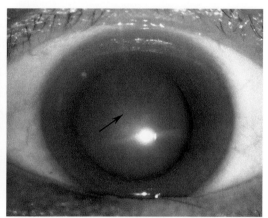

图 6-3-12

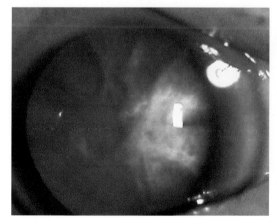

图 6-3-13

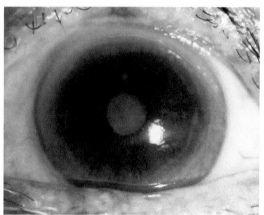

图 6-3-14

核性白内障

图 6-3-11：晶状体核呈棕黄色混浊（浅蓝色箭头），皮质尚透明（黑箭头）；图 6-3-12：晶状体核呈灰黄色混浊（黑箭头）；图 6-3-13 和图 6-3-14：晶状体核呈棕黑色混浊，视力光感

（三）后囊下白内障（posterior subcapsular cataract）

是指以囊膜下浅层皮质混浊为主要特点的白内障类型。由于混浊区位于视轴上，且病变距节点更近，因此病程早期或病变范围很小很轻也会引起明显的视力障碍。后囊下白内障可进一步发展，合并皮质混浊和核混浊，最后发展为完全性白内障。

【疾病图解】

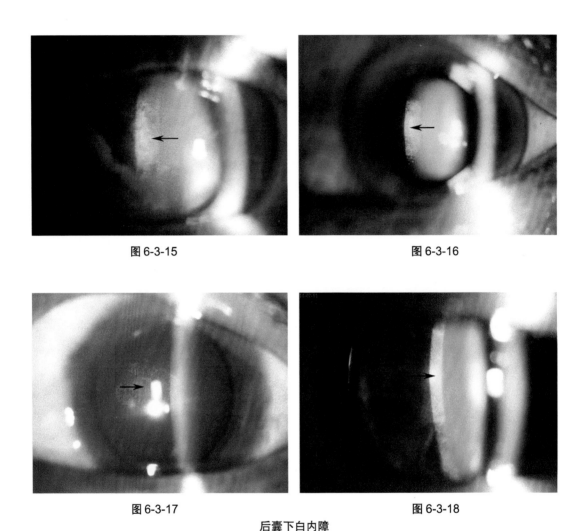

图 6-3-15 图 6-3-16

图 6-3-17 图 6-3-18

后囊下白内障

图 6-3-15 和图 6-3-16：晶状体后囊下浅层皮质呈金黄色颗粒混浊，合并部分皮质混浊（箭头）；图 6-3-17：晶状体后囊下中央浅层皮质斑片状混浊；图 6-3-18：晶状体后囊下白色颗粒混浊，合并周边部分皮质混浊

二、先天性白内障

先天性白内障（congenital cataract）是指出生前后即存在或出生后才逐渐形成的先天遗传或发育障碍的白内障。先天性白内障的发病率约为 0.4%，约占新生儿盲的 30%。发病机制可分为遗传因素、环境因素以及原因不明三大类。

【形态】

先天性白内障因晶状体混浊的部位、形态和程度不同，形态学表现各异。常见有膜性、核性、绕核性、粉尘状、前极、后极、点状、盘状、花冠状、珊瑚状、缝性及全白内障等。

【疾病图解】

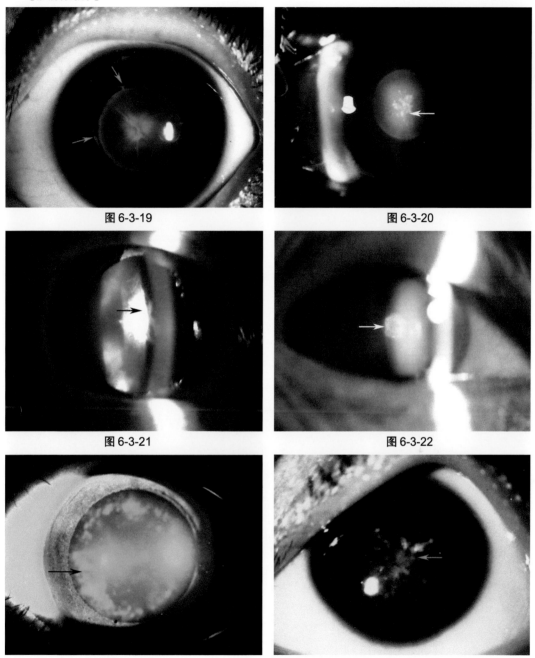

图 6-3-19 图 6-3-20

图 6-3-21 图 6-3-22

图 6-3-23 图 6-3-24

先天性白内障

图 6-3-19：绕核性白内障：围绕晶状体核层混浊，最外一层有短弓状的绕带骑在核的赤道部周围（箭头），视力障碍明显。是儿童白内障最多见的类型；图 6-3-20：中心性粉状白内障：晶状体胚胎核呈灰白粉尘状和颗粒状混浊（箭头），视力损害一般较轻；图 6-3-21：前极白内障：晶状体前囊中央可见白色不规则片状混浊灶（箭头）；图 6-3-22：后极白内障：晶状体后囊中央见圆盘状灰白色混浊（箭头），对视力会有一定的影响；图 6-3-23：冠状白内障：晶状体周边部皮质深层见大小不等短棒状、哑铃状、圆形混浊（箭头），呈放射状排列，形如花冠，晶状体中心区较透明，病变一般静止不变且不影响视力；图 6-3-24：珊瑚状白内障：混浊位于晶状体前后极之间的中轴部附近，呈中心向前方放射出多杆状、管状混浊，伴斑点状结晶（箭头），对视力有一定程度的影响

【疾病图解】

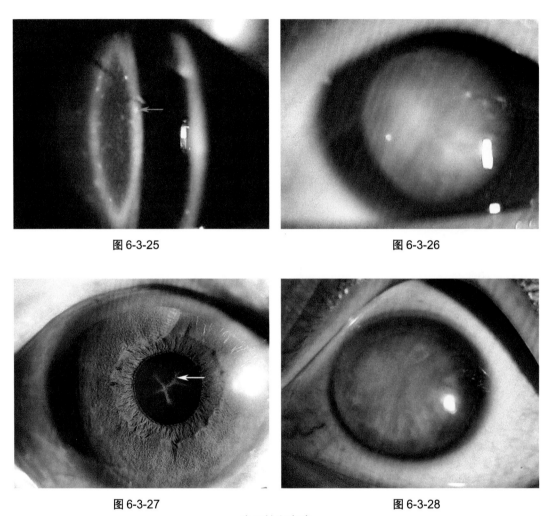

图 6-3-25   图 6-3-26

图 6-3-27   图 6-3-28

先天性白内障

图 6-3-25：点状白内障：晶状体周边部皮质深层见细小的点状灰白色混浊（箭头），一般为静止性，不影响视力。图 6-3-26：全白内障：晶状体全部呈白色混浊，视力障碍明显；图 6-3-27：缝性白内障：晶状体胎儿核至成人核附近出现的混浊，常呈"Y"字缝（箭头），清晰可见，一般不发展，双眼发病，很少影响视力；图 6-3-28：先天性白内障合并无虹膜：晶状体以核性混浊为主合并先天性无虹膜，双眼发病，自幼视力差，伴眼球震颤和弱视

【治疗】

婴幼儿患先天性白内障后，影响了视觉的正常发育，易产生形觉剥夺性弱视，因此治疗不同于成人。单眼、双眼完全性白内障或位于视轴中央、混浊明显的白内障，应在出生后及早手术，最迟不超过 6 个月。双眼白内障者另一眼应在较短的间隔时间内完成手术。对双眼视力在 0.3 以上者，可酌情决定手术与否以及手术时机。白内障术后应及时积极治疗弱视。目前大多数学者建议 2 周岁后植入人工晶状体较为合适。

三、外伤性白内障

机械性（眼球钝挫伤、穿通伤、球内异物）或非机械性（化学伤、辐射性、电击性）损伤作用于晶状体，可使晶状体产生混浊改变，称为外伤性白内障（traumatic cataract）。

（一）眼钝挫伤性白内障（contusive cataract）

挫伤使瞳孔缘部色素上皮细胞脱落，晶状体前囊混浊，损伤严重时晶状体可使囊袋破裂，房水进入晶状体而形成白内障。

【疾病图解】

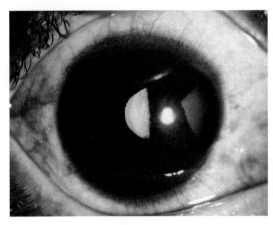 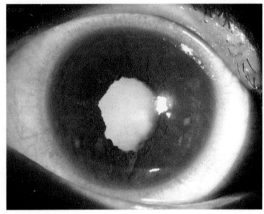

| 图 6-3-29 | 图 6-3-30 |

钝挫伤白内障

图 6-3-29：晶状体完全混浊，鼻侧虹膜根部离断可见到晶状体赤道及悬韧带，瞳孔变形呈"D"字形；图 6-3-30：瞳孔不规则，晶状体完全白色混浊

（二）穿通伤白内障（penetrating cataract）

眼球穿通伤往往使晶状体囊膜破裂，水分渗入晶状体而致混浊，且晶状体皮质也可溢出至前房引起继发性青光眼或葡萄膜炎。

【疾病图解】

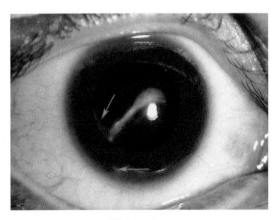 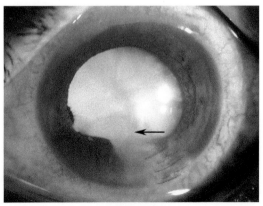

| 图 6-3-31 | 图 6-3-32 |

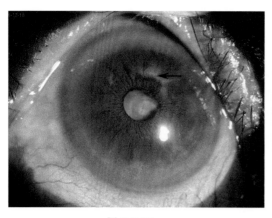 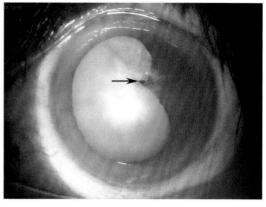

图 6-3-33　　　　　　　　　　　　　　　　图 6-3-34

穿通伤性白内障

图 6-3-31：晶状体中央条带状白色混浊，颞下方周边皮质混浊，6：30 角膜周边部可见断线状白色瘢痕；
图 6-3-32：晶状体完全混浊，下方囊膜破裂并晶状体皮质溢出（箭头），虹膜有裂伤，有后粘连，5 点处角膜周边可见裂伤缝合口；图 6-3-33 和图 6-3-34：同一患者左眼，小瞳孔下见晶状体灰白色混浊，角膜中央偏颞上方见白色瘢痕（箭头），伤口自闭。散瞳后见晶状体全部呈灰白色混浊，角膜穿通伤口对应处晶状体前囊膜破裂并虹膜后粘连（箭头），瞳孔不规则散大

（三）辐射性白内障（electric cataract）

主要包括电离辐射、红外线及微波等引起的白内障，大剂量紫外线亦可诱发白内障。

（四）电击伤白内障（radiation cataract）

主要指由触电或雷电击伤引起晶状体局限性或完全性混浊，主要表现为前囊下液泡形成，形成点状或线状混浊，最后发展为全白内障。

【疾病图解】

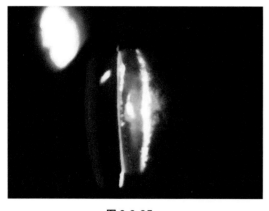 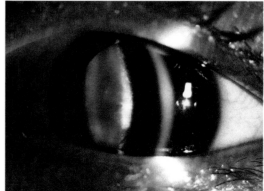

图 6-3-35　　　　　　　　　　　　　　　　图 6-3-36

电击性白内障

图 6-3-35：电击伤后，见晶状体前囊及后囊下皮质混浊；图 6-3-36：电击伤后，见晶状体前囊膜混浊

（五）化学伤白内障（chemical injuries cataract）

碱烧伤后，碱性化合物可以渗透到眼球内部，导致白内障。酸烧伤产生白内障一般较少。

四、并发性白内障

并发性白内障（complicated cataract）是由于眼部的疾病引起的白内障。眼前节、后节的许多疾病引起眼内环境的改变，使晶状体营养或代谢发生障碍，产生混浊。角膜溃疡、视网膜脱离、葡萄膜炎、青光眼、高度近视等都可引起白内障。

【疾病图解】

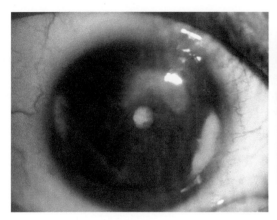

图 6-3-37

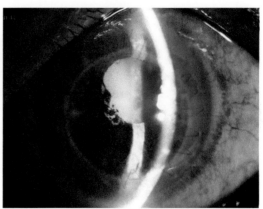

图 6-3-38

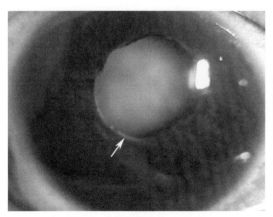

图 6-3-39

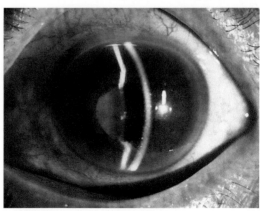

图 6-3-40

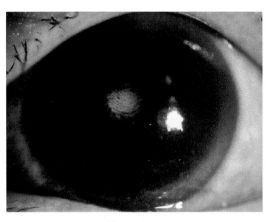

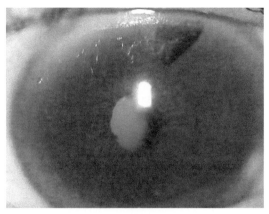

图 6-3-41 | 图 6-3-42

并发性白内障

图 6-3-37：视网膜脱离并发白内障，患者有"陈旧性视网膜脱离"，晶状体完全混浊，虹膜后粘连。视力无光感；图 6-3-38：角膜溃疡并发白内障：晶状体呈深黄色混浊，虹膜部分后粘连，行角膜移植手术，缝线在位；图 6-3-39：葡萄膜炎并发白内障：晶状体完全混浊，瞳孔缘白色增殖膜（箭头），虹膜后粘连；图 6-3-40：虹膜睫状体炎并发白内障：晶状体黄白色混浊，晶状体表面可见色素沉着并有虹膜后粘连，角膜后表面可见羊脂状 KP；图 6-3-41：青光眼并发白内障：晶状体完全混浊，虹膜萎缩，瞳孔膜闭，上方可见虹膜周切口；图 6-3-42：青光眼并发白内障：晶状体核性混浊，瞳孔缘增殖膜并后粘连，上方可见虹膜周切口

五、代谢性白内障

体内代谢发生障碍引起的晶状体混浊称为代谢性白内障。包括糖尿病性白内障（diabetic cataract）、半乳糖性白内障（galactose cataract）、低血钙性白内障（tetany cataract）等。对于代谢性白内障，除药物或手术治疗白内障外，治疗全身性代谢性疾病也十分重要。糖尿病患者应积极治疗糖尿病，控制血糖；对半乳糖性白内障患者给予无乳糖及半乳糖饮食；对血钙过低者予维生素 D、钙剂，必要时应用甲状旁腺制剂。

【疾病图解】

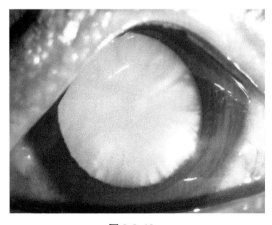

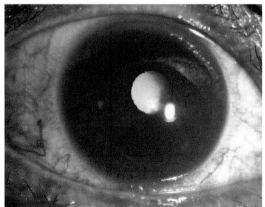

图 6-3-43 | 图 6-3-44

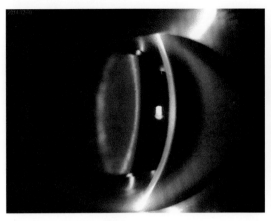 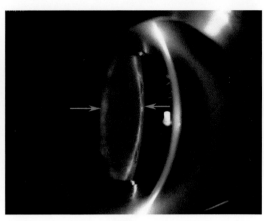

| 图 6-3-45 | 图 6-3-46 |

代谢性白内障

图 6-3-43 和图 6-3-44：均是糖尿病性白内障：晶状体完全混浊，此型白内障开始表现为前后囊上皮下出现典型的白点状或雪片状混浊，迅速扩展为完全性白内障；图 6-3-45 和图 6-3-46：糖尿病性白内障，同一病人双眼发病，双眼晶状体前、后囊下的皮质区出现无数分散的、蓝色雪花样或点状混浊，伴屈光改变

六、药物性及中毒性白内障

长期应用某些药物或接触某些化学药品可引起白内障。药物包括皮质类固醇（corticosteroid cataract）、氯丙嗪、缩瞳剂等。化学物质包括苯、二硝基酚、三硝基甲苯等。

【疾病图解】

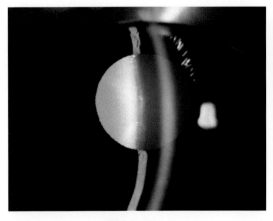 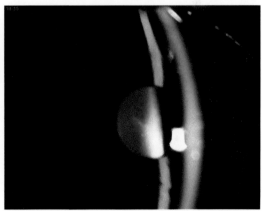

| 图 6-3-47 | 图 6-3-48 |

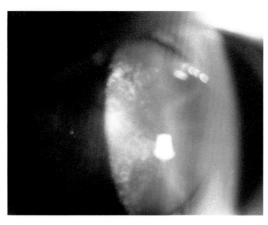

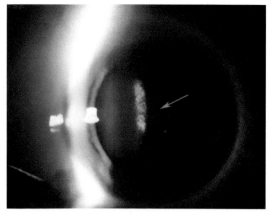

图 6-3-49 图 6-3-50

皮质类固醇白内障

图 6-3-47 和图 6-3-48：肾病综合征儿童长期应用皮质类固醇激素药物，双眼发病，右眼晶状体白色混浊，左眼晶状体前囊下和后囊下混浊；图 6-3-49 为左眼晶状体后囊下皮质混浊；图 6-3-50 成人长期服用皮质类固醇激素药物，晶状体后囊下结晶样混浊

七、后发性白内障

白内障囊外摘除（包括超声乳化吸除）术后或晶状体外伤后，残留的皮质或晶状体上皮细胞增生，形成晶状体后囊膜混浊，称为后发性白内障（after cataract）。在成人术后发病率为 30%～50%，在儿童则为 100%。主要症状是白内障术后视力下降，主要的原因是残存的前囊膜或赤道部晶状体上皮细胞增殖、向后囊移行并化生。目前尚无防止后囊混浊发生的有效方法。手术或激光后囊膜截开是有效的治疗方法。

【疾病图解】

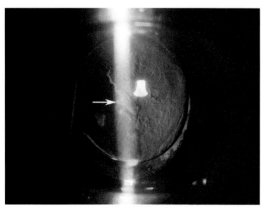

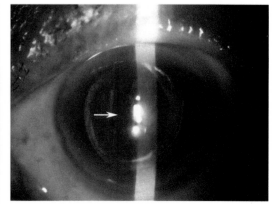

图 6-3-51 图 6-3-52

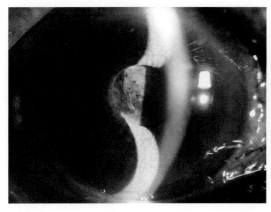

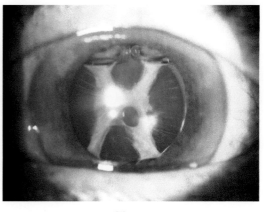

图 6-3-53   图 6-3-54

后发性白内障

图 6-3-51 和图 6-3-52：晶状体后囊前面有厚薄不均的珍珠样小体，又叫 Elschnig 珠（箭头）；图 6-3-53：晶状体后囊纤维化白色混浊，几近形成膜性白内障；图 6-3-54：前囊混浊伴前囊膜皱缩，人工晶状体倾斜，襟卷曲，前囊口直径仅 2mm，视力明显下降

八、白内障治疗方法

至今药物治疗尚不能有效阻止或逆转晶状体混浊，因此，手术治疗仍然是各种白内障的主要治疗手段。

1. 白内障囊外摘除术（extracapsular cataract extraction，ECCE） 将混浊的晶状体摘除，完整保留晶状体后囊。手术联合人工晶状体（IOL）植入可获得良好的视力。

2. 超声乳化白内障吸除术（Phacoemulsification） 应用超声能量将混浊晶状体核和皮质乳化吸除、保留晶状体后囊的手术方法。超声乳化技术将白内障手术切口缩小到 3mm 甚至更小，术中植入折叠式人工晶状体，具有组织损伤小、切口不用缝合、手术时间短、视力恢复快、角膜散光小等优点，并可在表面麻醉下完成手术。

目前 2.7～3.5mm 切口的同轴超声乳化手术在白内障手术领域仍然占有主导地位。近几年出现的双通道超声乳化术和微小切口同轴超声乳化术则为各种屈光性 IOL 的应用提供了更可靠的技术支持。

3. 人工晶状体植入术（intraocular lens implantation） 白内障摘除术后或晶状体脱位、先天缺如等导致无晶状体眼，外界平行光线只能聚焦于角膜顶点后 31mm，成为高度远视。人工晶状体植入术后可迅速恢复视力，具有物像放大倍率小，周边视野正常等优点，是目前为止矫正无晶状体眼的最佳方法。

为了适应人眼的不同需求，许多新型人工晶状体在不断实践和研究中。目前应用于临床的功能性人工晶状体有蓝光滤过型、非球面型、散光矫正型、多焦点和可调节人工晶状体等。

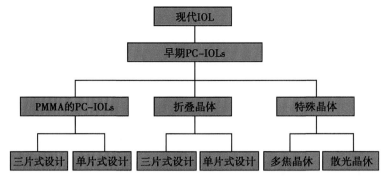

图 6-3-55 现代人工晶状体的分类与发展

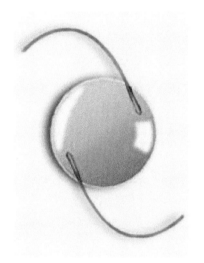

图 6-3-56 MATRIX 400 型光调节蓝光阻断型三片式人工晶状体

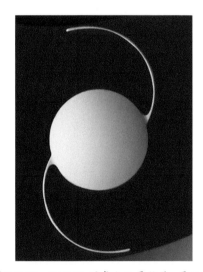

图 6-3-57 PMMA 硬式人工晶状体,需 5.5～6.0mm 切口植入

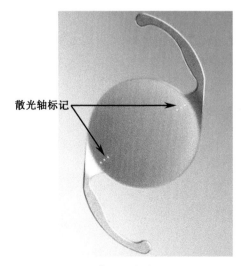

图 6-3-58 AcrySof® Toric 散光矫正型人工晶状体

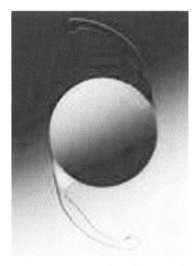

图 6-3-59 Sensar 一片式折叠型人工晶状体

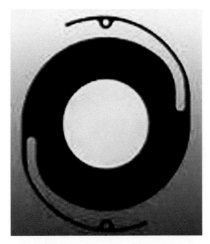

图 6-3-60　虹膜人工晶状体，多用于先天性和外伤性无虹膜患者

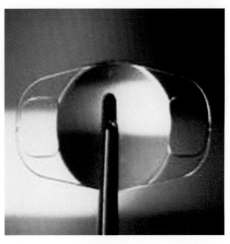

图 6-3-61　Artisan 虹膜夹持型人工晶状体，多用于无后囊膜支持的屈光矫正

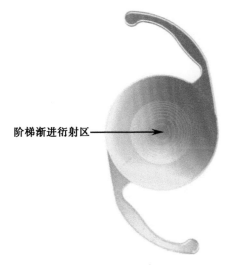

阶梯渐进衍射区→

图 6-3-62　AcrySof® IQ ReSTOR® 多焦点人工晶状体

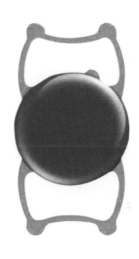

图 6-3-63　Tetraflex 可调节人工晶状体

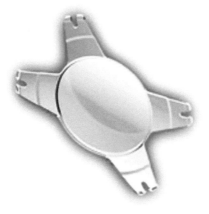

图 6-3-64　Akreos MI60 非球面微切口人工晶状体，能植入 1.8mm 切口

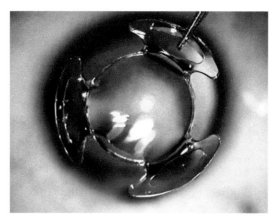

图 6-3-65 Zeiss BigBag 人工晶状体，光学部直径：6.5mm，用于高度近视白内障

第四节 晶状体异位、脱位和异形

一、晶状体异位和脱位

由于先天性、外伤性或其他病变使悬韧带发育异常或断裂，可使晶状体位置异常，产生异位（ectopia lentis）或脱位（dislocation）。若出生后即有晶状体位置异常，称为异位；若出生后因先天或后天因素造成晶状体位置异常，称为脱位。

【临床表现】

1. 晶状体全脱位　晶状体悬韧带全部断离，晶状体完全离开瞳孔区，可脱位到前房、玻璃体腔、球结膜下甚至眼外。

2. 晶状体半脱位　晶状体悬韧带不完全断裂，瞳孔区可见到部分晶状体，散瞳后可见到部分晶状体的赤道部。患者可出现单眼复视。

【治疗】

对晶状体尚透明、未引起严重并发症的晶状体不全脱位或玻璃体腔脱位者，可密切观察。晶状体脱位发生溶解、混浊者，引起严重并发症者，以及脱位位于前房和瞳孔嵌顿的晶状体均需及时手术治疗。

二、晶状体异形

包括晶状体形成异常和晶状体形态异常，属于晶状体先天异常。晶状体形成异常包括先天性无晶状体、晶状体形成不全和双晶状体。晶状体形态异常包括球形晶状体、圆锥形晶状体和晶状体缺损等。

1. 球形晶状体（spherophakia）　晶状体呈球形，体积较小而前后径较长，散瞳后可见到晶状体赤道部和悬韧带。球形晶状体屈光力增高，导致高度近视。

2. 晶状体缺损（lenticular coloboma）　多在晶状体下方偏内赤道部切迹样缺损，晶状体各方向屈光力不等而产生散光。

【治疗】

无症状的晶状体异形可随访，症状明显的晶状体异形，或合并脱位、白内障者可手术治疗。

【疾病图解】

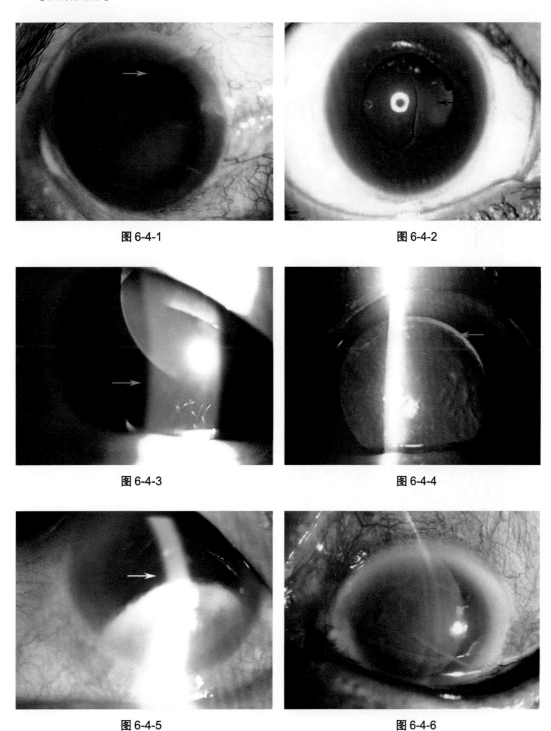

图 6-4-1

图 6-4-2

图 6-4-3

图 6-4-4

图 6-4-5

图 6-4-6

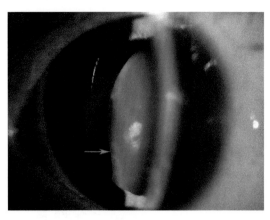
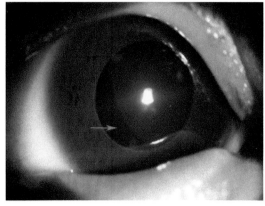

图 6-4-7　　　　　　　　　　　　　　图 6-4-8

晶状体异位、脱位和异形

图 6-4-1：外伤性晶状体半脱位，晶状体向鼻下方移位，散瞳后可见颞上方晶状体赤道部，悬韧带离断；图 6-4-2：先天性晶状体异位，晶状体向颞侧偏移，散瞳后可见鼻侧晶状体赤道部并有轻度缺损；图 6-4-3：先天性晶状体异位，Marfan 综合征，晶状体向颞上方移位，散瞳后可见下方晶状体悬韧带；图 6-4-4：晶状体半脱位，散瞳后可见鼻上方晶状体赤道部，晶状体皮质混浊；图 6-4-5：外伤性晶状体全脱位，患者有眼球钝挫伤史，混浊晶状体向下方脱位；图 6-4-6：眼球钝挫伤性晶状体半脱位，瞳孔麻痹性散大，颞侧晶状体悬韧带离断，晶状体部分脱入前房，视力光感；图 6-4-7：晶状体缺损，散瞳后可见晶状体颞侧切迹样缺损，缺损处悬韧带缺如，晶状体部分混浊；图 6-4-8：先天性晶状体异位，晶状体向鼻侧移位，散瞳后可见颞侧晶状体悬韧带

三、人工晶状体位置异常

包括人工晶状体位置偏移、倾斜、瞳孔夹持和瞳孔偏位等。

【临床表现】

白内障术后人工晶状体位置异常明显者，可出现视物模糊、单眼复视等症状。

【治疗】

无症状的轻度的人工晶状体移位可随访。有症状的人工晶状体移位和固定性瞳孔夹持，虹膜与晶状体囊膜发生粘连者，需手术复位。

【疾病图解】

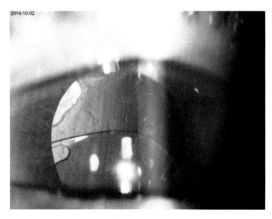
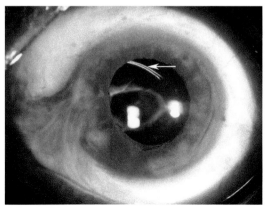

图 6-4-9　　　　　　　　　　　　　　图 6-4-10

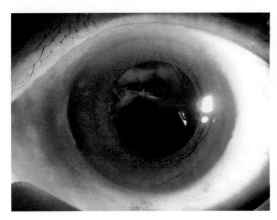

图6-4-11

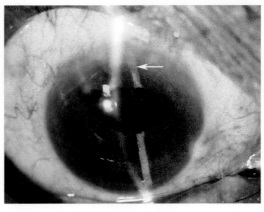

图6-4-12

人工晶状体位置异常

图 6-4-9：人工晶状体向下方移位，小瞳孔时亦可见人工晶状体上方光学边缘，患者出现单眼复视；图 6-4-10：人工晶状体向颞下方移位，散瞳后可见人工晶状体光学边缘和上襻；图 6-4-11：人工晶状体向鼻下方移位，散瞳后可见人工晶状体光学边缘和上襻，小瞳孔时人工晶状体光学部覆盖瞳孔区，对视力影响不大；图 6-4-12：人工晶状体夹持，瞳孔呈"梭形"，人工晶状体上方光学部位于虹膜前方

（古学军 张 旭）

第七章 玻璃体疾病

第一节 概　述

随着医学发展,从对玻璃体组织结构的认识,到各种视网膜玻璃体疾病的发病机制、药物和手术治疗都有了较大进展。玻璃体具有支撑视网膜、导光、阻止血管内的大分子进入玻璃体和抑制多种细胞增生的屏障作用。玻璃体与视网膜附着最紧的部位是玻璃体基底部、视盘周围、中心凹和视网膜的主干血管。玻璃体后脱离是年龄性改变,脱离过程可致不同的眼底疾病。璃体疾病主要有增殖性玻璃体视网膜病变、遗传性玻璃体视网膜病、玻璃体变性性疾病、玻璃体积血、玻璃体炎症等。

第二节　常用检查方法

一、裂隙灯显微镜检查

将裂隙灯焦点推至玻璃体内,可观察前段玻璃体。裂隙灯显微镜联合前置镜或三面镜,可观察后段玻璃体。

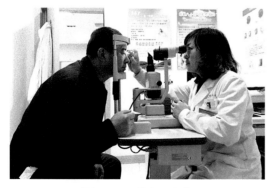

图 7-2-1　裂隙灯检查

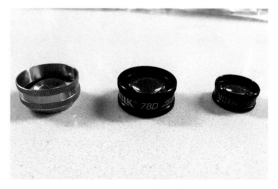

图 7-2-2　前置镜

二、直接检眼镜检查

用 +10D 或 +8D,距离眼前 10～15cm 检查玻璃体。

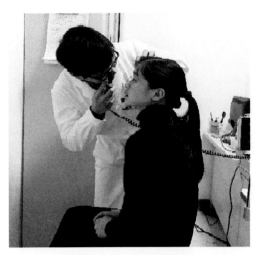

图 7-2-3　直接检眼镜检查

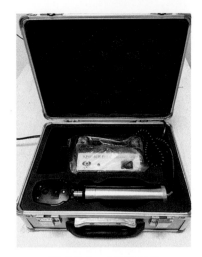

图 7-2-4　直接检眼镜

三、超声检查

可较好地观察玻璃体疾病，比如玻璃体积血、玻璃体炎症等。特别适用于屈光间质混浊者。

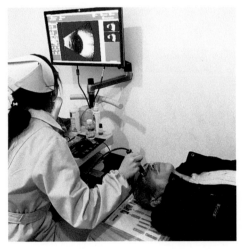

图 7-2-5　B 超检查

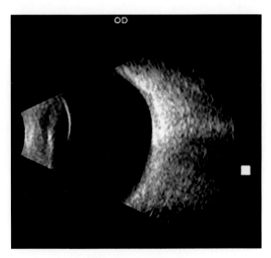

图 7-2-6　眼部 B 超

第三节　玻璃体疾病

一、先天性玻璃体视网膜病

（一）先天性视网膜劈裂

先天性视网膜劈裂（congenital retinoschisis）又称青年性视网膜劈裂，男性多见，为性连锁隐性遗传，常双眼发病，为发生在视网膜神经上皮层本身的层间分裂，包括黄斑部劈裂和视网膜劈裂。

165

【临床表现】

患者常因双眼视力差或视力减退就诊。可伴有弱视、废用性外斜视以及眼球震颤等。

眼底检查：黄斑劈裂是先天性视网膜劈裂的特征性表现，黄斑区可出现典型的辐轮状囊样结构形态。视网膜劈裂最常见于颞下方，劈裂的视网膜表面呈银色及毯样反光，可发生出血、视网膜下渗出等，并可形成裂孔（内层孔），如果劈裂的内层和外层都有裂孔，则可发生视网膜脱离。

辅助检查：相干光断层成像术（OCT）对明确诊断有重要作用。能有效区别黄斑裂孔与黄斑劈裂。FFA 检查显示黄斑区花瓣样高荧光，但无荧光素渗漏。视网膜电流图（ERG）示 b 波振幅显著降低、a 波振幅降低不明显或轻度降低；Ops 波显著降低或消失。

【治疗原则】

针对并发症的治疗。玻璃体积血可内科治疗，合并视网膜脱离则必须手术治疗。激光治疗可用堤坝样光凝以阻止病程进展。对有症状的劈裂孔也可考虑作玻璃体视网膜手术。

【疾病图解】

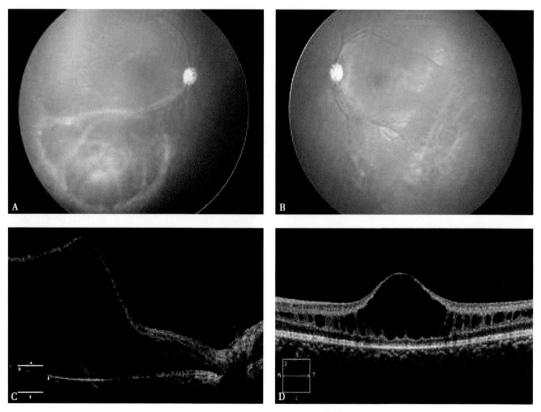

图 7-3-1　先天性视网膜劈裂

A. 患儿，男，1 岁 2 个月。发现双眼不能追物 6 个月。眼底可见颞下方视网膜内层隆起，可见局限性视网膜脱离；下方血管弓处见出血；B. 同一患儿左眼颞侧视网膜劈裂区可见内层孔；C、D. 同一患儿双眼黄斑劈裂，神经上皮层内可见桥状组织连接（C：右眼，D：左眼）

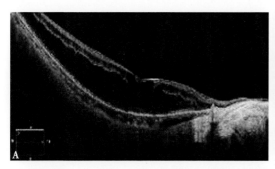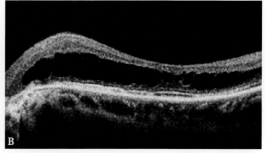

图 7-3-2　患者男,43 岁,双眼黄斑劈裂,视网膜神经上皮层内见桥状组织连接(A:右眼,B:左眼)

(二)家族性渗出性玻璃体视网膜病变

家族性渗出性玻璃体视网膜病变(familial exudative vitreoretinopathy,FEVR)是常染色体显性遗传,特点为双侧、缓慢进展的玻璃体视网膜异常。病变与早产儿视网膜病变相似,但无早产及出生后吸氧史。

【临床表现】

颞侧周边视网膜存在无血管带,纤维组织增殖,导致牵拉性视网膜脱离,并合并视网膜下渗出和渗出性视网膜脱离。以后可发生晶状体后纤维增殖,视网膜毛细血管扩张。FEVR的眼底改变与未成熟儿视网膜病变的改变相似,但发生在足月产婴儿,有家族史。荧光素眼底血管造影(FFA)检查是主要诊断依据,特征是周边部视网膜可见无血管区。视网膜血管分支异常增多,周边部血管密集。

【治疗原则】

冷冻和激光光凝控制视网膜周边部新生血管进展;视网膜脱离患者可做巩膜环扎或玻璃体手术;玻璃体内注射抗 VEGF 药物或联合手术治疗新生血管活动期和严重渗出病变。

【疾病图解】

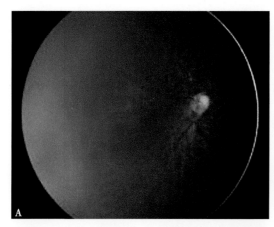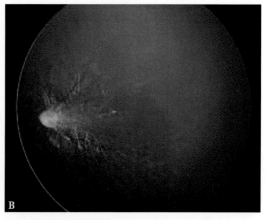

图 7-3-3　家族性渗出性玻璃体视网膜病变

患儿男,10 个月,眼病筛查发现双眼家族性渗出性玻璃体视网膜病变,视网膜大血管向颞侧偏移,上下血管弓间夹角变锐,黄斑向颞下方移位,颞侧周边部视网膜存在无血管区(A:右眼,B:左眼)

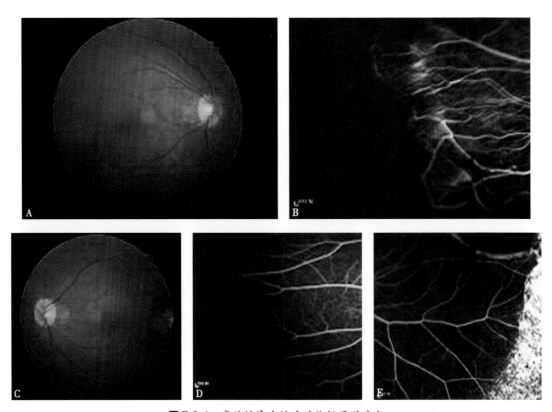

图 7-3-4 家族性渗出性玻璃体视网膜病变

A. 同上患儿父亲双眼无症状,右眼底后极部彩照未见明显异常;B. 眼底血管造影可见右眼颞侧视网膜周边部血管分支多,血管长,毛细血管扩张,荧光渗漏,周边是无灌注区;C. 左眼后极部网膜未见异常,颞侧视网膜可见瘢痕;D. 眼底血管造影见左眼鼻侧周边部血管分支多、血管长;E. 颞侧周边部视网膜可见瘢痕和色素增殖,血管分支多

(三)永存原始玻璃体增生症

永存原始玻璃体增生症(persistent hyperplastic primary vitreous,PHPV)又称为持续性胚胎血管症,是由于原始玻璃体没有退化所致。90% 为单眼发病,但对侧眼多有 Mittendorf 点和前部玻璃体的发育异常。

【临床表现】

根据眼部结构的受累范围分为前部 PHPV、后部 PHPV 和两种表现同时存在的混合型 PHPV。

(1)前部 PHPV:晶状体后纤维血管膜是前部 PHPV 的主要病理性,纤维血管膜收缩可将睫状突拉向中心,散瞳下可见拉长的睫状突,随着晶状体后纤维血管膜增长可出现白内障、浅前房青光眼甚至晶状体内出血等。

(2)后部 PHPV:常有视网膜皱褶,牵拉可导致视网膜脱离。还可出现视网膜前膜、黄斑部发育异常及视盘发育不良等。

(3)混合型 PHPV:病变累及前部和后部,是最常见的临床类型。PHPV 常伴有某些眼部及全身的先天性疾病。包括小眼球、斜视、眼球震颤和视盘及黄斑异常等;全身系统异常包括唇腭裂、多指(趾)畸形、小头畸形等。

【治疗原则】

PHPV 目前主要治疗方法为手术治疗,提倡早期行晶状体后纤维增殖膜切除与玻璃体切除。

【疾病图解】

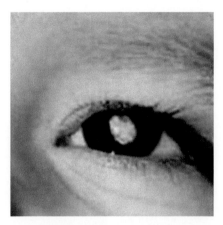

图 7-3-5 前部原始玻璃体持续增生症,可见白瞳症

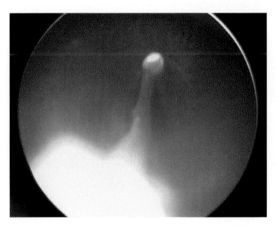

图 7-3-6 原始玻璃体呈花梗样组织从视盘发出,呈扇面样向晶状体后延伸

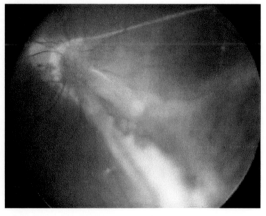

图 7-3-7 视网膜皱襞从视盘发出,呈扇面样向周边部延伸

二、玻璃体变性疾病

(一)星状玻璃体病变

星状玻璃体病变(asteroid hyalosis)又名本逊病,常发生在老年人,单眼患病占 75%,多见于糖尿病患者。

【临床表现】

患者视力无影响,检查可见玻璃体内散在白色、大小不等的卵圆形小体,玻璃体无液化。白色混浊颗粒粘连于玻璃体纤维上,眼球转动时,仅有轻微移动。眼球静止时,白色小点悬浮于玻璃体内,不沉积于下方。混浊物的主要成分是脂肪酸和磷酸钙盐。

【治疗原则】

本病对视力影响小,无特殊治疗。

【疾病图解】

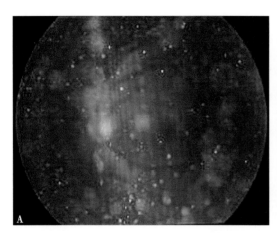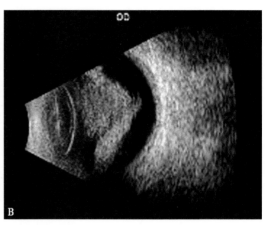

图 7-3-8 星状玻璃体变性

A. 星状玻璃体变性患者,视力 0.4,玻璃体内散在白色、大小不等的卵圆形小体,玻璃体无液化;B. B 超检查可见眼球静止时,白色小点悬浮于玻璃体内,不沉积于下方

(二)闪辉性玻璃体液化

又名眼胆固醇结晶沉着症,多为双侧发病,病因不明,多发生在 40 岁以前,与外伤和炎症有关。

【临床表现】

玻璃体内混浊物为胆固醇结晶。检查可见玻璃体腔散在金黄色结晶小体,眼球转动时混浊物自由漂浮在液化的玻璃体腔内,眼球静止时,混浊物沉于玻璃体下方。

【治疗原则】

无特殊治疗。

(三)玻璃体积血

玻璃体积血可以由血管性、炎症性、肿瘤、玻璃体后脱离和视网膜裂孔等病变以及全身病变引起。

【临床表现】

玻璃体积血量少时,患者眼前烟雾飘动;出血量大时视力急剧下降,视物发黑。检查可以看到玻璃体内红色积血块或红褐色颗粒样混浊,时间较长的积血变为白色混浊。眼底窥不见时应进行超声波检查,排除视网膜脱离和眼内肿瘤。

【治疗原则】

半卧位休息等待其自行吸收。若观察 2~3 个月仍不吸收者可进行玻璃体切割术。合并视网膜脱离时应及时进行玻璃体切割术。

【疾病图解】

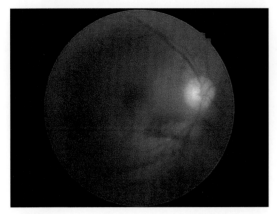

图 7-3-9 少量玻璃体积血,眼底模糊可见

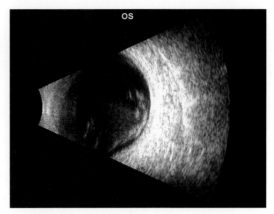

图 7-3-10 B超示玻璃体腔积血沉积下方

(四)玻璃体炎症

细菌、真菌等微生物进入玻璃体导致玻璃体炎,又称眼内炎(endophthalmitis),可分为内源性和外源性。内源性是病原微生物由血流或淋巴进入眼内或由于免疫功能抑制、免疫功能缺损而感染,如肾盂肾炎、细菌性心内膜炎等。外源性常见于眼球破裂伤、眼内异物和手术后。

【临床表现】

视力模糊,眼痛,甚至视力丧失。检查可见眼睑红肿,结膜混合充血明显,前房和(或)玻璃体积脓。内源性感染常从眼后部开始,逐渐蔓延到视网膜前产生玻璃体混浊。

【治疗原则】

根据细菌培养和药物敏感测定结果,予抗细菌和抗真菌治疗。最初时可按房水或玻璃体革兰染色结果给药。药物不能控制时应行玻璃体切割术,迅速清除玻璃体腔致病菌,有利于药物作用。

【疾病图解】

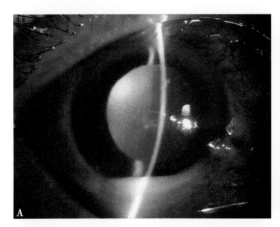

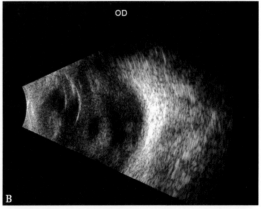

图 7-3-11 细菌性眼内炎

患者男性,48岁,右眼外伤后视力急剧下降1周。视力:眼前手动。A. 右眼眼内炎眼前段照相见球结膜明显混合充血,角膜雾状混浊,前房积脓,透过晶状体可见玻璃体内黄白色脓性混浊,眼底窥不见;B. 眼内炎B超可见玻璃体腔密集点状混浊

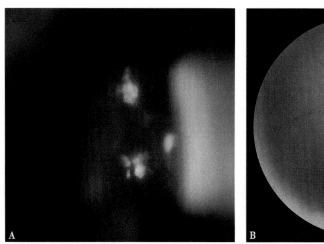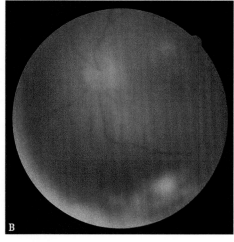

图 7-3-12 真菌性眼内炎

患者男,患者男,61 岁,左眼视力下降 14 天。视力:0.04。A. 玻璃体前段可见聚成团状的白色雪球样混浊;B. 玻璃体内灰白色颗粒样混浊和白色雪球样混浊,故眼底模糊,黄斑区见黄白色硬性渗出,黄斑上方见一灰白色病灶。玻璃体培养为白色念珠菌

（刘莉莉　陈大复）

第八章 视网膜疾病

第一节 概　述

视网膜是全身唯一可在活体观察血管及其分布状态的组织，是眼球壁的最内层，由内层的神经上皮和外层的色素上皮组成，结构和功能复杂而精细。

视网膜病变多种多样，但各种病因出现的视网膜形态改变有许多相似之处：各种原因导致视网膜屏障破坏，发生不同程度、不同深度和不同范围的视网膜出血、渗出及水肿；视网膜色素分布异常，色素减少和色素增生；视网膜增生性病变形成视网膜前膜、视网膜下膜等。

第二节　常见检查方法

眼底检查所用的仪器有直接检眼镜、间接检眼镜以及裂隙灯显微镜下联合各种前置镜或三面镜。如果发现眼底有异常可进一步行对比敏感度、视觉电生理、超声、光学相干断层扫描、眼底血管造影等检查进一步明确。黄斑疾患最常见高空间频率对比敏感度丧失。视网膜色素变性患者亦有高空间频率对比敏感度的下降。视网膜电图反映广泛的视网膜细胞活动，遗传性视网膜变性病变，视网膜循环障碍，视网膜、脉络膜炎症，视网膜脱离和挫伤造成视网膜功能障碍时均可表现出异常。多焦视网膜电图可以显示局部视网膜功能下降，它对于严重威胁致盲的黄斑部及视网膜后极部病变有重要意义。眼电图起源于视网膜色素上皮层、反映视网膜色素上皮层和光感受器复合体的功能，黄斑部疾病，周边部视网膜脉络膜病变，视网膜血管系统的病变，药物中毒均可出现异常，是诊断卵黄样黄斑营养不良的金标准。视觉诱发电位主要反映视网膜神经节细胞及视路、视皮层的生物电活动，可用于黄斑部疾病及视神经视路疾病。光学相干断层扫描可用于观察黄斑区病变，玻璃体与视网膜界面疾病。超声可用于观察玻璃体病变，视网膜脱离，视网膜脉络膜肿瘤等。眼底荧光血管造影可用于观察各种视网膜、脉络膜病变。

第三节 常见视网膜疾病

一、视网膜血管疾病

（一）视网膜动脉阻塞

【概述】

视网膜动脉阻塞（retinal artery occlusion，RAO）包括眼动脉阻塞、视网膜中央动脉阻塞、视网膜分支动脉阻塞、睫状视网膜动脉阻塞、视网膜动静脉联合阻塞及毛细血管阻塞等。好发于老年人，病因归纳为栓塞、动脉管壁改变与血栓形成、血管痉挛或以上因素综合。视网膜动脉阻塞是眼科致盲的急症之一，一旦发生需要紧急处理。

【临床表现】

急性无痛性视力下降。眼底检查可见受累动脉变细窄，相应静脉亦略细，动脉内可能见栓子，阻塞动脉供应区域视网膜灰白色水肿，若黄斑血液循环受累，可出现樱桃红点。

【治疗原则】

积极扩张血管、解除痉挛或驱使栓子进入小支血管，从而避免或减少视网膜功能损害。

【疾病图解】

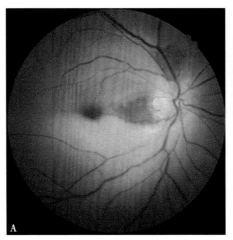
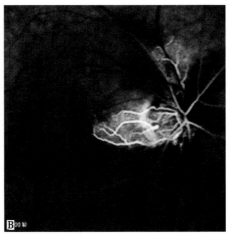

图 8-3-1 右眼视网膜中央动脉阻塞

51 岁男性，右眼视力：眼前手动，右眼无痛性视力下降 2 天。A. 眼底彩照示右眼视盘上方及颞侧视网膜睫状血管供应区域视网膜颜色正常，其余网膜灰白色水肿，黄斑中心凹呈樱桃红斑，视网膜动脉明显变细呈节段状；B. FFA 示右眼臂 - 视网膜时间延长，25 秒视网膜动脉充盈迟缓，未见静脉荧光

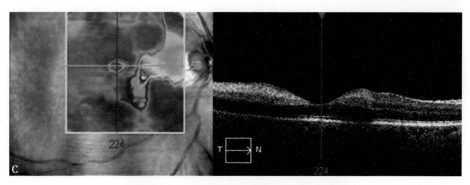

图 8-3-1 （续）右眼视网膜中央动脉阻塞

C. OCT示右眼动脉阻塞区域视网膜内层信号反射增强，黄斑区鼻侧视网膜睫状血管供血区域网膜结构正常

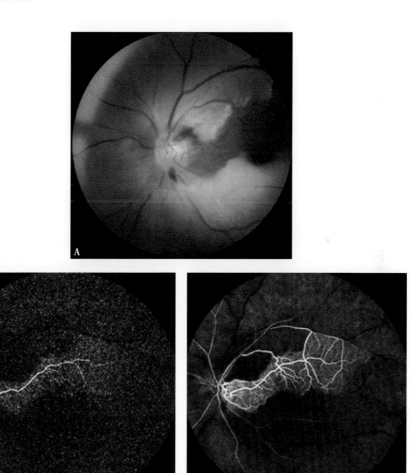

图 8-3-2 左眼视网膜中央动脉阻塞

57岁男性，左眼视力：眼前指数，左眼无痛性视力下降5天，A. 眼底彩照示左眼视网膜睫状血管供血区域视网膜色泽正常，其余网膜灰白色水肿，黄斑区樱桃红斑，视盘上、下方小片状出血，视网膜动脉变细；B. FFA示左眼12秒视网膜睫状血管充盈视网膜动脉尚未充盈；C. FFA示15秒视网膜动脉充盈缓慢，视网膜颞上静脉黄斑分支内有荧光素回流

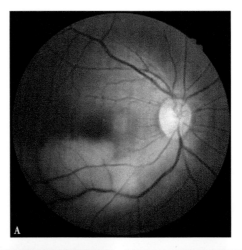

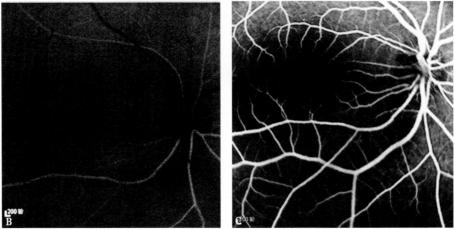

图 8-3-3　右眼视网膜颞下分支动脉阻塞

41 岁女性，右眼视力：0.6，右眼无痛性视力下降 1 月。A. 眼底彩照示右眼颞下方视网膜灰白色水肿；B. FFA 示 15 秒视网膜动脉开始充盈；C. FFA 示 23 秒静脉完全充盈，视网膜血管充盈时间正常，循环已恢复

（二）视网膜静脉阻塞

【概述】

视网膜静脉阻塞（retinal vein occlusion，RVO）包括视网膜中央静脉阻塞、半侧视网膜静脉阻塞及分支静脉阻塞。好发于 50 岁以上人群，年轻人亦可发生。病因与高血压、高血脂、动脉硬化、血液高黏度及血流动力学异常有关，是常见的致盲原因之一。

【临床表现】

视力严重下降、轻度下降或正常，对视功能的影响因阻塞支的大小及所在部位而异。眼底可见视乳头充血肿胀、边界不清，受累静脉迂曲扩张，其所属区域放射状、斑片状出血，黄白色棉绒斑，网膜水肿，黄斑区可有水肿。

【治疗原则】

全身病因检查及治疗，包括治疗高血压、高血脂、糖尿病、感染病灶等。给予改善微循环药物，年轻患者多为免疫疾病致血管炎症，可根据全身情况给予糖皮质激素。视网膜毛细血管无灌注区超过 6PD 应行视网膜光凝，对于严重的玻璃体积血药物治疗仍难以吸收或已发生牵拉性视网膜脱离应行玻璃体手术治疗。

【疾病图解】

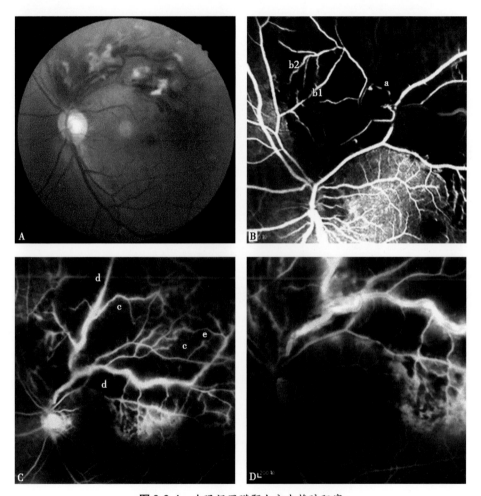

图 8-3-4　左眼视网膜颞上分支静脉阻塞

61 岁男性，左眼视力：0.3，左眼视力下降 1 月余。A. 眼底彩照示左眼颞上分支静脉迂曲扩张，所属区域放射状出血及较多黄白色小片状棉绒斑，黄斑区水肿；B. FFA 示左眼造影早期颞上分支静脉回流迟缓，颞上静脉分支间形成侧支循环（a），颞上静脉与鼻上动脉形成交通支（b1），颞上静脉与颞上动脉交通支（b2）；C. FFA 示左眼造影中期颞上静脉迂曲扩张呈腊肠状、管壁染色，所属区域毛细血管扩张，大片无灌注区（c），片状出血遮蔽荧光（d），颞上静脉与颞上动脉形成交通支（e）；D. FFA 示左眼造影晚期视盘渗漏，黄斑区荧光囊样积存

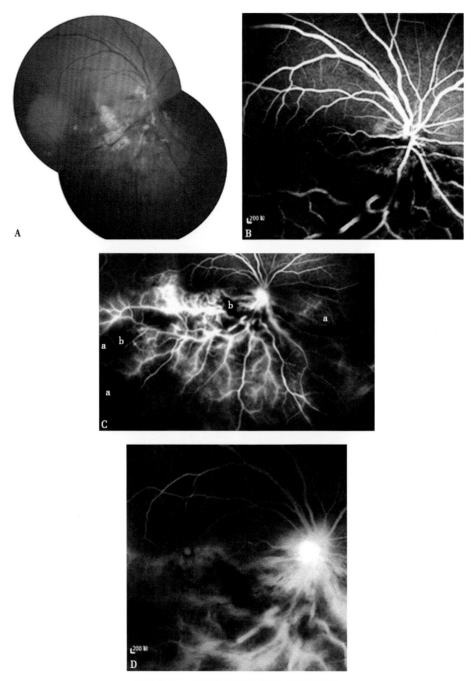

图 8-3-5 右眼视网膜半侧中央静脉阻塞

57 岁男性，右眼视力：0.4，右眼视力下降 10 天。A. 眼底彩照示右眼下半侧静脉阻塞区域放射状出血及较多黄白色小片状棉绒斑，黄斑水肿；B. FFA 示造影早期下半侧视网膜静脉回流迟缓，上半侧静脉已完全充盈下半侧静脉仍见层流；C. FFA 示造影中期下半侧视网膜静脉迂曲扩张、管壁染色渗漏，下方动脉管壁亦受累染色，鼻侧及颞下方周边部无灌注区形成（a），散在点片状出血性遮蔽荧光（b）；D. FFA 示造影晚期视盘渗漏，黄斑区荧光囊样积存

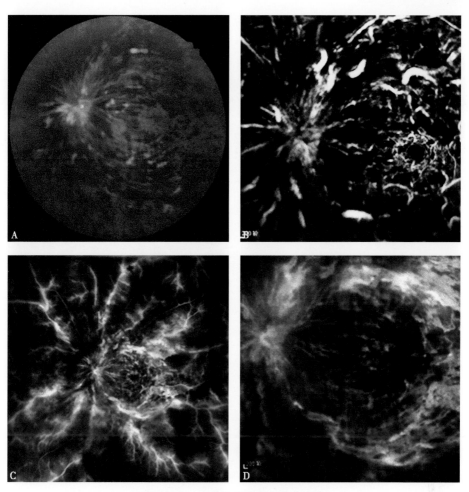

图 8-3-6　左眼视网膜中央静脉阻塞

56 岁男性,左眼视力:指数 /30cm,左眼视力下降 3 天。A. 眼底彩照示左眼视网膜静脉迂曲扩张,网膜广泛出血斑,盘周及网膜表面见较多黄白色小片状棉绒斑;B. FFA 示造影早期视网膜静脉回流迟缓,37S 仍见静脉层流;C. FFA 示造影中期视网膜静脉迂曲扩张、管壁渗漏,中周部大片出血性遮蔽荧光;D. FFA 示造影晚期视盘渗漏,黄斑区荧光囊样积存。该患者诊断为左眼视网膜中央静脉阻塞

（三）Coats 病

【概述】

以视网膜毛细血管异常扩张和视网膜内和外层渗出为特征,又称为外层渗出性视网膜病变(external exudative retinopathy)或视网膜毛细血管扩张症(retinal telangiectasis)。好发于健康的男童,多于 10 岁以前发病,多单眼受累,病因不明。自然病程视力预后极差。

【临床表现】

早期病变在周边部,故无自觉症状,当病变累及黄斑区出现视力下降,多数家长发现患儿斜视、白瞳症方来就诊。病变区视网膜血管异常,多在视网膜血管第二分支后,呈囊样、串珠样,并可伴有新生血管,视网膜血管下可见深层黄白色渗出,间有发亮的胆固醇结晶、

点片状出血,渗出量多可造成渗出性视网膜脱离,并可继发虹膜睫状体炎、新生血管性青光眼、并发性白内障,最终导致眼球萎缩。

【治疗原则】

早期行血管病变区和无灌注区激光光凝或冷凝治疗,已发生视网膜脱离的患眼可行视网膜下放液联合视网膜手术治疗。

【疾病图解】

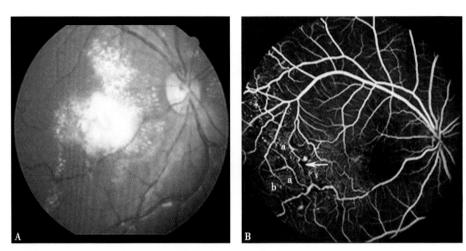

图 8-3-7　右眼 Coats 病

7 岁男童,家长发现患儿白瞳来就诊。A. 眼底彩照示右眼黄斑区大片黄白色硬性渗出;B. FFA 示颞下动脉及颞上静脉囊样、串珠样改变,所属区域毛细血管扩张(a),微血管瘤(b),夹杂小片无灌注区(白色箭头)

(四)糖尿病视网膜病变

【概述】

糖尿病患者因高血糖视网膜的微血管发生病变,内屏障功能受损,视网膜血管内的液体成分由管内渗入组织中,造成视网膜损害。病程越长、血糖控制越差、血糖波动越大发生糖尿病视网膜病变(diabetic retinopathy,DR)的概率越高。除长期高血糖外,高血压、高血脂也是发生糖尿病视网膜病变的危险因素。糖尿病视网膜疾病是重要的致盲原因。

【临床表现】

早期可无自觉症状,病变累及黄斑后可有不同程度的视力减退。眼底可见视网膜静脉扩张,微血管瘤、深层及浅层出血、硬性渗出、棉绒斑,视网膜水肿,当较大范围毛细血管闭塞缺血则发生新生血管,新生血管大量出血可导致玻璃体积血,积血机化牵拉视网膜造成牵拉性视网膜脱离,缺血区释放的血管生长因子进入前房可引起新生血管性青光眼。

【治疗原则】

严格控制血糖、治疗高血压、高血脂。给予改善微循环药物。重度非增殖期及增殖期行全视网膜激光光凝。玻璃体积血、牵拉性视网膜脱离应行玻璃体切除手术。

【疾病图解】

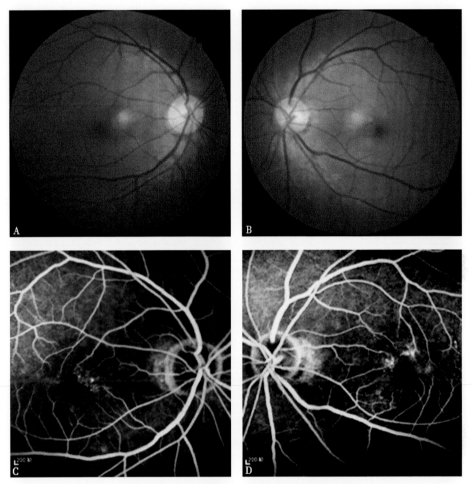

图 8-3-8 糖尿病视网膜病变轻度非增殖期

57 岁男性,视力右眼:1.0,左眼:0.8,糖尿病患者。A、B. 眼底彩照示双眼后极部未见明显糖尿病视网膜病变;C、D. FFA 示双眼黄斑区数个微血管瘤轻微荧光渗漏,眼底血管造影可发现眼底镜下未发现的微血管瘤

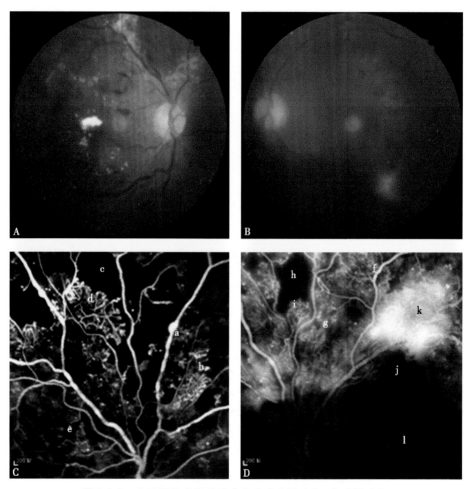

图 8-3-9　右眼糖尿病视网膜病变重度非增殖期，左眼增殖期

58 岁男性，视力右眼：0.5，左眼：0.25，糖尿病患者。A. 眼底彩照示右眼视网膜静脉迂曲扩张，网膜水肿，片状及线状出血，微血管瘤，黄色硬性渗出，黄斑区硬性渗出；B. 眼底彩照示左眼玻璃体积血，眼底模糊不清，隐见网膜出血斑及黄色硬性渗出；C. FFA 示右眼上方网膜静脉串珠状改变（a），微血管瘤呈点状高荧光（b），无灌注区呈片状低荧光（c），无灌注区周围微血管异常 IRMA（d）即无灌注区边缘迂曲扩张的微小血管，点片状遮蔽性低荧光（e）；D. FFA 示左眼视网膜静脉迂曲扩张串珠状（f），大量微血管瘤（g），片状无灌注区（h），无灌注区周围微血管异常 IRMA（i），点片状遮蔽荧光（j），颞上方网膜表面新生血管膜荧光渗漏（k），玻璃体腔内积血浑浊遮蔽黄斑区网膜荧光（l）

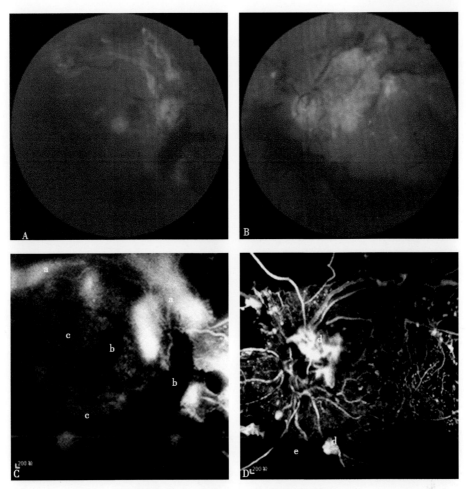

图 8-3-10 双眼糖尿病视网膜病变增殖期

56 岁男性,视力右眼:0.05,左眼:0.1,糖尿病患者。A. 眼底彩照示右眼玻璃体积血眼底模糊,后极部网膜片状出血及黄色点片状硬性渗出,视盘下方视网膜前出血,上方血管弓及视盘周围网膜表面增殖膜,视盘前可见新生血管;B. 眼底彩照示左眼视网膜可见点片状出血及黄色硬性渗出,下方条形视网膜前出血,黄斑区及颞上方增殖膜,视盘前可见新生血管;C. FFA 示右眼视盘周围及颞上方网膜面可见新生血管膜(a),视盘下方及黄斑区出血性遮蔽荧光(b),黄斑区无灌注(c);D. FFA 示左眼视网膜鼻侧、下方及视盘表面见新生血管强荧光团(d),下方视网膜前出血遮蔽荧光(e)

(五)高血压视网膜病变

【概述】

高血压视网膜病变(hypertensive retinopathy)原发性或继发性高血压患者全身小动脉持续收缩、张力增加,累及视网膜动脉发生功能性甚至组织学改变。

【临床表现】

早期可无明显自觉症状,当病变累及视乳头、黄斑区可出现视力下降。眼底可见视网膜动脉狭窄,管径粗细不均,动静脉比可达 1:2 或 1:3,动脉硬化可见视网膜动脉反光增宽、血柱颜色变淡、动静脉交叉压迹等。当视网膜屏障破坏血管内成分溢出出现出血斑、渗出、水肿、棉绒斑,当血压突然急性升高可出现视乳头水肿。

【治疗原则】

降低高血压是防治高血压视网膜病变最根本措施。可给予改善循环药物治疗。

【疾病图解】

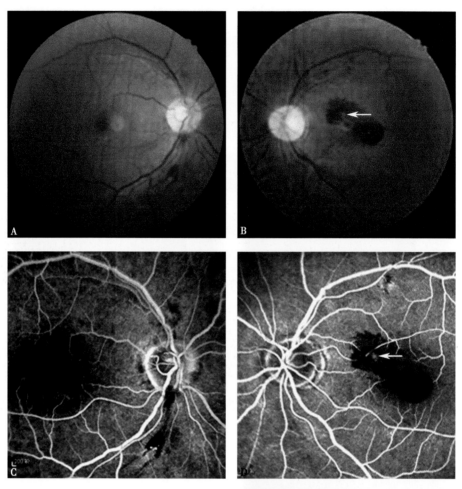

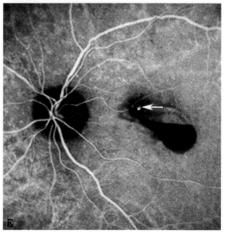

图 8-3-11　双眼高血压视网膜病变，左眼息肉样脉络膜病变
60 岁男性，视力右眼：0.6，左眼：0.02，左眼视力下降 1 周。
A. 眼底彩照示右眼视网膜动脉纤细、反光增强，静脉迂曲扩
张，网膜面见点片状及放射状出血，视盘水肿；B. 眼底彩照
示左眼视网膜动脉纤细、反光增强，静脉迂曲扩张，网膜面
点片状出血。黄斑区深层出血及视网膜前出血，中心凹鼻上
方见一橘红色病灶（箭头处）。此患者合并 PCV；C. FFA 示
右眼网膜点片状及放射状出血呈遮蔽性低荧光，微血管瘤呈
高荧光点，视盘鼻侧毛细血管扩张渗漏；D. FFA 示左眼网膜
点片状出血呈遮蔽性低荧光，微血管瘤高荧光点，黄斑区深
层出血及视网膜前出血呈遮蔽低荧光，中心凹鼻上方病灶荧
光渗漏（箭头处）；E. 左眼 ICGA 显示中心凹鼻上方一大一
小 2 个球形扩张病灶（箭头处）

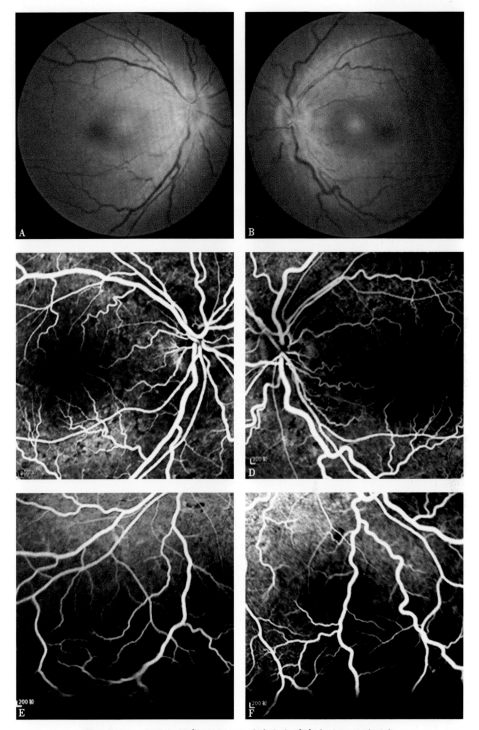

图 8-3-12　双眼妊娠高血压视网膜病变合并渗出性视网膜脱离

24 岁女性,视力右眼:0.1,左眼:0.1,双眼视力下降 5 天,5 天前妊娠后子痫发作。A、B. 眼底照相示双眼视网膜动脉细,血柱色淡,静脉迂曲扩张,网膜水肿、皱褶,视乳头水肿;C、D. FFA 示高血压引起双眼脉络膜毛细血管缺血、梗阻,脉络膜呈斑片状低荧光,视网膜动脉细、静脉迂曲扩张,视盘毛细血管扩张渗漏;E、F. 下方泡状视网膜脱离,由于视网膜脱离,其上的血管成像模糊

185

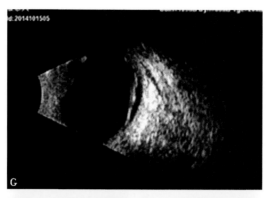

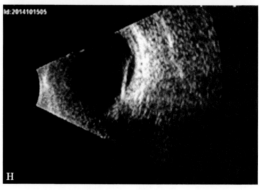

图 8-3-12 （续）双眼妊娠高血压视网膜病变合并渗出性视网膜脱离

G、H. 眼部 B 超示双眼下方球壁前可见隆起光带与视盘相连

（六）早产儿视网膜病变

【概述】

早产儿视网膜病变（retinopathy of prematurity，ROP）是指早产儿未成熟视网膜上一种复杂的视网膜血管的发育紊乱。患儿多为妊娠 32 周以下，出生体重不足 1500g，多有吸入高浓度氧史的早产儿或发育迟缓的低体重儿。早产儿视网膜血管尚未发育完全，出生后继续发育。吸入高浓度的氧则抑制了视网膜毛细血管的生长，停止供氧后，进入较低氧分压的空气中，无血管区纤维血管组织迅速增生，产生不同程度的眼底病变。早产儿视网膜病变是婴幼儿致盲的重要原因。

【临床表现】

因不同病程表现各异。

1 期 有和无血管区之间出现分界线。

2 期 分界线处嵴样隆起。

3 期 嵴处纤维血管膜增生伸向玻璃体。

4 期 纤维血管膜牵拉部分视网膜脱离，以是否累及黄斑中心凹分为 4A 及 4B 期。

5 期 全视网膜脱离，呈不同程度漏斗样。

【治疗原则】

第 1、2 期可自行消退，故密切观察，第 3 期采用冷凝或光凝，已发生网膜脱离采用视网膜手术复位。

【疾病图解】

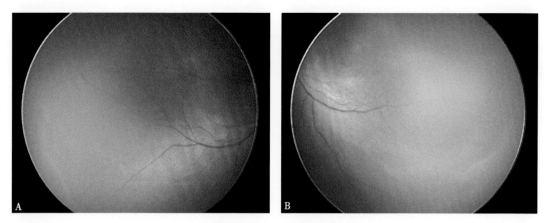

图 8-3-13 双眼 ROP1 期

眼底彩照示:颞侧周边部可见一条灰白色、平坦的、纤细的分界线,将正常血管化视网膜与还未血管化的视网膜明显分隔开

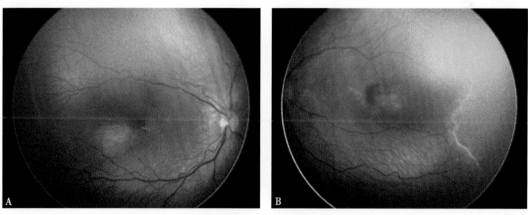

图 8-3-14 双眼 ROP2 期

眼底彩照示:分界线变宽隆起并形成一条高出视网膜平面真正的嵴

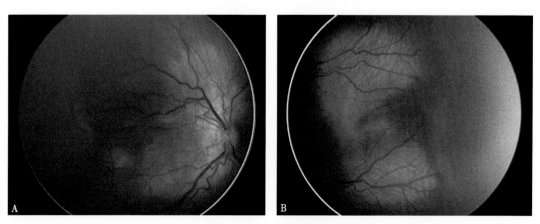

图 8-3-15 双眼 ROP3 期

眼底彩照示:视网膜颞侧隆起的嵴上可见粉红色新生血管组织

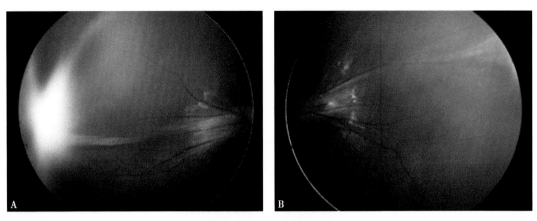

图 8-3-16　双眼 ROP4 期

A. 眼底彩照示右眼 ROP4b 期,可见从视网膜颞侧周边部横越过黄斑区至视盘的横向皱襞,视网膜脱离累及黄斑中心凹;B. 眼底彩照示左眼 ROP4a 期,可见视网膜颞侧周边部横越黄斑上方至视盘的横向皱襞,视网膜脱离尚未累及黄斑中心凹

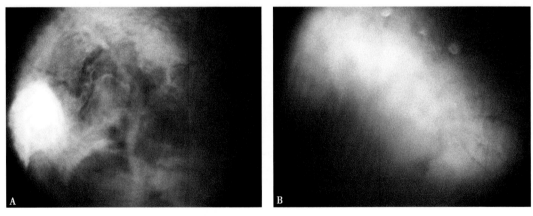

图 8-3-17　双眼 ROP5 期
眼底彩照示:双眼全视网膜脱离

二、黄斑疾病

(一)中心性浆液性脉络膜视网膜病变

【概述】

中心性浆液性脉络膜视网膜病变(central serous chorioretinopathy)特点为后极部类圆形区神经上皮下透明液体积聚,好发于中青年,男性多于女性。病因不明。预后良好,但可复发,反复发作可造成视力不可逆性损伤。

【临床表现】

患者视力轻度下降,视物变暗、变黄、变小,变形,中心或旁中心相对或绝对暗点。黄斑区可见 1～3PD 的盘状浆液性视网膜脱离区,相应网膜下见灰黄色小点或玻璃膜疣样改变,复发或慢性期病例视网膜色素不均匀,可见大小不等的色素萎缩区。

【治疗原则】

去除全身发病诱因，戒烟酒，勿过分劳累。给予神经营养及去水肿药物，亦可在 ICGA 指导下行光动力治疗降低脉络膜血管的高通透性。

【疾病图解】

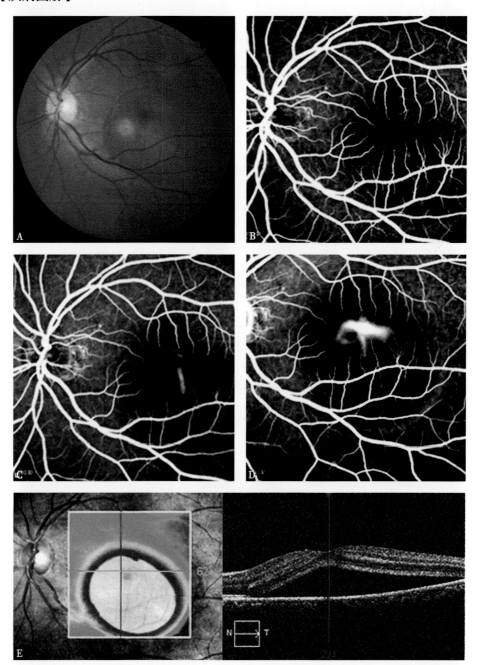

图 8-3-18 左眼中心性浆液性脉络膜视网膜病变

41 岁女性，左眼视力：0.3，左眼中心暗影 2 周。A. 眼底彩照示左眼黄斑区神经上皮层高度隆起；B. FFA 示造影静脉期中心凹颞下方见一高荧光点；C. 荧光素逐渐从高荧光点处渗漏，并垂直向上扩散；D. 造影晚期显示典型的"烟囱状"渗漏；E. OCT 示左眼黄斑区神经上皮层隆起，其下可见一无光反射暗腔

图 8-3-19 左眼慢性中心性浆液性脉络膜视网膜病变 58 岁男性，左眼视力：1.0，发现左眼中浆半年余。A. 眼底彩照示左眼黄斑区颞侧网膜水肿，其下方色素紊乱；B. FFA 示左眼造影早期黄斑区颞侧见 2 个点状高荧光，下方烧瓶样透见荧光，因透见荧光的区域从后极向下延伸如同轨迹又称 RPE 轨迹，浆液性视网膜脱离虽已恢复，但色素上皮萎缩，透见脉络膜荧光；C. 造影晚期荧光进一步增强范围扩大，呈典型的墨迹状荧光渗漏；D. OCT 示左眼黄斑区颞侧神经上皮层局限性隆起，其下可见一无光反射暗腔；E. OCT 示下方 RPE 轨迹处视网膜变薄、椭圆体带反射消失，RPE 层萎缩变薄

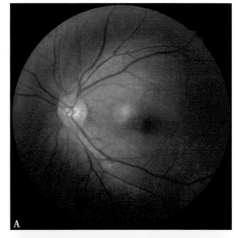

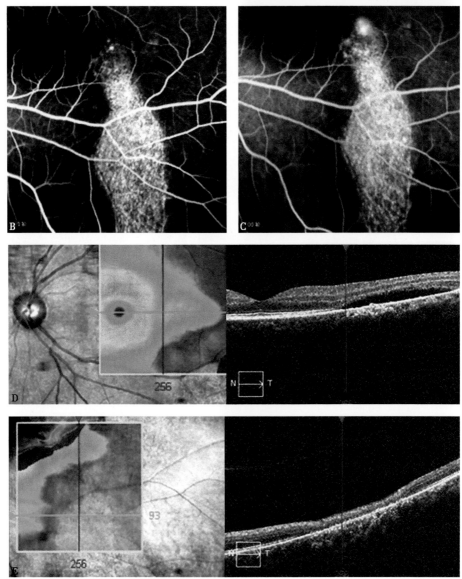

（二）年龄相关性黄斑变性

【概述】

年龄相关性黄斑变性（age related macular degeneration，ARMD）患者多为 50 岁以上，双眼先后或同时发病，确切的病因不明，可能与遗传、环境、视网膜慢性光损伤、营养失调、代谢障碍等有关。本病严重影响老年人生活质量，是西方国家致盲最常见的原因，在我国亦成为重要致盲眼病。

【临床表现】

干性老年性黄斑变性有缓慢的视力下降，可有视物变形，眼底可见大小不一的黄白色玻璃膜疣，逐渐发展出现地图样萎缩，晚期萎缩区内透见脉络膜大血管。湿性老年黄斑变性突然出现视力下降、视物变形，中心暗点等。眼底可见出血、渗出，有时可见灰黄色新生血管膜。

【治疗原则】

干性老年性黄斑变性多食用富含叶黄素及玉米黄质的蔬菜水果，湿性老年性黄斑变性可选择光动力疗法和（或）玻璃体腔内注射抗新生血管药物治疗。

【疾病图解】

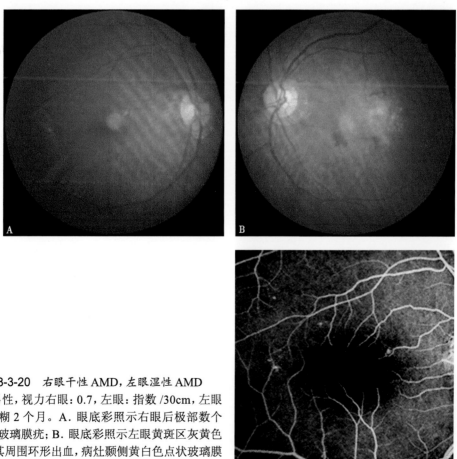

图 8-3-20　右眼干性 AMD，左眼湿性 AMD

76 岁男性，视力右眼：0.7，左眼：指数 /30cm，左眼视物模糊 2 个月。A. 眼底彩照示右眼后极部数个黄白色玻璃膜疣；B. 眼底彩照示左眼黄斑区灰黄色病灶，其周围环形出血，病灶颞侧黄白色点状玻璃膜疣；C. FFA 示右眼黄斑区玻璃膜疣着染

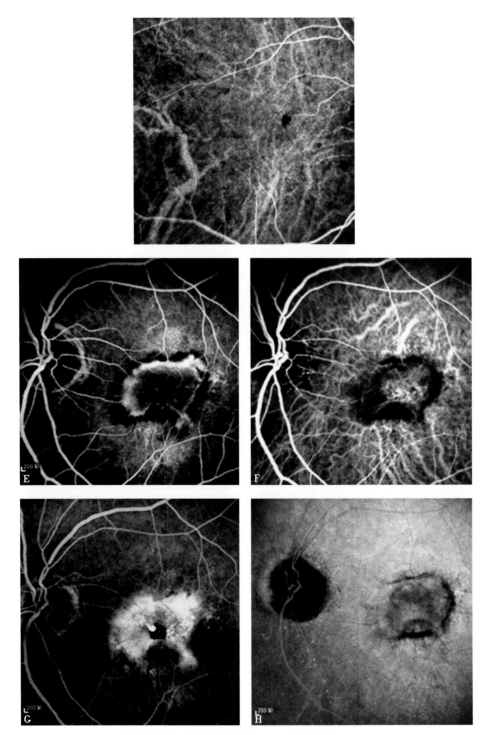

图 8-3-20 （续）右眼干性 AMD，左眼湿性 AMD

D. ICGA 示玻璃膜疣处呈遮蔽性低荧光；E. FFA 示 58 秒左眼病灶区荧光渗漏，玻璃膜疣处点状荧光染色；F. ICGA 示黄斑区灰黄色病灶处可见新生血管膜，病灶颞侧玻璃膜疣处呈点状遮蔽荧光；G、H. FFA 及 ICGA 示造影晚期新生血管荧光渗漏范围扩大

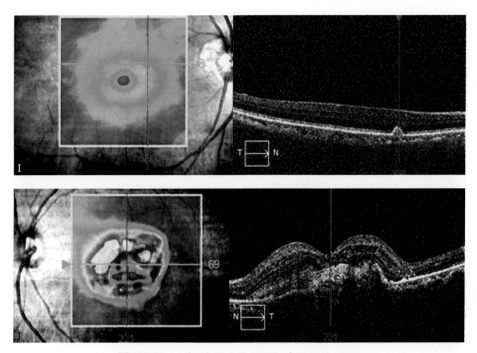

图 8-3-20 （续）右眼干性 AMD，左眼湿性 AMD

I. OCT 示右眼黄斑区玻璃膜疣处 RPE 层局限性隆起、层下见高反射物质沉积。J. OCT 示左眼黄斑区病变处 PRE 层隆起、反射中断，神经上皮层下强反射团块，网膜囊样改变

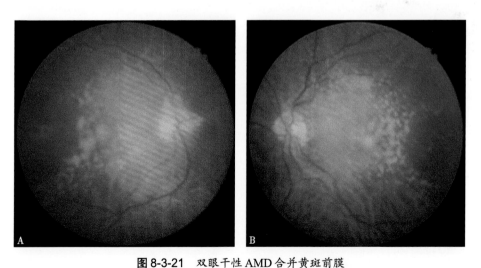

图 8-3-21 双眼干性 AMD 合并黄斑前膜

84 岁女性，视力右眼：0.1，左眼：0.1，双眼视物模糊 1 年余。A、B. 眼底彩照示双眼黄斑区大片融合性黄白色玻璃膜疣

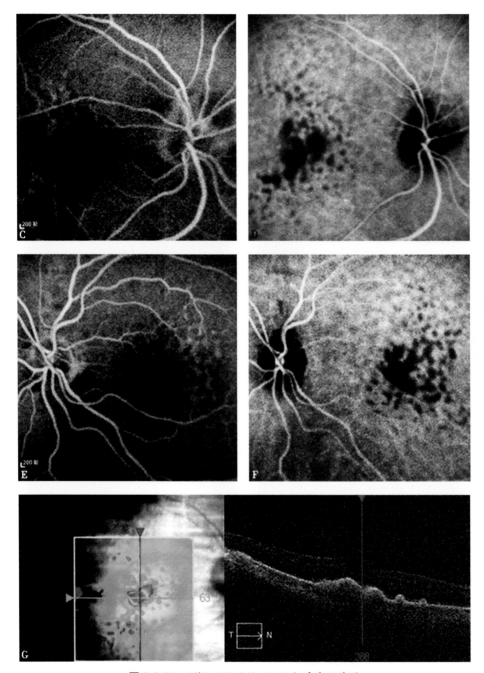

图 8-3-21 （续）双眼干性 AMD 合并黄斑前膜
C、E. FFA 示双眼玻璃膜疣处荧光素着染；D、F. ICGA 示双眼玻璃膜疣处呈遮蔽性低荧光

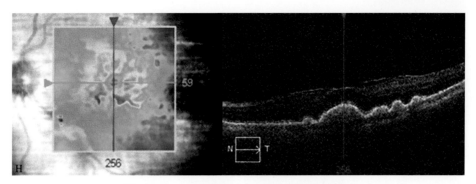

图 8-3-21 （续）双眼干性 AMD 合并黄斑前膜

G、H. 双眼玻璃膜疣处 RPE 层局限性隆起、层下见高反射物质沉积，网膜前表面膜样光带附着合并黄斑前膜

（三）黄斑囊样水肿

【概述】

黄斑囊样水肿（cystoid macular edema，CME）并非一个独立眼病，很多眼病如葡萄膜炎、视网膜静脉阻塞、外伤、眼内手术等及全身疾病如糖尿病、系统性红斑狼疮及一些胶原性血管病等均可引起黄斑水肿，另有一部分是不明原因的。原因复杂，是黄斑区局部毛细血管内皮细胞屏障和或色素上皮细胞屏障功能损害，和或色素上皮细胞离子泵功能损害导致液体渗漏的结果。视网膜渗漏液积聚于外丛状层，该层纤维呈放射状排列，将积液分隔开形成数个小的腔隙。是致盲性黄斑病变之一。

【临床表现】

患者自觉视力下降，视物变形。眼底黄斑区组织模糊不清，少数典型病例可呈蜂窝状或囊样外观。

【治疗原则】

查找病因，根据病因进行治疗。具体包括药物、氪黄激光格栅样光凝、玻璃体腔内曲安奈德或雷珠单抗注射、玻璃体手术等。

【疾病图解】

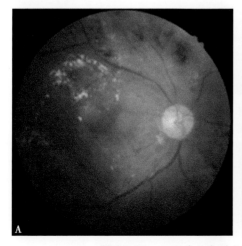
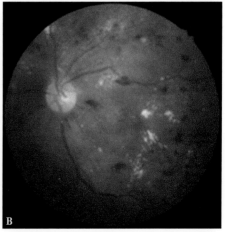

图 8-3-22 双眼黄斑囊样水肿，双眼糖尿病视网膜病变

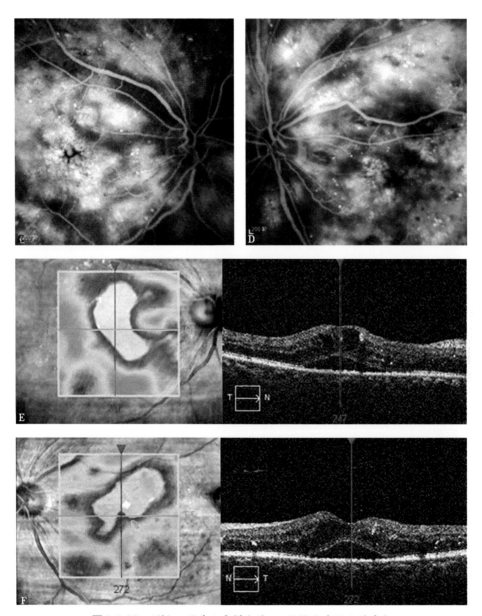

图 8-3-22 （续）双眼黄斑囊样水肿，双眼糖尿病视网膜病变

65 岁男性，视力右眼：0.3，左眼：0.3，糖尿病患者。双眼视物不清半年。A、B. 眼底彩照示双眼糖尿病眼底改变，黄斑区水肿；C、D. FFA 示双眼造影晚期黄斑区花瓣样荧光积存；E、F. OCT 示双眼黄斑区水肿、囊样改变，中心凹神经上皮层隆起，网膜层间高反射点

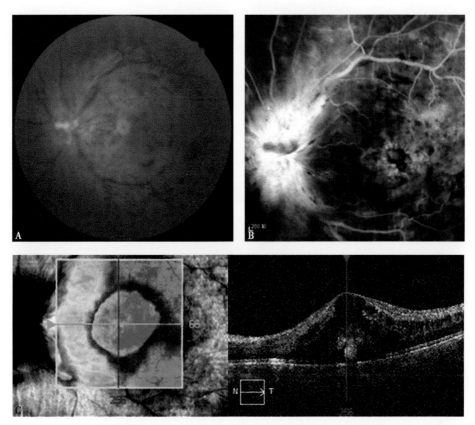

图 8-3-23 左眼黄斑囊样水肿,左眼视网膜中央静脉阻塞

51 岁男性,左眼视力:0.05,左眼视力下降、视物变形 3 个月。A. 眼底彩照示左眼 CRVO,黄斑区水肿;B. FFA 示左眼造影晚期黄斑荧光囊样积存;C. OCT 示左眼黄斑水肿、囊样改变,中心凹神经上皮层浅隆起,层间强反射点、层下强反射团

(四)黄斑裂孔

【概述】

黄斑裂孔(macular hole)是指各种原因造成的黄斑区视网膜组织缺损。特发性黄斑裂孔常见于老年女性,可能与玻璃体牵拉有关,还可见于外伤、高度近视、黄斑囊样水肿、炎症、视网膜变性等继发性黄斑裂孔。

【临床表现】

患者不同程度视力下降,视物变形,中心暗点。黄斑区见一圆形或椭圆形边界锐利的孔洞,偶见不规则形,裂孔大小不一。

【治疗原则】

Ⅱ~Ⅳ期黄斑裂孔,视力下降及视物变形明显可行玻璃体切除内界膜剥除气体填充术。

【疾病图解】

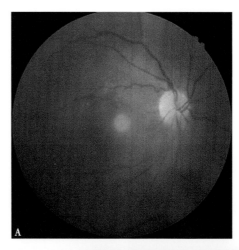

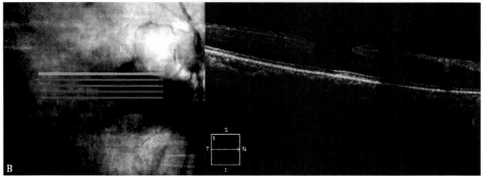

图 8-3-24 右眼黄斑板层裂孔

60 岁女性,右眼视力:0.2.,右眼视力下降 4 个月。A. 眼底彩照示右眼玻璃体混浊,黄斑区隐见直径约 1/2PD 大小近圆形裂孔;B. OCT 示右眼黄斑中心凹神经上皮层部分缺失,网膜前膜状光带附着

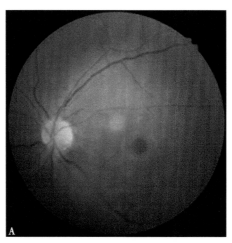

图 8-3-25 左眼黄斑裂孔,黄斑囊样水肿

62 岁女性,左眼视力:0.1,左眼视力下降、中心暗点半年。A. 眼底彩照示左眼黄斑区亦见一直径约 1/2PD 大小裂孔,孔周网膜水肿

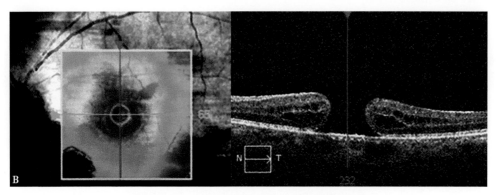

图 8-3-25 （续）左眼黄斑裂孔，黄斑囊样水肿
B. OCT 示左眼黄斑中心凹神经上皮层全层缺失，其旁网膜囊样改变

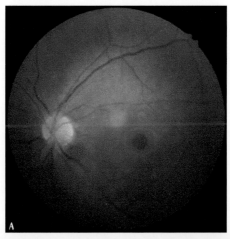

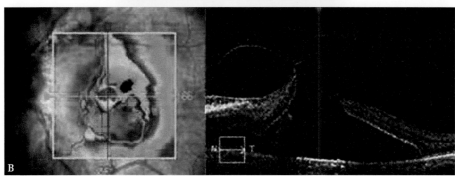

图 8-3-26 左眼黄斑裂孔性视网膜脱离、黄斑前膜及玻璃体黄斑牵引综合征

67 岁女性，左眼视力：0.04，左眼视力下降 1 周。A. 眼底彩照示左眼黄斑区见一近圆形裂孔，孔周网膜隆起；B. OCT 示左眼黄斑区中心凹神经上皮层连续性中断，鼻侧网膜表面膜样光带附着，玻璃体后界膜与裂孔鼻侧网膜相连，牵拉网膜向前

（五）黄斑前膜

【概述】

黄斑前膜（epiretinal membrane of macula）是由于不同原因致某些细胞在黄斑及其附近的视网膜内表面增生形成纤维细胞膜。特发性黄斑前膜发生在无其他眼病的患者，老年人较多。继发性黄斑前膜则可发生在眼内炎症、血管病变、眼部外伤、眼内手术或视网膜冷凝、光凝术后。

【临床表现】

患者出现不同程度视力下降、视物变形。眼底黄斑区锡箔样反光，视网膜出现皱褶，附近视网膜小血管走形迂曲，黄斑水肿增厚。

【治疗原则】

轻度视力下降或视物变形无需处理，视力明显下降伴明显视物变形则可行玻璃体切除手术剥除黄斑前膜。

【疾病图解】

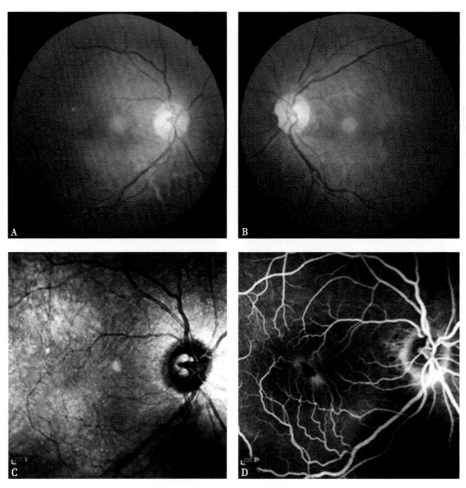

图 8-3-27　双眼特发性黄斑前膜

25 岁女性，双眼视力：1.0，双眼视物变形 5 个月。A、B. 眼底照相示双眼黄斑区网膜锡箔样反光，黄斑区血管迂曲变形；C、E. 无赤光示双眼黄斑区网膜皱褶

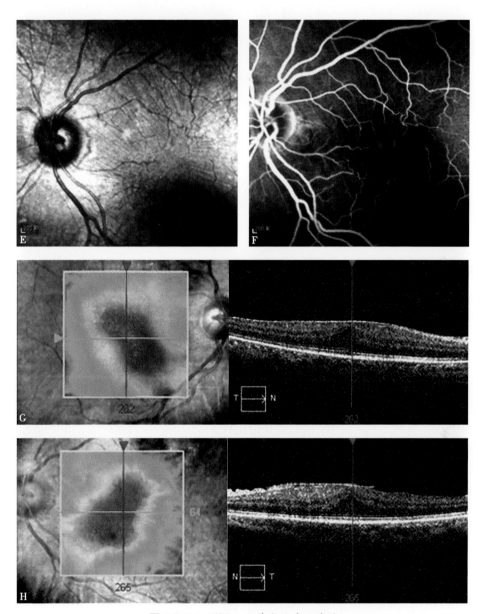

图 8-3-27 （续）双眼特发性黄斑前膜

D、F. FFA 示双眼黄斑区血管迂曲变形，拱环变形缩小，晚期黄斑区轻微荧光渗漏；

G、H. OCT 示双眼黄斑区中心凹正常形态丧失，网膜前表面膜样光带附着

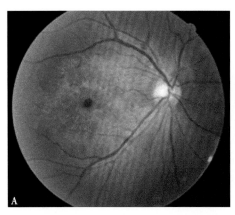
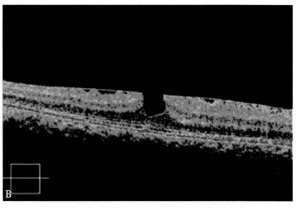

图 8-3-28 右眼特发性黄斑前膜，假孔

55 岁女性，右眼视力：0.8，右眼视力下降 20 天。A. 眼底彩照示右眼黄斑区网膜锡箔样反光，血管走形迂曲变形，中心凹处似一裂孔；B. OCT 示右眼黄斑前膜牵引翘起使中心凹貌似一孔，但视网膜神经上皮层并无缺失，故实为一假性裂孔

三、视网膜色素变性

【概述】

视网膜色素变性（retinitis pigmentosa，RP）是一组以进行性感光细胞及色素上皮功能丧失为共同表现的遗传性视网膜变性疾病。有常染色体显性遗传，常染色体隐性遗传，性连锁隐性遗传，还有部分散发病例。是眼底病致盲重要原因之一。

【临床表现】

进行性夜盲，晚期中心视力障碍。视乳头颜色蜡黄，视网膜血管一致性变细，视网膜色素上皮斑驳状，视网膜色素沉着，典型呈骨细胞样。

【治疗原则】

至今仍无有效治疗方法。可服用血管扩张剂、维生素及中药等。

【疾病图解】

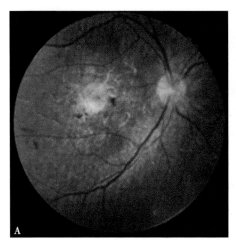
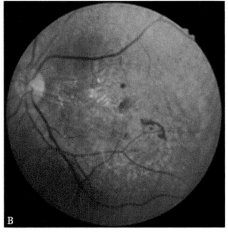

图 8-3-29 双眼视网膜色素变性

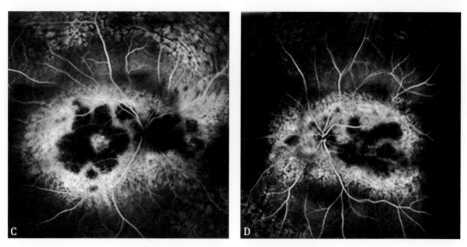

图 8-3-29 （续）双眼视网膜色素变性

40 岁女性，视力右眼：0.2，左眼：0.5，双眼视力下降，夜盲 10 余年。A、B. 眼底彩照示双眼黄斑区网膜萎缩、透见脉络膜大血管，网膜表面骨细胞样色素沉着，散在发亮的点状胆固醇结晶沉着；C、D. FFA 示双眼黄斑区及视盘鼻侧脉络膜毛细血管萎缩、背景荧光缺失，其外围呈斑驳状透见荧光，在外围相对正常网膜荧光，周边部斑驳状荧光改变

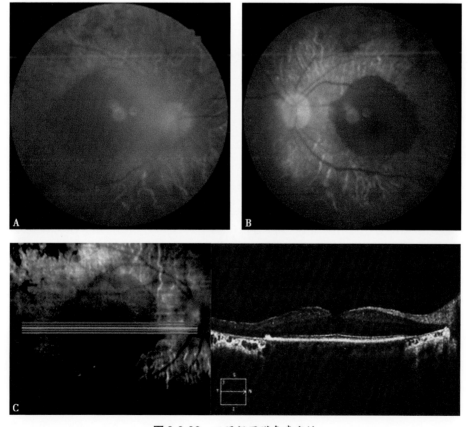

图 8-3-30 双眼视网膜色素变性

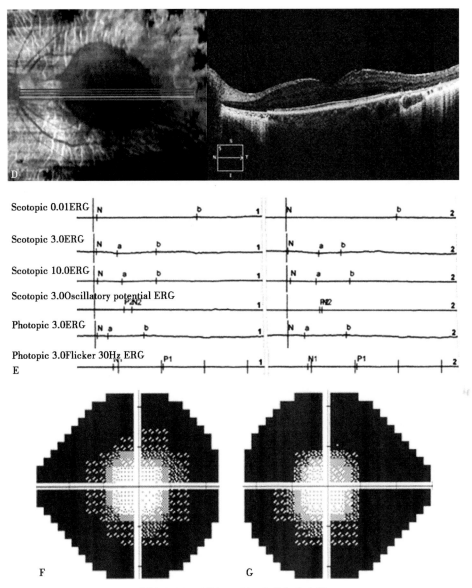

图 8-3-30 （续）双眼视网膜色素变性

55 岁男性，右眼视力：0.4，右眼屈光间质浑浊，左眼视力：0.5，左眼白内障术后，双眼视力下降，视物范围缩小 15 年。A、B. 眼底彩照示双眼除黄斑区外视网膜脉络膜萎缩透见脉络膜大血管，中周部网膜骨细胞样色素沉着，视网膜血管变细，视盘色淡；C、D. OCT 示：双眼黄斑区正常网膜范围内视网膜各层结构尚正常，视网膜色素变性区内椭圆体带反射消失、神经上皮层、RPE 层及脉络膜层萎缩变薄，网膜前表面可见膜样光带附着，合并黄斑前膜；E. ERG 示：scotopic 0.01ERG 即暗适应后视杆反应；scotopic 3.0ERG 是 3.0 单位闪光强度刺激下视杆、视锥细胞的混合反应，又称为暗适应混合反应；scotopic 10.0ERG 是 10 单位闪光强度刺激下视杆、视锥细胞的混合反应；oscillatory potentials，OPs 是视网膜震荡电位，反映视网膜内层功能；photopic ERG 及 flicker ERG 均是明适应后视锥细胞反应。该患者双眼 ERG 各波形消失呈熄灭型；F、G. 双眼视野向心性缩小

四、视网膜母细胞瘤

【概述】

视网膜母细胞瘤（retinoblastoma，RB）是婴幼儿最常见的眼内恶性肿瘤，多在 3 岁前发病，本病有遗传因素，环境污染可导致基因突变率增加。

【临床表现】

早期不被家长注意，发展到白瞳症、废用性外斜视甚至继发性青光眼方就医。早期表现为眼底单个或多个灰白色实性隆起病灶，肿瘤表面可有视网膜血管扩张、出血，渗出性视网膜脱离，可在玻璃体腔内种植如雪球状漂浮，肿瘤可侵犯球外眶内，甚至向其他脏器转移导致死亡。

【治疗原则】

根据肿瘤发现的时期、部位、数量、大小等条件因人而异选择治疗方案。包括眼球摘除、眼内容物剜除，全身化疗联合局部放射治疗，冷凝等。

【疾病图解】

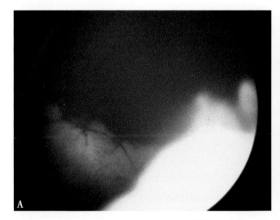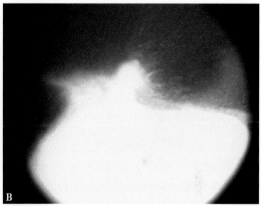

图 8-3-31　右眼视网膜母细胞瘤

2 岁女童，家长发现患儿白瞳来就诊。A. Retcam 示右眼眼底见灰白色实性隆起病灶，肿瘤表面视网膜血管迂曲扩张；B. Retcam 示玻璃体腔内见较多细小灰白种植灶

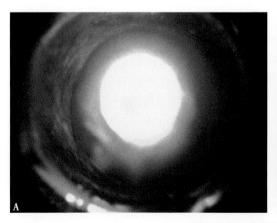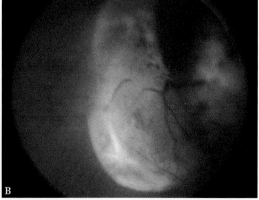

图 8-3-32　双眼视网膜母细胞瘤

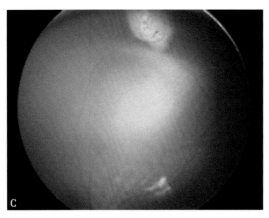
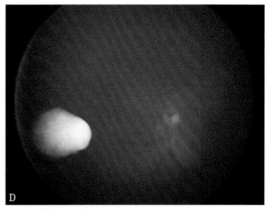

图 8-3-32 （续）双眼视网膜母细胞瘤

2 岁女童，母亲有 RB 病史。患儿右眼红，外斜，常哭闹，家长发现患儿白瞳来就诊。A. Retcam 示右眼角膜水肿，虹膜表面满布新生血管；B. 右眼视网膜广泛高度隆起，网膜出血，可疑黄白色病灶；C、D. 左眼上方和鼻侧视网膜各见一个白色隆起病灶，病灶表面见迂曲扩张的血管

五、视网膜脱离

视网膜脱离（retinal detachment，RD）指不同原因所致视网膜神经上皮与色素上皮的分离，按导致脱离的原因分为两大类：孔源性视网膜脱离（rhegmatogenous retinal detachment，RRD）和非孔源性视网膜脱离（nonrhegmatogenous retinal detachment，NRRD），后者又再分为牵拉性视网膜脱离和渗出性视网膜脱离。临床上最常见者为孔源性视网膜脱离。

（一）孔源性视网膜脱离

【概述】

孔源性视网膜脱离是指由于各种原因视网膜发生裂孔、玻璃体变性，在同时存在玻璃体对视网膜的牵拉时，液化玻璃体进入视网膜下，导致视网膜神经视网膜层与色素上皮层的分离。孔源性视网膜脱离易发生在高度近视、视网膜格子样变性、有眼外伤病史者以及无晶状体眼。

【临床表现】

患者多诉闪光感、眼前黑影，幕样遮挡、视力下降等症状。视网膜脱离累及黄斑时，中心视力严重下降。脱离的视网膜呈灰白色隆起，起伏不平整。当视网膜脱离发生时，在最先脱离区域所对应的方位发生视野缺损，随视网膜脱离范围增加视野缺损增大。最先发生视野缺损对应的视网膜部位常是视网膜裂孔所在部位，这一点在询问病史时很重要。查找裂孔是明确孔源性视网膜脱离的诊断和手术的重要环节。因裂孔的位置、大小、形态不同，视网膜脱离的形态也各异。裂孔按形态分有马蹄形孔、圆孔、裂隙样孔、格子样变性区萎缩孔和牵拉孔；按大小分有巨大裂孔、小裂孔和大裂孔；按位置分有锯齿缘断离、周边视网膜裂孔、后极部视网膜裂孔、黄斑裂孔等。

【治疗原则】

孔源性视网膜脱离治疗是手术治疗，原则是封闭裂孔，使视网膜复位。手术方式有外路和内路。外路包括巩膜扣带术、巩膜外填压术等，内路是玻璃体切除手术。

【疾病图解】

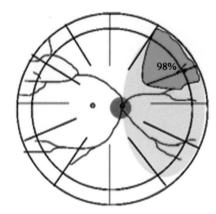

颞上或鼻上象限的脱离：原发孔98%
位于较高边界之下的1个半钟点内。

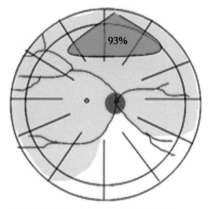

完全性或跨过12点子午线的上方脱离：93%
的原发孔位于12点或在顶点为锯齿缘，两个
边各向12点两侧伸展1个半钟点的三角形内

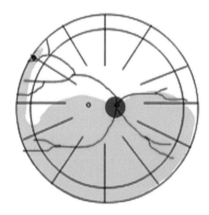

下方泡状脱离：原发孔位于上方

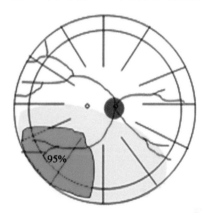

下方脱离：95%脱离的较高侧指示该侧
有下方孔

图 8-3-33　孔源性视网膜脱离示意图

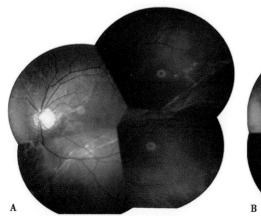

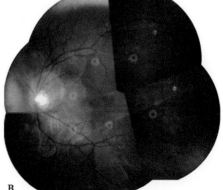

图 8-3-34　孔源性视网膜脱离

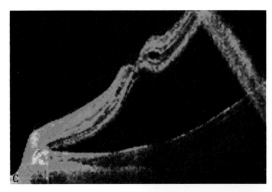
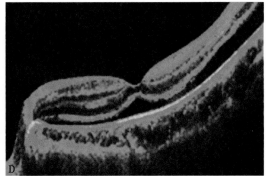
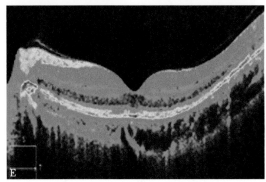

图 8-3-34 孔源性视网膜脱离

患者女,25 岁,左眼视力下降 6 周,加重 6 天。BCVA:0.2。A. 该患者颞侧和下方视网膜脱离,颞上可见一马蹄孔(图中未显示);B. 巩膜扣带术后 1 周下方视网膜平伏,视力 0.6,2 个月后视力 1.0;C、D、E. OCT 检查分别显示手术前、手术后 1 周,手术后 2 个月黄斑区视网膜复位情况

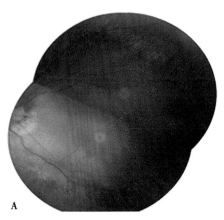
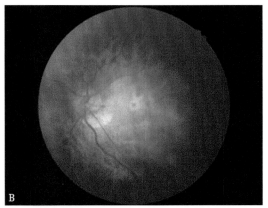

图 8-3-35 孔源性视网膜脱离手术前后

高度近视患者,女,52 岁,左眼视力下降 2 个月。A. 后极部局限性视网膜脱离,因黄斑区脉络膜萎缩,裂孔呈白色,即白孔;B. 玻璃体切除术后 2 周眼底彩照可见视网膜已经复位,后极部脉络膜萎缩

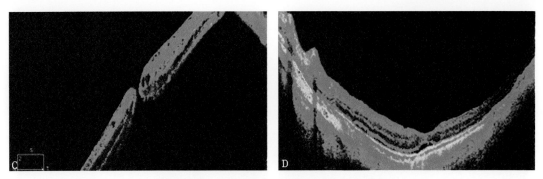

图8-3-35 （续）孔源性视网膜脱离手术前后

C. OCT检查可见黄斑裂孔，神经上皮层浆液性脱离。D. 手术后2周黄斑裂孔已经闭合，黄斑区神经上皮层下仍见少量积液

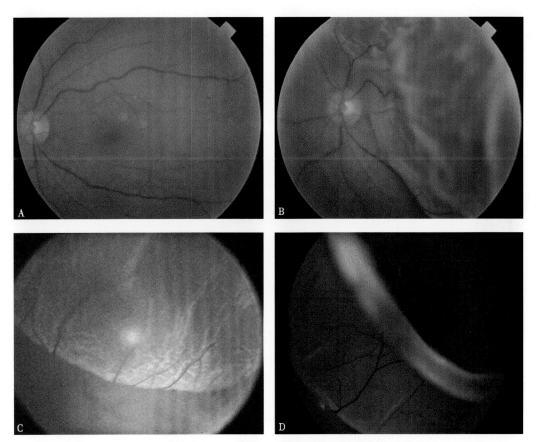

图8-3-36 孔源性视网膜脱离马蹄形裂孔

A. 颞上方孔源性视网膜脱离（裂孔未显示），后极部视网膜灰白色隆起，血管迂曲；B. 视网膜脱离复位术后可见眼底呈桔红色，视网膜平伏；C. 颞上方马蹄孔引起的上方泡状视网膜脱离遮挡黄斑中心凹（患者视力指数/眼前）；D. 巨大视网膜裂孔，裂孔边缘卷边

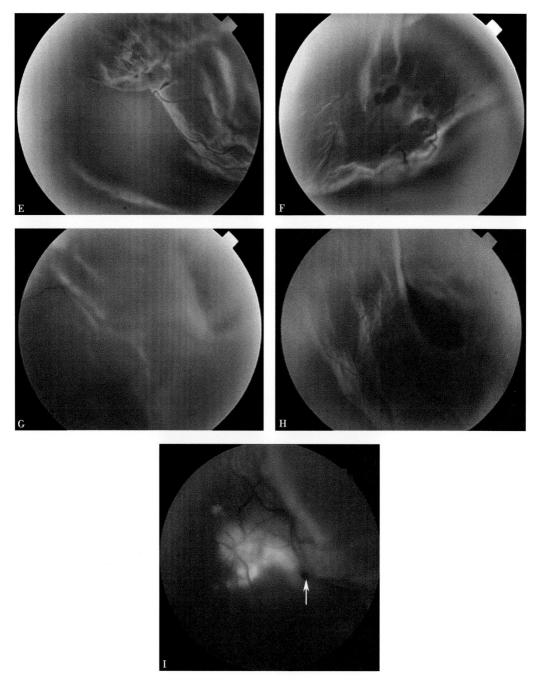

图 8-3-36 （续）孔源性视网膜脱离马蹄形裂孔

E. 视网膜脱离，可见变性区、多个小圆孔；F. 视网膜脱离，颞上方可见格样变性区和小裂孔；G. 视网膜脱离，颞上方可见马蹄孔；H. 视网膜脱离，颞上方见大马蹄孔；I. 黄斑裂孔合并颞侧周边视网膜裂孔（未显示）

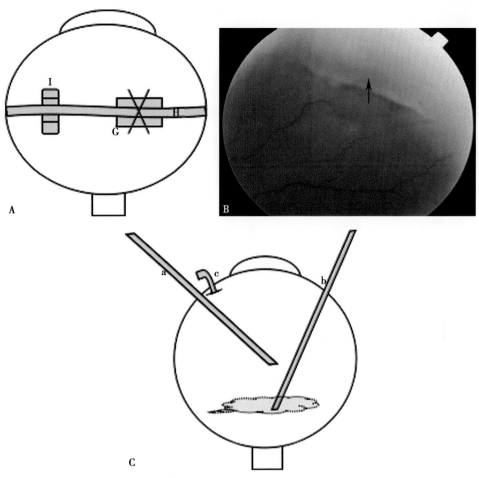

图 8-3-37 孔源性视网膜脱离手术原理示意图

A. 为巩膜扣带联合填压术示意图，H 为环扎带，I、G 为填压块；B. 为视网膜脱离巩膜扣带术后，可见隆起的手术嵴（箭头指处）；C. 玻璃体切除术示意图（a 为导光纤维，b 为玻璃体切除头，c 为灌注管）

（二）牵拉性视网膜脱离

【概述】

视网膜血管病致玻璃体积血、眼外伤、内眼手术后等均可发生视网膜前膜或视网膜下增殖条带，造成牵拉性视网膜脱离（tractional retina detachment）。临床上最常见的是血管性疾病引起的牵拉性网膜脱离，如糖尿病视网膜病变和视网膜静脉周围炎。增殖膜牵拉可导致视网膜裂孔。

【临床表现】

玻璃体视网膜可见增殖膜或增殖条带，并与视网膜脱离相粘连。小的局部粘连牵拉视网膜呈局部脱离，广泛粘连牵拉视网膜大范围脱离甚至全脱离，常伴有视网膜褶皱，视网膜前广泛增殖膜。牵拉导致视网膜裂孔时视网膜大范围脱离。增殖膜上常伴有新生血管，可导致玻璃体积血、玻璃体混浊。

【治疗原则】

需行玻璃体视网膜手术解除玻璃体视网膜的牵拉。巩膜扣带术通常用于松解未能完全解除增殖膜对视网膜的牵拉，并封闭视网膜裂孔。

【疾病图解】

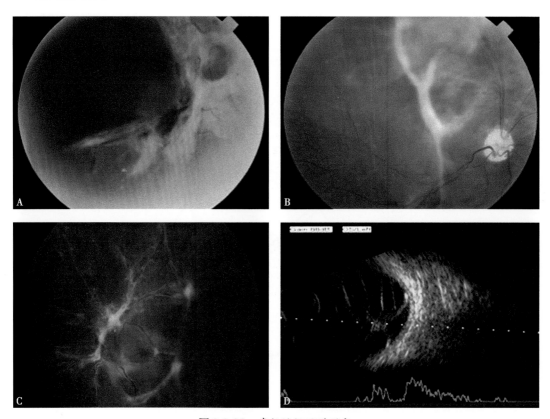

图 8-3-38　牵拉性视网膜脱离

A. 增殖期糖尿病视网膜病变患者，女，46 岁，右眼视力 FC/20cm。右眼底视盘周围可见致密增殖膜牵拉，导致视网膜脱离；B. 增殖性玻璃体视网膜病变，视盘色苍白，黄斑区视网膜下见白色增殖条索，上方牵拉致视网膜脱离；C. 可见视盘周围可见纤维增殖膜略呈环形，视网膜被牵拉隆起；D. B超显示视网膜被牵拉呈帐篷样隆起

（三）渗出性视网膜脱离

【概述】

渗出性视网膜脱离（exudative retinal detachment）是由于病变累及视网膜或脉络膜血液循环，导致血 - 视网膜屏障、视网膜色素上皮屏障的破坏或血浆渗透压的异常，引起液体集聚在视网膜神经上皮下造成的。可由原发眼病和全身疾病引起。眼部疾病主要有：视网膜脉络膜炎、视网膜色素上皮病变、葡萄膜渗漏综合征等；全身疾病主要有：原发性和继发性高血压、肾衰竭和血液病等。

【临床表现】

渗出性视网膜脱离的特征有：视网膜表面光滑，呈大泡样隆起；查找无视网膜裂孔；视网膜下积液量多时，脱离范围随体位移动。按渗出液性质分为血性和浆液性。

【治疗原则】

渗出性视网膜脱离以治疗原发病为主。

【疾病图解】

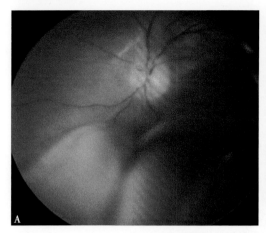 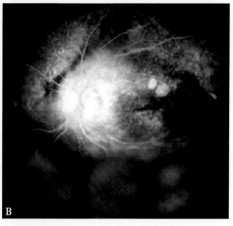

图 8-3-39 渗出性视网膜脱离

葡萄膜炎患者,男,41 岁,双眼视力逐渐下降 5 年,加重 2 个月。视力:光感,光定位不确。A. 彩色眼底相片:左眼视盘界欠清色较淡,视网膜色白,网膜下可见增殖条索、色素沉积和团块状渗出;下方视网膜脱离呈球形隆起;B. FFA 检查可见左眼视盘呈强荧光;视网膜大量点状强荧光,后极部毛细血管明显扩张,视网膜下渗出和色素呈不规则条状弱荧光;中晚期大量荧光渗漏,组织着染,网膜脱离区荧光积存

（王婵婵 刘莉莉）

第九章 视神经疾病

第一节 概　　述

视神经是由视网膜神经节细胞发出 120 万无髓神经纤维轴突在眼球后极偏鼻侧聚集，形成约 1.5mm 的视乳头，然后呈束状穿过巩膜筛板形成视神经，经眼眶后部视神经孔进入颅内，两侧视神经在蝶鞍上方汇合，形成视交叉。自眼球的视乳头至颅内视交叉前全长40～50mm，分为眼内段、眶内段、管内段、颅内段。视神经无施万细胞，故损伤后不能再生。任何部分的疾病均可造成不同程度的视功能损害，最终引起视神经萎缩。

第二节　常见检查方法

通过散大的瞳孔应用直接检眼镜以白色光或绿色光检查眼底，有可能看清视网膜神经纤维层。应用裂隙灯和接触镜，以绿色的滤光镜检查眼底能更好地检查视网膜神经纤维层。一些神经纤维层的缺损需要拍摄眼底相才能看清。光学相干断层扫描仪可以测量视网膜神经纤维层厚度和分布形态，神经纤维层的厚度变化可以作为很多视网膜和视神经病变的重要指标，如青光眼等。视觉诱发电位可用于视神经炎、视神经损伤、萎缩、多发性硬化及缺血性视神经病变视神经功能的测定。各种视神经的病变可出现不同形态的视野改变，通过视野检查可评估视神经受损范围、程度。眼底荧光血管造影可以观察视乳头异常荧光，包括前部缺血性视神经病变、先天性视乳头小凹、视乳头玻璃疣、视乳头水肿、视神经萎缩等疾病。

第三节　常　见　疾　病

一、视神经炎

【概述】

视神经炎（optic neuritis）指能够阻止视神经传导功能，引起视功能一系列改变的视神经病变，如炎症、退变及脱髓鞘疾病等。视神经乳头炎是视乳头局限性炎症，多见于儿童或青壮年，病因多与感染有关，治疗预后好。球后视神经炎较视神经乳头炎少见。

【临床表现】

视神经乳头炎视力急剧下降,眼底视乳头因充血而色红、边界模糊,视乳头水肿,一般不超过3个屈光度,视乳头表面可有出血渗出,如炎症累及临近视网膜则称为视乳头视网膜炎。球后视神经炎视力可突然减退,亦可逐渐发病。眼球运动时有牵引痛或眶后痛。早期眼底无异常,3周~1个月视乳头颞侧可显露出色淡或变白。

【治疗原则】

寻找病因,针对病因进行治疗。大剂量激素冲击治疗,有效逐渐减量,再改口服。辅以血管扩张药、活血化瘀药、营养神经药物治疗。

【疾病图解】

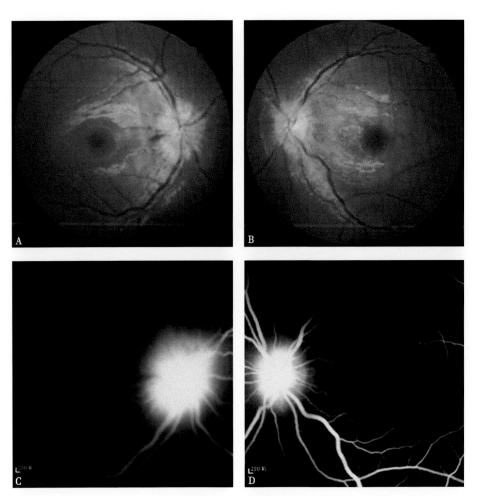

图 9-3-1　双眼视神经炎

12岁男孩,视力右眼:0.8,左眼:指数/30cm,双眼视力下降伴眼球转动疼痛3天。A. 眼底彩照示右眼视盘充血水肿,颞侧视盘旁见线状出血;B. 眼底彩照示左眼视盘充血水肿;C 和 D. FFA 示视盘毛细血管扩张渗漏,晚期呈强荧光

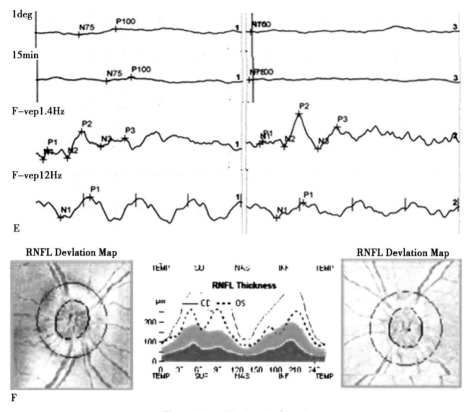

图 9-3-1 （续）双眼视神经炎

E. VEP 示右眼 1,0deg 及 15 分钟 P100 峰时延迟,振幅降低,左眼 1,0deg 及 15 分钟未测及稳定波形,闪光 VEP1.4HZ 双眼峰时、振幅未见明显差异,12HZ 双眼峰时未见明显差异,左眼振幅较右眼降低;F. 双眼视盘 OCT 示:双眼视盘周围 RNFL 层厚度明显增厚

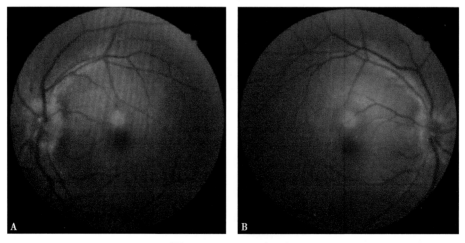

图 9-3-2 双眼视神经炎

41 岁男性,视力右眼:0.12,左眼:指数 /20cm,双眼视力下降伴眼球转动疼痛 1 周。A. 眼底彩照示右眼视盘充血、水肿;B. 眼底彩照示左眼视盘充血、水肿,视盘上方及下方线状出血

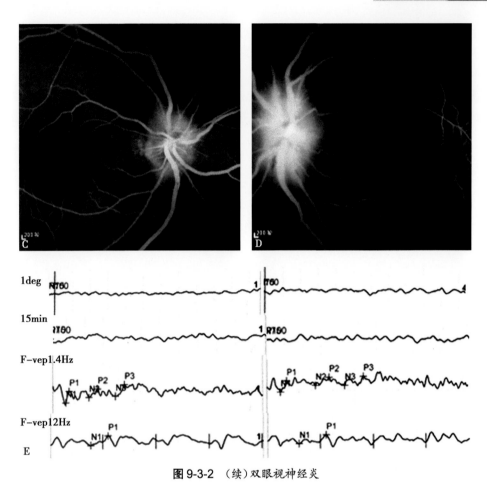

图 9-3-2 （续）双眼视神经炎

C、D. FFA 示双眼视盘毛细血管扩张渗漏，晚期呈强荧光；E. VEP 示双眼 1，0deg 及 15 分钟未测及稳定波形，闪光 VEP 双眼峰时、振幅未见明显差异、双眼波形不良

二、缺血性视神经病变

【概述】

缺血性视神经病变（ischemic optic neuropathy）系视神经的营养血管发生急性循环障碍所致。以视网膜中央动脉在球后 9～11mm 进入视神经处为界线分为前部缺血性视神经病变和后部缺血性视神经病变。多发生于老年人，病因可能为血压过低视乳头供血不足，视乳头局部病变使血流不畅如高血压、动脉硬化、糖尿病和动脉炎等，眼压过高使血流不畅，血液的携氧量低致视乳头缺氧等。

【临床表现】

多突然出现视力下降，下降一般不太严重，不伴有眼球转动痛。早期视乳头水肿轻度呈淡红色或灰白色，多局限于视乳头某一象限，同时可伴有小出血点。视网膜血管一般无改变。

【治疗原则】

寻找缺血性视乳头病变的原因做相应处理。可短期较大量激素治疗，联合血管扩张药及营养神经药治疗。

【疾病图解】

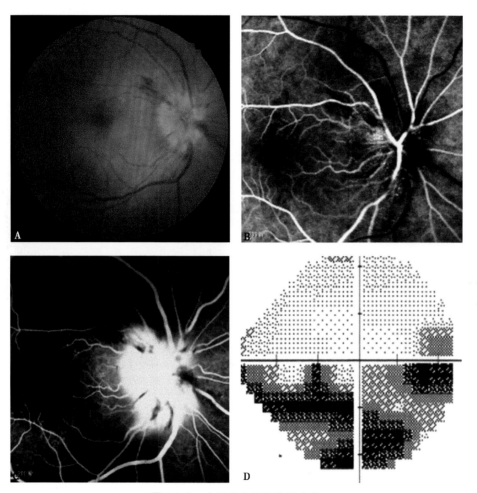

图 9-3-3 右眼缺血性视神经病变

61 岁女性，右眼视力：0.5，右眼视力下降伴下方视物遮挡感 2 周。A. 眼底彩照示右眼视盘水肿、周围线状出血；B. FFA 示右眼造影早期视盘充盈不一致，颞侧视盘毛细血管充盈扩张，鼻侧视盘毛细血管充盈较颞侧缓慢；C. 随造影时间延长整个视盘毛细血管扩张渗漏，晚期强荧光、盘周出血呈遮蔽性低荧光；D. 视野示下方与生理盲点相连的弓形暗点

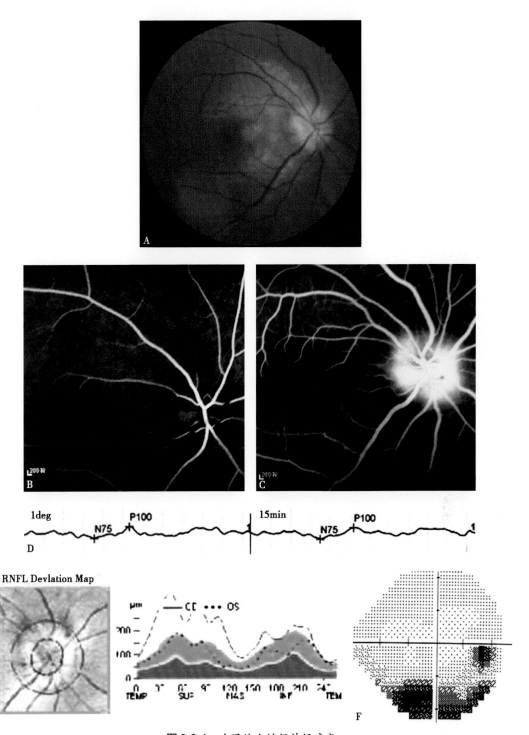

图 9-3-4 右眼缺血性视神经病变

32 岁男性，右眼视力：0.6，右眼眼前黑影半个月。A. 眼底彩照示右眼视盘水肿；B. FFA 示造影早期视盘毛细血管充盈不一致，视盘颞侧毛细血管先充盈扩张，视盘上方、下方及鼻侧毛细血管充盈较颞侧缓慢；C. 随造影时间延长视盘毛细血管普遍扩张渗漏、晚期视盘渗漏呈强荧光；D. VEP 示右眼 1，0degP100 峰时延迟，振幅正常。右眼 15 分钟 P100 峰时延迟，振幅正常；E. 视盘 OCT 示右眼视盘周围 RNFL 层厚度明显增厚；F. 右眼视野示：下方与生理盲点相连的弓形暗点

三、视神经萎缩

【概述】

视神经萎缩（optic atrophy）指外侧膝状体以前的视神经纤维、神经节细胞及其轴索因各种疾病所致的传导功能障碍。各种原因如炎症、退变、缺血、压迫、外伤、中毒、脱髓鞘及遗传疾病均可引起视神经萎缩。

【临床表现】

视力下降，重者可致失明。眼底视乳头界清、色淡，上行性则多呈蜡黄色。

【治疗原则】

针对病因治疗，若病变处于早期，甚者视神经尚有不同程度的炎症或水肿，则应及时给予适当的糖皮质激素，如病变已经入中、晚期应该给予神经营养类或活血化瘀扩张血管类药。

【疾病图解】

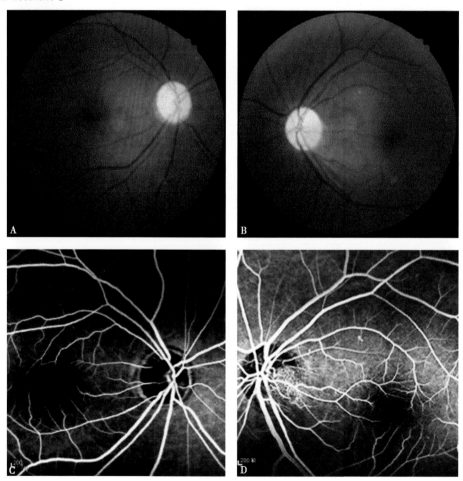

图9-3-5 双眼视神经萎缩，左眼缺血性视神经病变

61岁女性，视力右眼：眼前手动，左眼：0.5，右眼视力下降2个月，左眼视力下降3周，双眼均曾被诊断为缺血性视神经病变。A. 眼底彩照示右眼视盘色淡白；B. 眼底彩照示左眼视盘颞下方局部水肿，其余部位视盘色淡白；C. FFA示右眼造影早期视盘毛细血管细少，视盘低荧光；D. FFA示左眼造影早期视盘颞下方毛细血管扩张，其余部位毛细血管细少、荧光低

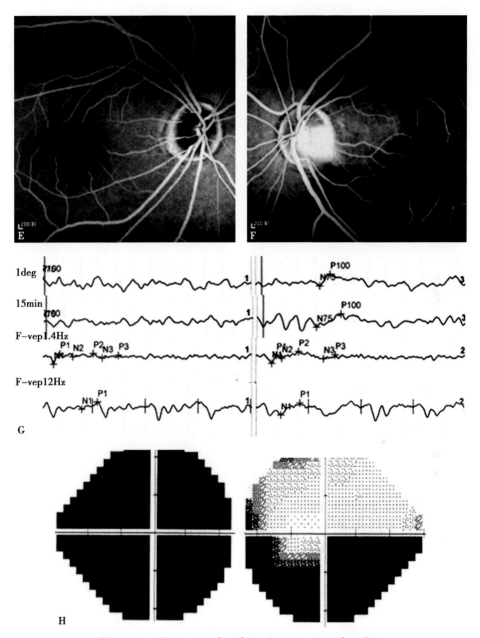

图 9-3-5 （续）双眼视神经萎缩，左眼缺血性视神经病变

E. FFA 示右眼造影晚期视盘仍呈低荧光，盘沿染色；F. FFA 示左眼造影晚期视盘颞下方荧光渗漏，其余部位视盘荧光着染；G. VEP 示右眼 1，0deg 及 15 分钟 P100 未测及稳定波形，左眼 1，0deg P100 峰时正常，振幅轻度下降，左眼 15 分钟 P100 峰时轻度延迟，振幅轻度降低，闪光 VEP 右眼峰时较左眼延迟，右眼振幅较左眼降低。双眼波形不良；H. 视野示右眼视野普遍缺失，左眼下方弓形暗点

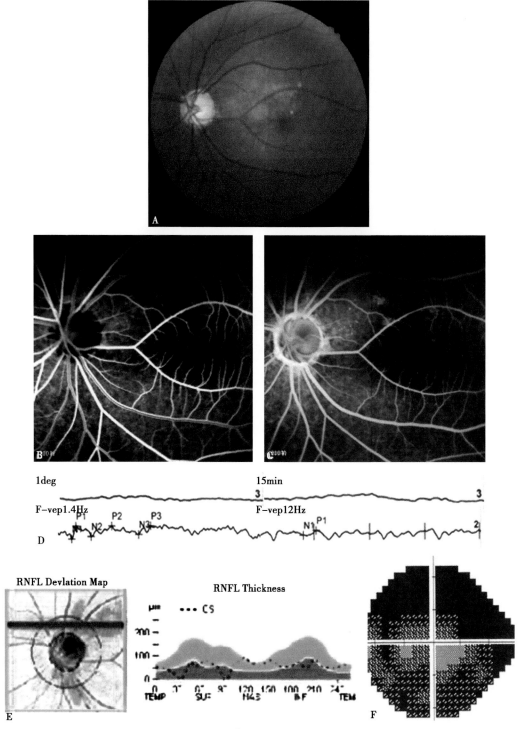

图 9-3-6 青光眼性视神经萎缩

67 岁男性，左眼视力：0.8，左眼视力下降偶伴眼球胀痛 3 年余。A. 眼底彩照示左眼 C/D 约 0.9，视盘颜色淡白；B. FFA 示造影早期左眼视盘毛细血管萎缩，视盘低荧光；C. FFA 示造影晚期视盘着染；D. 视盘 OCT 示左眼视盘上方及下方 RNFL 层厚度变薄；E. VEP 示左眼 1，0deg 及 15 分钟 P100 未测及稳定波形，闪光 VEP：左眼波形不良；F. 视野示：左眼视野普遍缺失

四、视神经肿瘤

【概述】

视神经肿瘤罕见，视乳头色素细胞瘤（melannocytoma of optic disc）是一种视乳头良性肿瘤。一般多见于黑色人种及脉络膜色素深浓者。系先天性疾病，一般不发展或发展缓慢，视力预后佳。

【临床表现】

视力可正常，当肿瘤很大或肿瘤内有坏死也会损害视力。视乳头内或其上有一灰至深黑色的肿瘤，肿瘤的大小和位置不一，肿瘤可沿视乳头的神经纤维及浅层视网膜内血管周围浸润，故边缘常呈不规则羽毛状，部分病例有视乳头水肿的表现。

【治疗原则】

一般不需特殊处理，随诊观察。

【疾病图解】

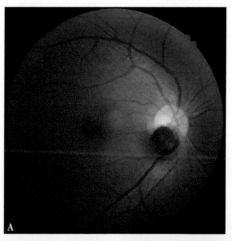

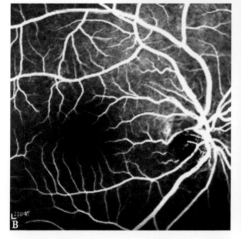 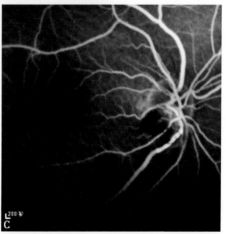

图 9-3-7　右眼视乳头色素细胞瘤

61 岁女性，右眼视力：0.6，右眼视力下降 5 个月。A. 眼底彩照示右眼视乳头表面近圆形黑色肿物，边界清晰，大于视乳头颞下象限，其上可见视网膜血管；B. FFA 示造影早期病灶区低荧光；C. FFA 示造影晚期仍呈低荧光，未见明显荧光渗漏

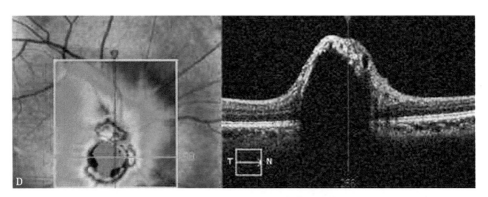

图 9-3-7 （续）右眼视乳头色素细胞瘤

D. OCT 示病灶区显示强反射遮蔽后方组织光信号

五、视乳头水肿

【概述】

视乳头水肿（papilloedema）系视乳头被动水肿，最常见的疾病为颅内压增高。

【临床表现】

一般视力无影响或轻度模糊。常伴有因颅内压增高所引起的症状，如头痛、呕吐、恶心等。眼底改变多见于双眼，也可先发生于一眼。早期乳头色稍红，边界模糊，隆起度常超过3个屈光度。视乳头及邻近视网膜可有出血、渗出、水肿。视网膜静脉充盈。视乳头水肿消退后颜色变污白，边界不整齐，形成继发性视神经萎缩。

【治疗原则】

对于视乳头水肿的治疗主要是处理导致颅内压升高的病因，同时给予减轻水肿及神经营养药物治疗。

【疾病图解】

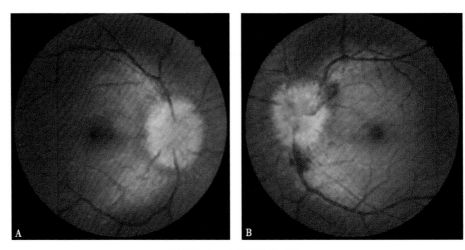

图 9-3-8 双眼视乳头水肿

35 岁女性，右眼裸眼视力：0.1，矫正视力：0.8，左眼裸眼视力：0.1，矫正视力：1.0，双眼视力下降半个月。A、B. 眼底彩照示双眼视乳头高度水肿、视网膜静脉扩张，左眼盘周放射状出血

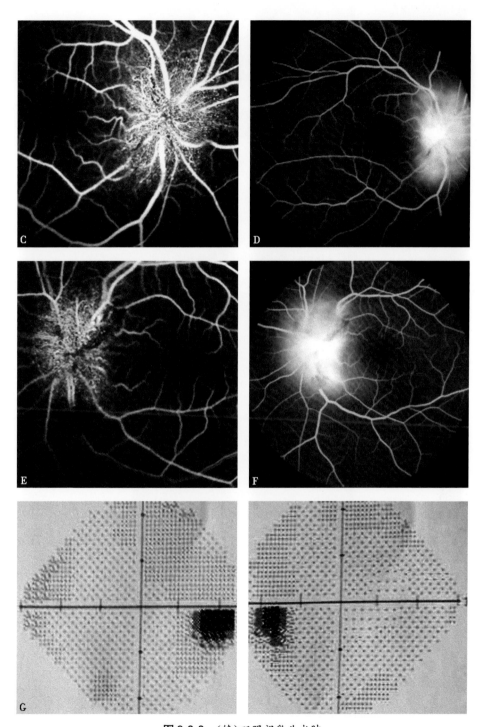

图 9-3-8 （续）双眼视乳头水肿

C、E. FFA 示双眼造影早期视盘毛细血管重度扩张；D、F. FFA 示双眼造影晚期视盘渗漏呈强荧光；G. 视野示：双眼生理盲点扩大

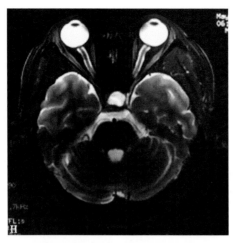

图 9-3-8 （续）双眼视乳头水肿

H. 眼眶 MRI 示：鞍内囊肿并双侧视神经鞘膜下积液

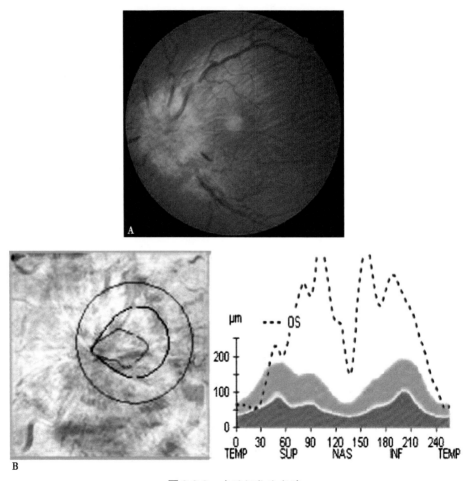

图 9-3-9 左眼视乳头水肿

36 岁男性，左眼视力：0.05，左眼眼球突 1 月余。A. 眼底彩照示左眼视乳头高度水肿、盘周少量出血，静脉迂曲扩张，网膜水肿皱褶；B. 左眼视盘 OCT 示：左眼视盘周围 RNFL 层明显增厚

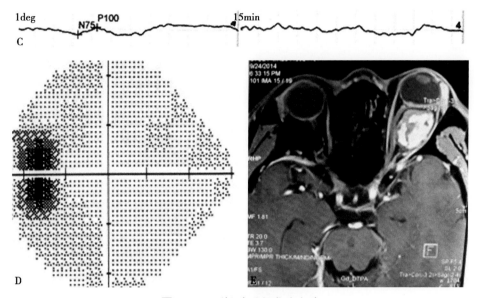

图9-3-9　（续）左眼视乳头水肿

C. VEP 示左眼 1，0deg P100 峰时正常范围，振幅降低。左眼 15 分钟未测及稳定波形；D. 左眼
视野示：生理盲点扩大；E. MRI 可见球后眶内占位病变压迫视神经

（王婵婵　陈大复）

第十章　眼　眶　病

眼眶病是一类较特殊的眼科疾病,涉及口腔颌面外科、耳鼻喉科、神经外科等领域。根据病变的病因、起源部位、组织学来源,可以分为先天发育异常、炎症、肿瘤、外伤等类型。

一、眼眶病的检查

(一)眼部检查

1. 眼球突出度测量　眼球突出度测量方法很多,临床常用方法包括 Hertel 眼球突出计、透明尺测量、CT 测量等。

(1) Hertel 眼球突出计测量:检查者与患者对坐,要求双方双眼平视高度基本一致。患者自然睁眼,向前平视,光线均匀投射在患者双眼角膜。检查者手持 Hertel 眼球突出计,调节两足板间距,将足板平置于双侧眶外缘皮肤表面,观察双眼角膜顶点在反光镜里的位置,并记录读数,读数内容包括:眶间距离、双眼眼球突出度。如:眼球突出度 12mm >—105mm—< 13mm。

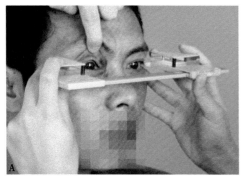
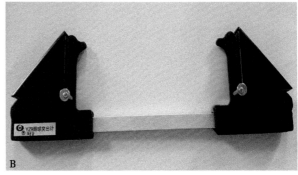

图 10-1-1　Hertel 眼球突出计检查
A. 眼球突出度测量过程; B. Hertel 眼球突出计

(2) CT 测量眼球突出计:采用水平位(轴位)扫面 CT 图像,选取晶状体中心与视神经眶内段全程显示在同一个层面的图像作为测量面(此层面为 Hertel 眼球突出计足板固定于眶外缘的位置,也是眶外缘的最低点)。选定测量面,在双侧骨性眶外缘表面之间画一水平连线,各眼的角膜顶点与这一连线的垂直距离即为所测量眼的眼球突出度。

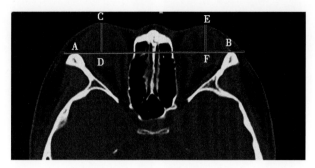

图 10-1-2 CD 长度即为右眼眼球突出度;EF 长度即为左眼眼球突出度

2. 眶区扪诊 位于眼眶浅部的肿块往往通过扪诊可触及。扪诊肿块应当注意病变位置、范围、形状、边界、表面情况,有无压痛、触痛、波动、搏动以及移动度等情况。

3. 眶内压测量 临床常用两拇指指腹对比向眶内压迫双侧眼球,估计眼球后阻力来估测眶内压。也有报道用眶压计测量眶内压,但临床鲜有使用。

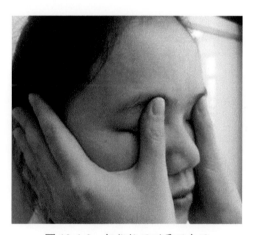

图 10-1-3 拇指按压测量眶内压

（二）医学影像学检查

1. 超声检查

（1）B 型超声:B 型超声检查采用直接检查法,探头直接置于眼部或者置于水囊,形成一幅二维图像,对眼眶深部及浅部进行检查。

（2）彩色超声多普勒:应用多普勒效应原理分析超声频移的一种诊断方法。眼眶检查可显示眼眶内各血管(眼动脉、睫状血管束、视网膜中央动脉)及眼眶病变内的血流情况,根据血管位置、血流方向、流速、阻力指数等,揭示正常和异常血流状况。

2. 计算机体层成像 计算机体层成像(computed tomography,CT):是以 X 线为信号源,以电子计算机辅助形成体层二维图像的成像技术。眼眶 CT 扫描平面扫描分为:水平位、冠状位和矢状位。

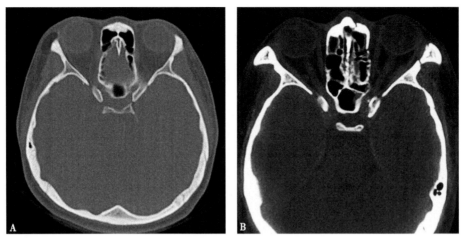

图 10-1-4 两种基线扫描视神经管的图示
A. OM 线为基线,轴位显示视神经走行与视神经管并不在同一层面;B. RBL 线为基线,轴位显示视神经走行与视神经管在同一层面
* 听眦线(orbitomeatal line,OM 线)为扫描基线,即外眦角至外耳道中心连线;
* 听眶线(raids base line,RBL 线)为扫描基线,即眶下缘与外耳道上壁连线

3. 磁共振成像技术　磁共振成像(magnetic resonance imaging,MRI)是利用磁共振原理,通过外加梯度磁场检测所发射出的电磁波,据此可以绘制成人体内部的结构图像。

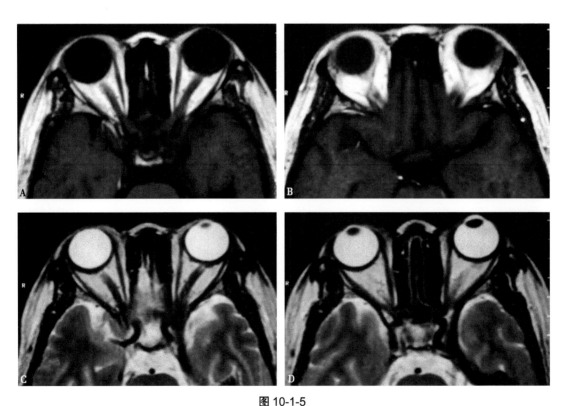

图 10-1-5
A、B. 正常眼眶核磁共振 T_1WI 像;C、D. 正常眼眶核磁共振 T_2WI 像

二、眼眶病的分类及发病率

眼眶疾病发病率各文献报告不一,本章摘选 Rootman 报道的 3919 例和宋国祥报道的3406 例眼眶疾病的分类及发病率(表 10-1-1,表 10-1-2)。

表 10-1-1　3919 例眼眶病分类(Rootman,2003)

病种	例数	%	病种	例数	%
甲状腺相关性眼病	2024	51.7	泪腺肿瘤	48	1.2
神经源肿瘤	192	4.9	结构异常(含囊肿)	491	12.5
淋巴增生性疾病	160	4.1	炎性病变	336	8.6
血管源性肿瘤	94	2.4	血管畸形	181	4.6
继发性肿瘤	92	2.3	萎缩和变性	65	1.7
间叶肿瘤	63	1.6	功能性疾病	112	2.9
转移性肿瘤	60	1.5	总计	3919	100

表 10-1-2　3406 例眼眶病分类(宋国祥,1999)

病种	例数	%	病种	例数	%
先天发育异常	16	0.5	泪囊肿瘤	6	0.2
眼眶炎症	328	9.6	继发性肿瘤	168	4.9
眼眶囊肿	398	11.7	转移癌	41	1.2
脉管瘤	671	19.5	淋巴造血系统肿瘤	97	2.8
肌源性肿瘤	68	2.0	血管畸形	259	7.6
纤维、脂肪、骨、软骨和间叶肿瘤	67	2.0	甲状腺相关性眼病	622	18.3
神经源肿瘤	337	9.6	外伤	127	3.7
泪腺肿瘤	164	4.58	其他	37	1.1
			总计	3406	100

第二节　眼 眶 炎 症

一、眶蜂窝织炎

眶蜂窝织炎(orbital cellulitis)是眼眶内软组织的一种急性化脓性炎症,主客观症状均较严重,甚至可引起脑膜炎或海绵窦血栓形成而危及生命。其病因常见如下:

1. 邻近病灶感染,如副鼻窦炎(以筛窦为最)、上颌骨骨髓炎、急性泪囊炎、面部丹毒、疖肿或口腔病灶等。

2. 眼眶、眼球、颜面部外伤或手术后感染。

3. 由身体远处感染灶蔓延、败血症或菌血症而引起。如能早期诊断,对其进行及时并且强有力的治疗,可减轻组织破坏,治愈炎症,否则会威胁患者的眼球和视力,如炎症向颅内扩散,危及患者生命。

【临床表现】

根据发病部位可分为:隔前眶蜂窝织炎、隔后蜂窝织炎,隔后蜂窝织炎又称为眶深部蜂窝织炎。而实际在临床上两者不易严格区分。

(1)隔前蜂窝织炎:指炎症和感染局限在眶隔之前的眼睑和眶周结构,眶隔后结构未受感染。主要表现为眼睑充血、水肿,眼球未受累,瞳孔及视力往往比较正常,无眼球转动障碍,眼球运动时无疼痛,结膜无明显充血。

(2)隔后蜂窝织炎:由眶软组织感染引起,常较严重,伴有明显的全身中毒症状,包括发热,神志萎靡,急性重病面容,白细胞增高。眼球明显前突,眼睑红肿,球结膜高度充血水肿,甚至突出于睑裂之外,可因高度眼球突出引起暴露性角膜炎。眼球运动明显受限,转动时疼痛。触诊时眼睑紧张且压痛明显。如发现视力减退和瞳孔异常,则提示病变累及眶尖部,系眶压过高或炎症及毒素直接侵犯视神经所致。炎症蔓延至眼内,可引起葡萄膜炎,眼底可见视网膜静脉迂曲,视盘水肿。如感染经眼上静脉蔓延至海绵窦引起海绵窦血栓、脑膜炎、脑脓肿或败血症,可出现谵妄、昏迷、烦躁不安、惊厥和脉搏减慢,可危及生命。

【治疗原则】

一旦诊断明确,应立即全身使用广谱抗生素抗感染治疗;同时取结膜囊分泌物细菌培养并做药物敏感实验,争取应用最敏感抗生素,如发生菌血症,可做血细胞培养确定病原菌;如怀疑内源性感染,快速查找定位感染源并积极处理原发灶感染。同时,根据病情可给予脱水剂降低眶压,减轻局部症状及保护视神经。局部同时使用抗生素等滴眼液、眼膏抗感染,保护角结膜。当炎症局限化脓时,可在超声引导下抽脓或者切开排脓。

【疾病图解】

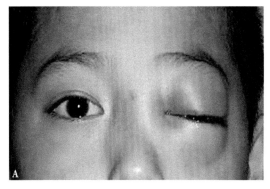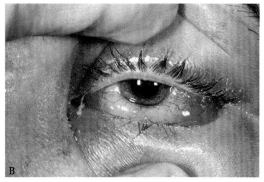

图10-2-1 眼眶蜂窝织炎

A. 左眼眶蜂窝织炎,眼睑肿胀,启闭困难,皮肤潮红,结膜囊大量分泌物,眶压增高;B. 左眼眶蜂窝织炎,眼睑肿胀,启闭不能,球结膜高度肿胀

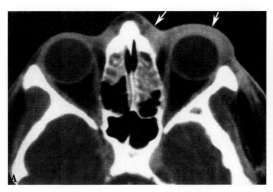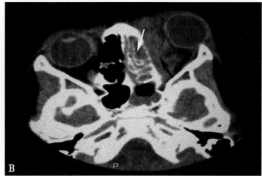

图 10-2-2　眼眶蜂窝织炎 CT 扫描图示

A. 左眼眶隔前蜂窝织炎，炎症局限于眶隔前，白色箭头所示为炎症肿胀区；B. 左眼全眶蜂窝织炎，黑色箭头所示眶隔前后炎症，白色剪头所示炎症源于左侧筛窦

二、特发性眼眶炎性假瘤

特发性眼眶炎性假瘤（idiopathic orbital inflammatory pseudotumor，IOIP）又名眼眶炎性假瘤，它实际为眼眶局部免疫紊乱引起的非感染性肉芽肿性特发性炎症，临床表现类似肿瘤，眼眶病中其发病率仅次于甲状腺相关性眼病。发病原因复杂，至今原因不明，一般普遍认为这是一种非特异性免疫反应性的疾病。本病常累及中年人，男女发病率相等，常为单眼。

【临床表现】

炎性假瘤按照病变主要侵犯部位可分为：肌炎型、泪腺炎型、视神经周围炎型、弥漫性眼眶炎症型、炎性肿块型等。肌炎型：患者常感双眼同时视时复视，眼球运动时偶有眼痛；泪腺炎型：上眼睑呈"S"形，上睑外侧皮肤肿胀，红斑形成；弥漫性眼眶炎症型和视神经周围炎型：常有眼周疼痛和视力下降；炎性肿块型：表现出肿块压迫症状。

【治疗原则】

全身和眶内局部使用糖皮质激素；糖皮质激素治疗无效和禁忌者，可采用小剂量环磷酰胺或小剂量化疗；不能控制或反复发作的炎性假瘤，可酌情考虑适当的手术切除。

【疾病图解】

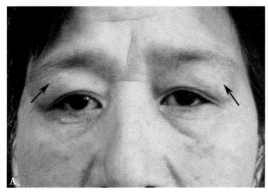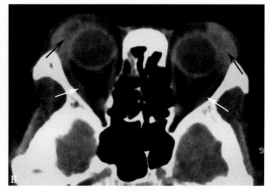

图 10-2-3　双眼泪腺炎

患者女性，53 岁，主诉"双眼反复肿胀眼红 3 年"。A. 双眼泪腺炎为主型，箭头所示双侧泪腺区肿胀，可触及皮下包块；B. 眼眶 CT 提示双眼泪腺炎为主型，同时合并肌炎，黑色箭头示泪腺炎，白色箭头示外直肌肌腹及肌肉止端增粗，右眼为著

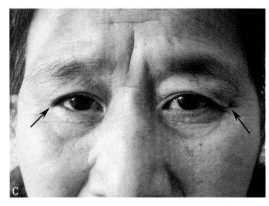
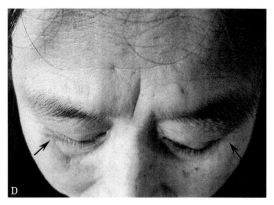

图 10-2-3 （续）双眼泪腺炎

C、D. 经过 1 周糖皮质激素治疗后，双侧泪腺区包块明显缩小

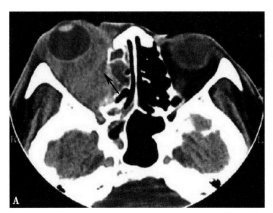
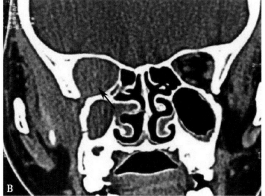

图 10-2-4 眼眶弥漫性炎性假瘤 CT 扫描图示

A、B. 眼眶 CT 提示右眼眶弥漫性炎性假瘤，黑色箭头所示为眶内炎症表现

三、甲状腺相关性眼病

甲状腺相关性眼病（thyroid associated ophthalmopathy，TAO）成年人眼眶病中发病率居首，过去命名多而且混乱，如 Graves 眼病、眼型 Graves 病等。虽然名称各异，但均具有相同的临床特点，即伴有甲状腺功能异常的眼眶疾病。可单眼发病，双眼先后发病或双眼同时发病，甲状腺功能可以表现亢进、正常甚至低下。虽经多年研究，但其确切发病机制至今尚未完全阐明，目前普遍认为其与免疫系统相关。此病好发于中青年女性。治疗上以对症治疗为主，往往不能从根本上阻止疾病的进展，目前该病是眼科的难点。

【临床表现】

1. 眼睑征　眼睑退缩和上眼睑迟落，常伴有眼睑水肿。

2. 眼外肌病变　眼外肌肌腹部梭形增粗增大，致使眼球运动障碍、复视症状。

3. 眶内软组织病变　眶内软组织水肿、增生致使眼球突出，严重者睑裂闭合不全继发暴露性角膜炎。

4. 视神经病变　眶尖部狭窄导致视神经受压而发生病变。

【治疗原则】

甲状腺相关性眼病的治疗包括全身治疗和眼部治疗。

1. 全身治疗　如患者存在甲状腺功能异常（亢进、低下），应在内分泌科医生的指导下对甲状腺功能异常进行治疗。

2. 眼部的治疗

（1）药物治疗：病变的早期全身应用糖皮质激素或者眶内糖皮质激素注射，大部分可取得良好的效果。同时根据疾病发展情况给予保护角膜、视神经功能等药物治疗。

（2）放射治疗：药物治疗无效或者有药物使用禁忌证的患者可采用放射治疗。

（3）手术：手术治疗主要包括眶减压术、眼睑退缩矫正及眼外肌病变手术。

【疾病图解】

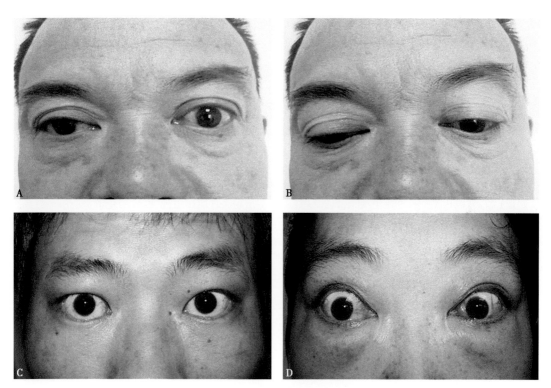

图 10-2-5　甲状腺相关性眼病

A. 双眼眼球突出，第一眼位右眼外斜视，左眼上睑退缩；B. 左眼上眼睑迟落；C. 双眼眼球突出，上下睑退缩；D. 双眼眼球突出，上睑重度退缩，结膜充血，暴露性角膜炎

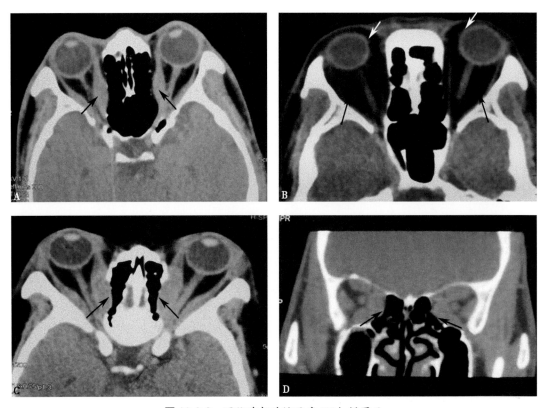

图 10-2-6 甲状腺相关性眼病 CT 扫描图示

A. 肌肉增生为主型，眼外肌梭形增粗，眶尖部压迫视神经，箭头所指为增粗的内直肌；B. 脂肪增生为主型，眼外肌未见明显增粗，黑色箭头所指为肌锥内脂肪增生，白色箭头所指为肌锥外脂肪增生；C、D. 肌肉增生为主型，双眼内侧壁长期压迫变形凸向筛窦，眶尖部增粗眼外肌压迫视神经，黑色箭头所示为内直肌压迫眶内侧壁变形

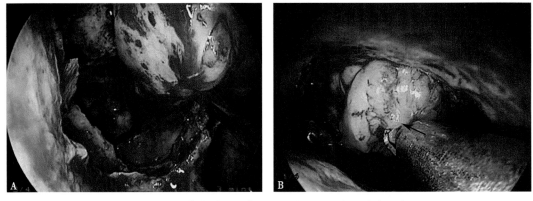

图 10-2-7 鼻内镜下经鼻腔入路左侧眼眶内侧壁减压术

A. 箭头所示为切开左侧眶内侧壁骨膜，眶内脂肪溢出；B. 箭头所示为眶内脂肪抽吸过程

第三节　眼眶肿瘤

一、海绵状血管瘤

海绵状血管瘤（cavernous hemangioma）因瘤体内有较大的血管窦腔，呈海绵状而得名，是成年人最常见的原发性眶内肿瘤，其病因尚不明确。海绵状血管瘤的发生略有性别倾向，多发生于女性。因其为良性肿瘤，生长缓慢，但当肿瘤生长较大时或者肿瘤位于眶尖部对视神经产生压迫时可危及视力。

【临床表现】

多发于单侧眼眶，偶见双侧。海绵状血管瘤多缓慢增长，引起缓慢地、渐进性眼球突出，早期缺乏症状和体征，患者多不能自行察觉，就诊时多已有眼球突出。因瘤体多位于球后，轴性眼球前突多见。当肿瘤逐渐增大压迫眼球或者压迫视神经，视力可出现下降，尤其处于眶尖部肿瘤，可在早期则出现视功能损害。晚期可出现眼球运动障碍，多因瘤体缓慢增长，造成眼球运动机械性阻碍所致。

【治疗原则】

因海绵状血管瘤无恶变，如临床症状不明显者，可选择观察保守治疗。如肿瘤发生严重并发症：严重的眼球突出、威胁视力等，可选择手术摘除治疗。手术治疗应当选择合理的手术入路，同时结合微创理念提高手术成功率、减少创伤、增加患者满意度。

【疾病图解】

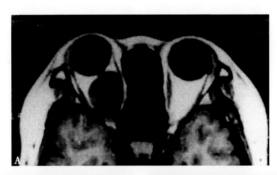

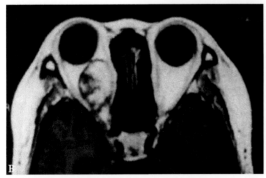
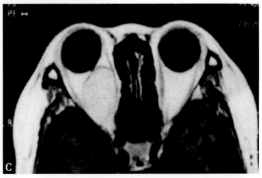

图 10-3-1　海绵状血管瘤在行 CT 增强或者 MRI 增强检查时，可出现特征性的"渐进性强化"，即随检查时间推移可表现出瘤体渐进性的强化过程
A. 右眼眶内瘤体未强化；B. 瘤体部分强化；C. 瘤体全部强化

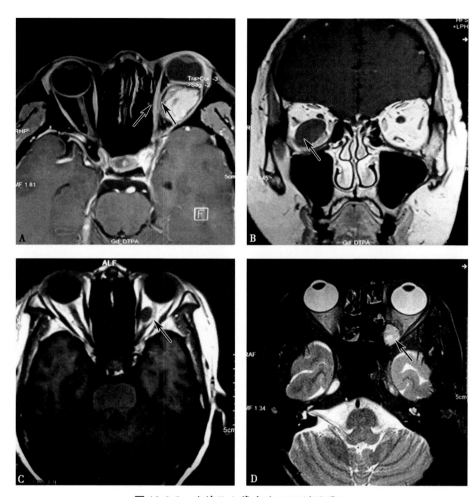

图 10-3-2　海绵状血管瘤的 MRI 增强图示
A. 左眼球后肌锥内海绵状血管瘤将视神经压向鼻侧，黑色剪头所示为视神经被压迫变形；
B. 右眼肌锥内下方巨大海绵状血管瘤，黑色剪头所示为肿瘤瘤体；C. 左眼肌锥内近内侧壁
海绵状血管瘤，黑色箭头所示瘤体轻度压迫视神经；D. 左眼眶尖部海绵状血管瘤，黑色箭头
所示为瘤体组织

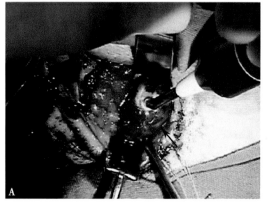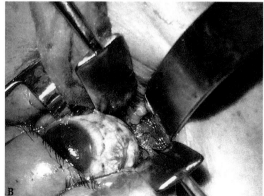

图 10-3-3　眼眶不同部位海绵状血管瘤
A. 左眼上穹窿径路肌锥内巨大海绵状血管瘤联合冷凝娩出术；B. 左眼肌锥外海绵状血管瘤结膜径路取出术

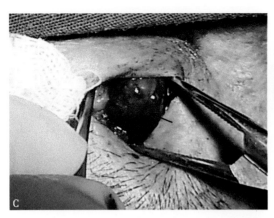

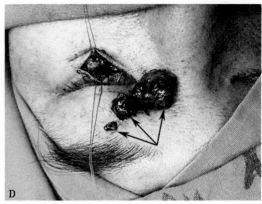

图 10-3-3 （续）眼眶不同部位海绵状血管瘤

C. 左眼上睑内侧皮肤径路眶内海绵状血管瘤摘除术；D. 左眼下眼睑皮下多发性海绵状血管瘤　注：黑色箭头所示为摘除的瘤体

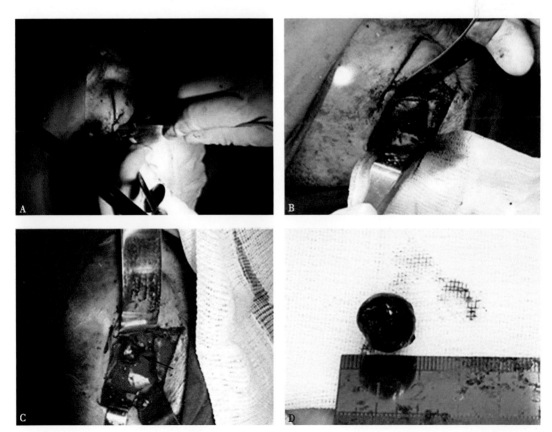

图 10-3-4 患者男性，54 岁，主诉左眼眼球突出伴视物不见 2 天；全麻下行"左眼外侧开眶眶内肿瘤摘除术"，黑色箭头为外侧开眶后暴露肌锥内肿瘤瘤体

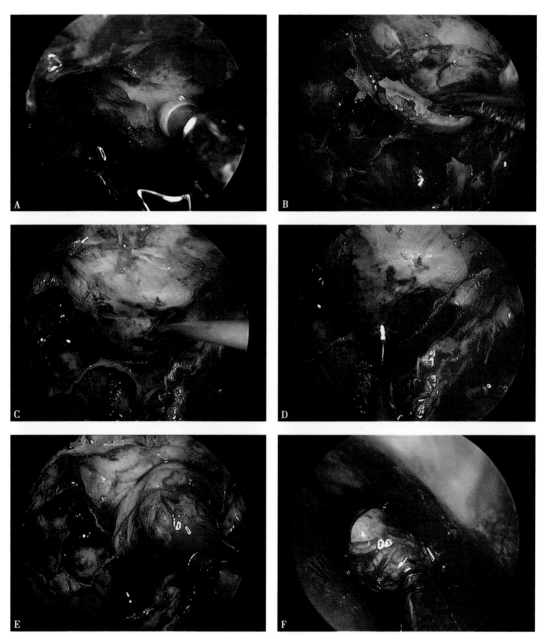

图 10-3-5 鼻内窥镜下经左侧鼻腔径路眶尖海绵状血管瘤摘除术

A. 眶尖内侧壁磨薄骨壁；B. 剥除眶尖瘤体部位内侧骨壁；C. 切开眶内侧壁骨膜；D. 钝性分离眶骨膜与瘤体；E、F. 鼻窦组织钳摘除肿瘤 注：黑色箭头所示瘤体

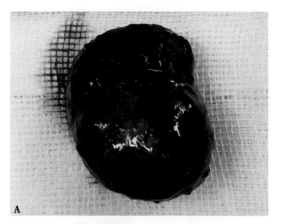

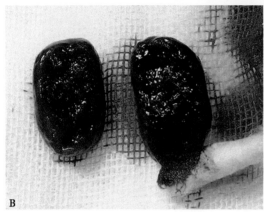
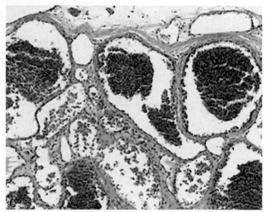

图 10-3-6

A. 海绵状血管瘤大体肉眼观，类圆形，紫黑色，有完整包膜；B. 切开瘤体，可见切面细小血窦腔；C. 镜下病理切片：可见大小不等、形态不一的管腔，管壁薄，管腔内含红细胞，间质纤维增生，淋巴细胞浸润（HE×10）

二、神经鞘瘤

神经鞘瘤（neurilemmoma）是眼眶周围神经鞘细胞形成的一种良性肿瘤，发生于眶内者比较多见。本病可发生于任何年龄，多见于 21～50 岁，缺乏性别和眼别差异。部分患者因肿瘤压迫视神经发生视神经萎缩，从而造成视功能损害。

【临床表现】

因肿瘤生长较慢，初期常缺乏明显症状和体征，当肿瘤增大到一定程度后可引起眼球突出。慢性进展性的眼球突出是其就诊的主要原因。肿瘤多发生于肌锥内及眼眶上部，所以常表现眼球轴性前突或眼球向下方移位并前突。

【治疗原则】

神经鞘瘤对于放疗和化疗均不敏感，手术切除是治疗神经鞘瘤的最佳方法。虽然神经鞘瘤进展缓慢，但其不停的增大，最终将破坏视功能，故应早期发现，早期手术摘除。

【疾病图解】

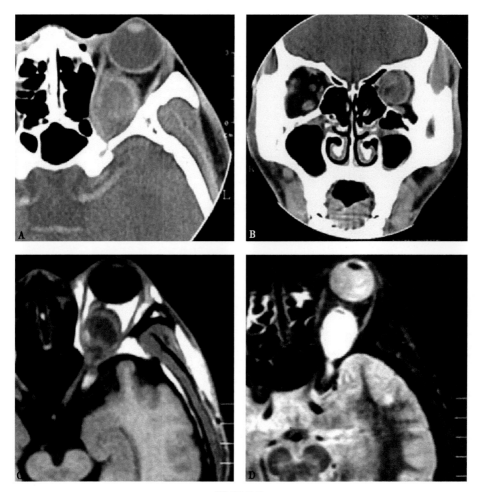

图 10-3-7

A、B. 眼眶 CT 显示视神经鞘瘤位于左眼眶上方,瘤体中等密度影；C. T₁WI 显示瘤体中等信号影；D. T₂WI 显示瘤体呈高等信号影

三、脑膜瘤

脑膜瘤(meningioma)是一种发生于脑膜细胞的良性肿瘤,根据来源分为原发于眼眶的原发性脑膜瘤以及原发于颅内或鼻窦的继发性脑膜瘤两大类。其发病率高,具有较严重的视力破坏性。眼眶内脑膜瘤具有一定的性别倾向,多数发生于女性成年人,男女比例为 2∶3。

【临床表现】

"脑膜瘤四联症"：单侧性眼球突出、视力丧失、视神经萎缩和视神经睫状静脉。

【治疗原则】

目前对于视神经鞘脑膜瘤的治疗原则：对于视力稳定在好于 20/50 以上者,保守观察,每年定期复查视野、影像检查；视力低于 20/50 者建议采用三维立体定向放疗；对于视力丧失且眼球突出明显者应手术摘除肿瘤。

【疾病图解】

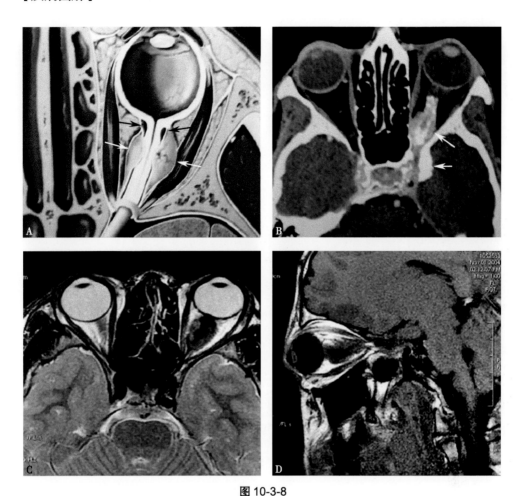

图 10-3-8

A. 显示肿瘤围绕视神经生长；B. 瘤体内不均匀增强；C. T$_1$WI 显示中等信号影；D. T$_2$WI 显示中等信号影

四、视神经胶质瘤

视神经胶质瘤（optic nerve glioma）是发生于视神经内胶质细胞的良性肿瘤。眶内段视神经走行最长，原发于此段的胶质瘤最为常见。视神经胶质瘤多发于 10 岁以内的儿童，是儿童最常见的视神经肿瘤。本病具有明显的性别倾向，女性较为多见。

【临床表现】

视神经胶质瘤的症状和体征往往与肿瘤发生的位置和就诊时间有明显的关系。其典型的临床表现有视力减退、无痛性眼球突出、视盘水肿或视神经萎缩。

【治疗原则】

对于视力较好，眼球突出不明显，瘤体组织距离视神经管较远者，可定期观察；视力低于指数，眼球突出明显者，则积极手术治疗。

【疾病图解】

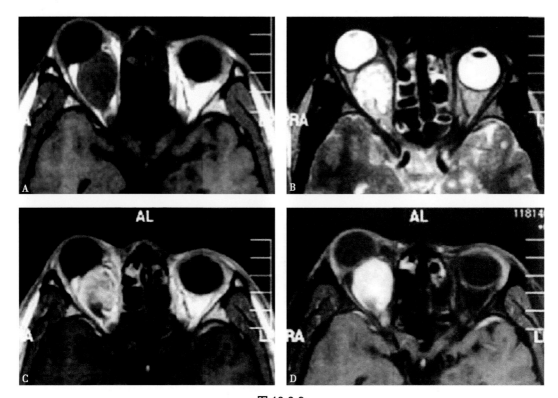

图 10-3-9
A. T_1WI 肿瘤显示中等信号影；B. T_2WI 肿瘤显示为高等信号影；C、D. 瘤体均匀强化

五、横纹肌肉瘤

横纹肌肉瘤（rhabdomyosarcoma）是一种分化程度不同的横纹肌母细胞所构成的高度恶性肿瘤。其发病年龄较为广泛，自出生至成年人均可发病，但一半多见于 10 岁以内的儿童，为儿童时期最为常见的眶内恶性肿瘤。缺乏性别倾向，常发生于单侧眼眶，偶见双侧。

【临床表现】

临床发病急剧，表现为迅速发展的眼球突出和眼眶肿块。该肿瘤可发生于眼眶内任何部位，但最多见于眶上部。

【治疗原则】

目前的治疗原则普遍认为是化疗 - 手术 - 放疗 - 化疗，强调手术、放疗和药物并举的综合疗法。手术一般选择根治术，即眶内容物剜出术。

【疾病图解】

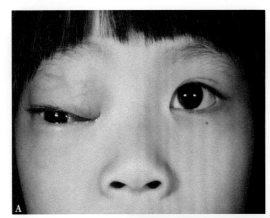 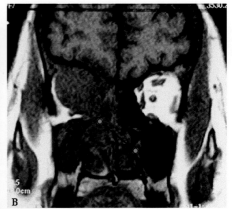

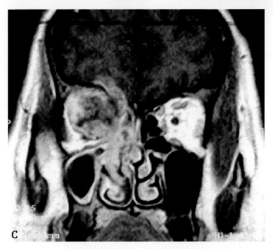

图 10-3-10　右眼眶内横纹肌肉瘤,黑色箭头显示瘤体突破下壁侵入上颌窦,侵犯内侧壁侵入筛窦

六、泪腺多形性腺瘤

泪腺多形性腺瘤(pleomorphic adenoma)也称泪腺混合瘤,因肿瘤在组织病理学上含有上皮及多种间质成分而得其名,是泪腺上皮性肿瘤中最多见的一种。该肿瘤常发生于成年人,平均发病年龄在30~40岁之间,无明显性别倾向。

【临床表现】

最常见的症状为单眼缓慢进行性眼球突出,眼球向内下方移位,无炎症表现,无自发性疼痛。上眼睑肿胀或者下垂状态,以外侧为重,呈现"S"形。眼眶颞上方可扪及硬性肿物,表面光滑,边界清晰,较固定,移动度差。

【治疗原则】

泪腺多形性腺瘤最佳治疗手段为手术一次性完整的切除肿瘤,包括假包膜,如假包膜与骨膜融合在一起,瘤体周围骨膜也需一并除去。肿瘤周围正常的泪腺也应一并切除,这样可以降低复发概率。复发的肿瘤应根据复发的范围和部位行部分眶内容物或者全眶内容物切除术。术后补充 40~60Gy 的放射治疗可减少再次复发概率。

【疾病图解】

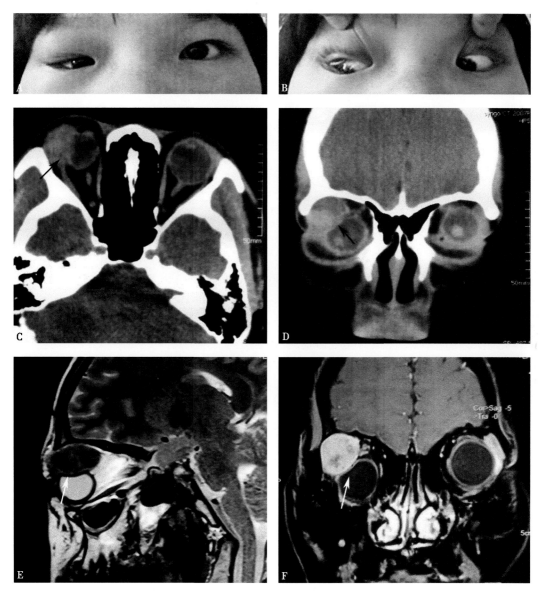

图 10-3-11 患者女性，23 岁，主诉发现右眼肿块半年

A. 右眼泪腺区"S"形肿胀，眼球向鼻下方移位；B. 颞上方结膜脱垂；C、D. 眼眶 CT 提示瘤体位于眼眶颞上方，呈均匀中等密度影，类圆形，边界清楚，压迫眼球，球壁变形，眼球向鼻下方，黑色箭头所示为肿瘤压迫眼球致眼球变形；E、F. 眼眶 MRI 显示瘤体位置及形态与 CT 对应

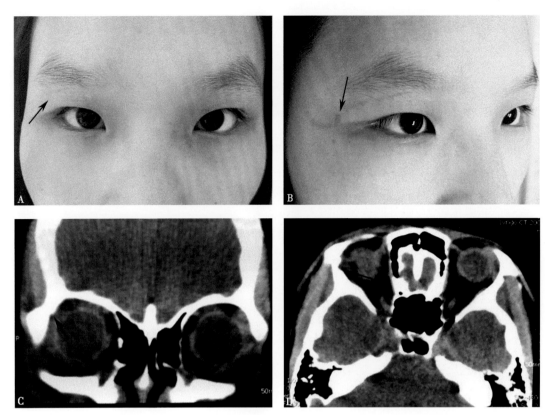

图 10-3-12

A、B. 术后 3 个月患者外观：眼位基本恢复正常，右眼眼球轻度内陷，黑色箭头所示右侧眉弓下皮肤"S"形手术切口径路后瘢痕；C、D. 术后眼眶 CT，肿瘤已摘除，黑色箭头所示为术中骨膜切除及相应部位进行磨骨处理后骨质部分缺损征象

第四节 眼 眶 外 伤

一、眼眶骨折

眼眶骨折分为单纯性眼眶骨折和复合性眼眶骨折。

（一）单纯性眼眶骨折

单纯性眼眶骨折又称为爆裂性眼眶骨折（blow-out fracture），指间接外力造成的眼眶壁薄弱处破裂，以及眶内软组织脱出甚至嵌顿引起的一组综合征，以眶缘完整为特征。钝性物体直接打击或者撞击眼前部，致使眶压突然增高，导致眼眶壁薄弱处爆裂，骨折部位多见于眶内下壁。

【临床表现】

外伤早期可表现为伤眼眼睑肿胀、淤血、眼球突出、复视等软组织损害反应，后期往往出现典型临床表现。

（1）眼球内陷：眼眶内侧壁或下壁骨折引起的眼球内陷多发生在外伤 10 天后。

（2）限制性斜视、复视和眼球运动障碍：伤后患者常常表现伤眼限制性斜视、眼球运动障碍，双眼同时视时出现复视症状。

（3）眼球移位：眶内脂肪、眼外肌等疝入到上颌窦或者筛窦，引起眼球向下方移位或者向鼻侧移位，外伤严重者眼球可疝入鼻窦。

（4）伴随症状：眶下神经支配区域感觉障碍、眶内气肿、血肿等。

【治疗原则】

单纯性眼眶骨折的治疗方案包括保守治疗、早期手术治疗和晚期手术治疗。

（1）保守治疗：对于眶壁骨折较轻，骨折面积较小、骨性眼眶无明显扩大，无明显眼球内陷和移位，眼眶 CT 明确显示无眼外肌嵌顿和陷入者，给予保守观察。

（2）早期手术治疗：一般指伤后 14 天内手术，以下情况应该早期手术干预治疗。斜视、复视和眼球运动障碍明显者；眼球内陷或者移位≥3mm；牵拉试验阳性，无恢复趋势；CT 显示眶壁骨折范围较大，眼外肌嵌顿和陷入骨折处者。

（3）晚期手术治疗：一般指伤后 3 周以后的手术。单纯性眼眶骨折经过保守治疗或者手术治疗后，仍然存在复视和明显眼球内陷者，需要手术治疗或再次手术治疗。

【疾病图解】

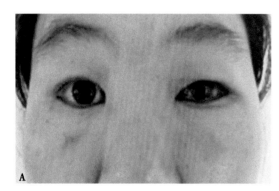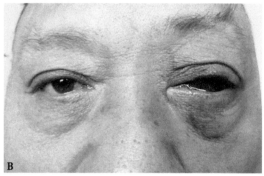

图 10-4-1

A. 左眼爆裂性眶内侧壁骨折，左眼眼球内陷，结膜充血；B. 左眼爆裂性眶内侧壁骨折，内直肌麻痹，眼球外转位

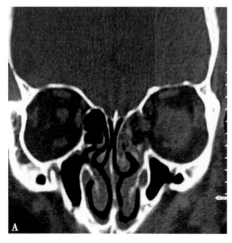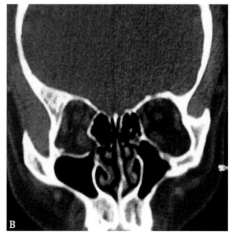

图 10-4-2

A. 冠状位 CT 示左眼眶内侧壁骨折，内直肌陷入骨折处；B. 冠状位 CT 示右眼眶下壁骨折，下直肌向下方移位

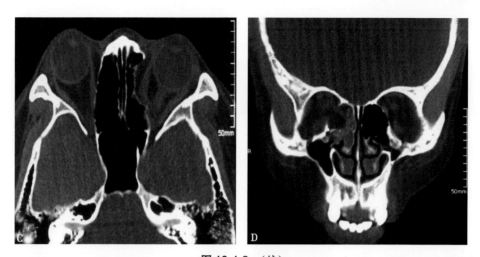

图 10-4-2 （续）
C. 水平位 CT 示左眼眶内侧壁骨折，内直肌陷入骨折处；D. 冠状位 CT 示右眼眶内下壁骨折

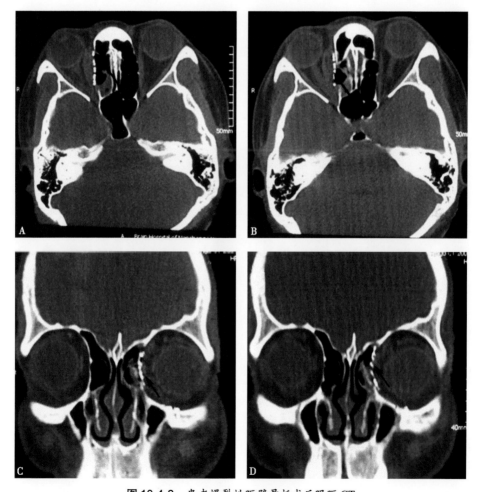

图 10-4-3 患者爆裂性眶壁骨折术后眼眶 CT
A、B. 水平位显示左眼眶内侧壁轮廓与对侧基本对称；C、D. 冠状位 CT 左眼内侧壁轮廓恢复与对侧基本对称 注：黑色箭头所示为：Medpor-TITAN 复合材料种植体

【特殊类型眶壁骨折】

Trapdoor 眼眶骨折是一类特殊类型的爆裂性眼眶骨折,最常见于儿童,因儿童骨骼未发育成熟,较成人更富有弹性。当外力作用于眼眶时,眶壁因其弹性良好,于骨折后迅速回弹,将眼外肌或其他眶内软组织卡压于骨折缝,造成眼外肌嵌顿、麻痹,甚至形成眼外肌缺血、坏死。只要诊断明确,应尽快手术干预,复位嵌顿卡压的眼外肌。

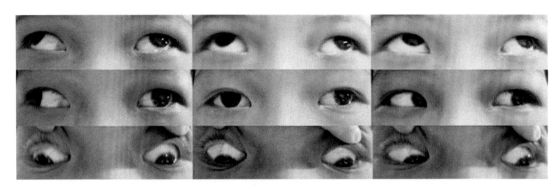

图 10-4-4　第一眼位时左眼呈外转位状态,内转时左眼运动不到位

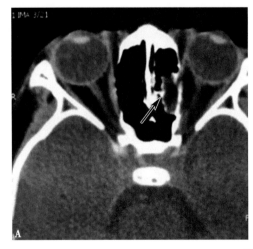
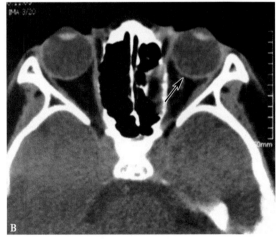

图 10-4-5

A、B. 左眼内直肌嵌顿夹持于内侧壁骨折缝隙,黑色箭头所示骨折缝及内直肌嵌顿夹持

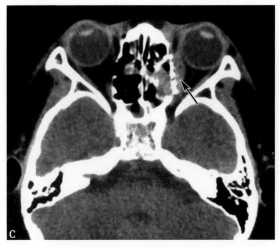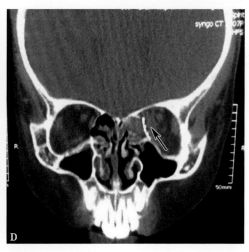

图 10-4-5 （续）

C、D. 左眼眶内侧壁 Tapdoor 骨折松解联合 Medpor-TITAN 复合种植体修补术后第三天眼眶 CT，黑色箭头所示为松解复位后内直肌肿胀增粗

（二）复合性眼眶骨折

根据范先群提出的分类方法，可以将复合性眼眶骨折（complex orbital fractures）分为：眶颧颌骨折、鼻眶筛骨折、额眶骨折、多发性眼眶骨折和特殊类型骨折。

【临床表现】

除了如眼球内陷、复视、眼球运动障碍等表现以外，还可表现出各自特有的特征，如：眼球移位、眼眶畸形、眼部感觉神经障碍、视力损伤及其他眶周骨骨折所表现出的相应症状和体征。

【治疗原则】

在排除颅内损伤等危及生命的复合伤后，或者度过危险期后，需尽早手术内固定，尽可能解剖复位。复合性眼眶骨折经常涉及神经外科、口腔颌面外科、耳鼻喉科，此时需要多个学科医师联合手术。

【疾病图解】

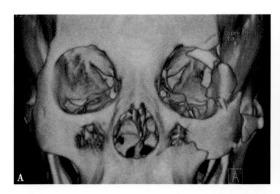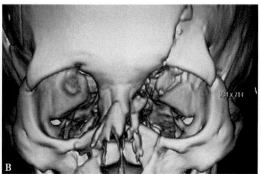

图 10-4-6　各种复合性眼眶骨折眼眶 CT 三维重建图

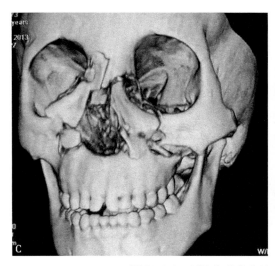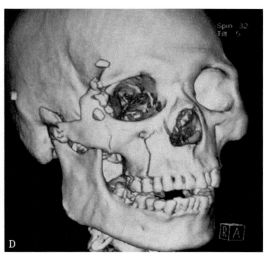

图 10-4-6 （续）各种复合性眼眶骨折眼眶 CT 三维重建图

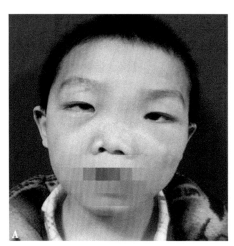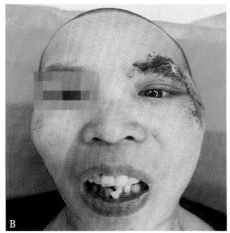

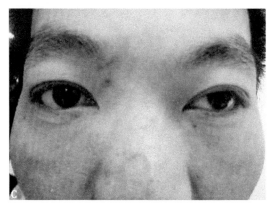

图 10-4-7

A. 复合性眼眶骨折后双眼眼位偏斜，歪颈，鼻根部塌陷畸形；B. 颧弓骨折，张口不能，眼位异常；C. 复合性眼眶骨折左眼外斜位，鼻根部塌陷，左眼外斜视

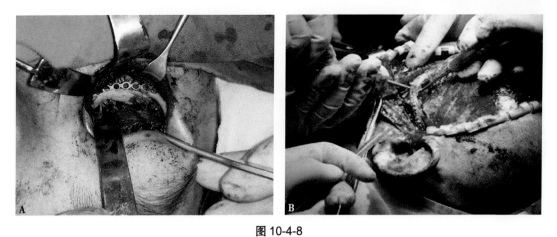

图 10-4-8
A. 羟基磷灰石骨板修复下壁骨折,钛板重建下壁眶缘骨缺损区;B. 头皮冠状切口整复复合性眼眶骨折

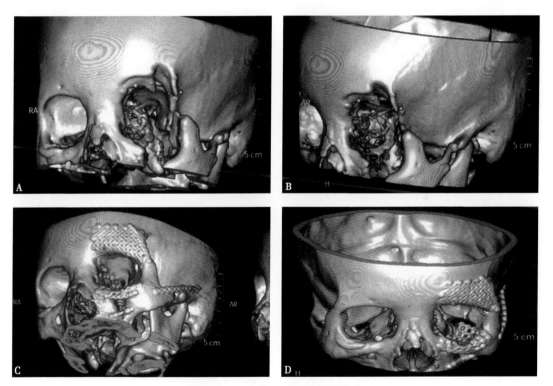

图 10-4-9 复合性眼眶骨折整复术
A、B. 术前眼眶 CT 三位重建;C、D. 术后眼眶 CT 三位重建

二、眼眶异物伤

眼眶异物伤(orbital foreign body)为开放性眼眶损伤,是由外界物体刺入眼眶引起,有时伴有眼眶穿孔伤或者眼球贯通伤。

【临床表现】

包括眼眶穿孔伤或者眼球贯通伤的临床表现及眶内异物表现。

【治疗原则】

任何眼眶穿孔伤或开放性眼眶损伤,手术清创缝合时均应检查有无异物残留。①植物类异物:所有植物类异物,生物组织不能耐受,均应尽早彻底取出;②金属异物:眶内小的金属异物,如无机械性障碍,可不取出。较大的异物或者邻近视神经的异物必须取出。铜质金属异物可引起化脓性炎症,必须取出;③塑料、砂石、玻璃等异物:为非刺激性异物,如异物较小,未造成功能障碍,无炎症反应可不予取出,否则必须取出;④橡胶类:应当尽早取出。

【疾病图解】

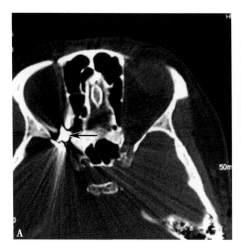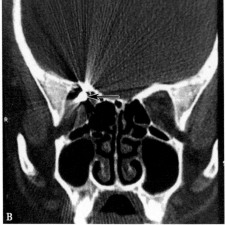

图 10-4-10 右眼眶尖金属异物及金属异物放射状伪影

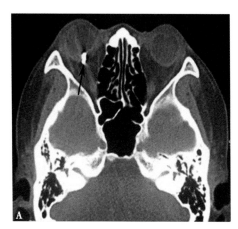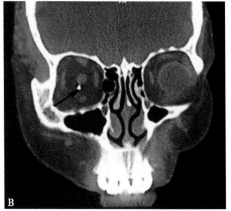

图 10-4-11 右眼眼球贯通伤,箭头所示金属异物嵌顿于后极部球壁,达眶内

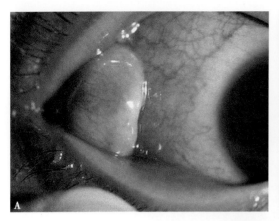 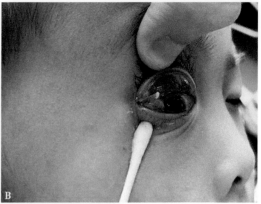

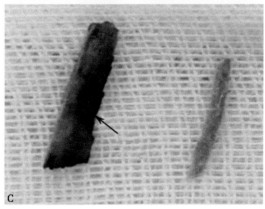

图 10-4-12　患者男性,5 岁,主诉"右眼不小心竹棍击伤后眼红、眼痛 2 周",急诊全麻下行"右眼结膜入路眶内肉芽肿切除联合眶内异物取出术"

A. 右眼"竹签"戳伤后 2 周颞侧结膜肉芽增生; B. 伤后 3 周小竹片自行排出; C. 黑色剪头所示为手术再次取出另一腐朽竹片

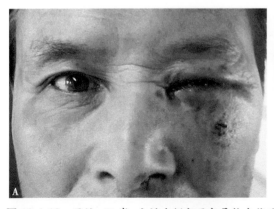 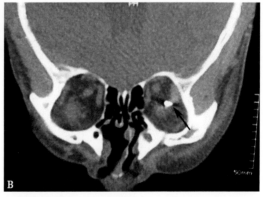

图 10-4-13　男性,63 岁,主诉左侧颜面部异物击伤后眼痛眼胀 2 天;急诊全麻下行"左眼下睑睫毛下皮肤入路眶内异物取出术"

A. 患者伤后 2 天外观照,左侧颜面部眶下缘可见皮肤裂口,皮肤裂口即为异物穿通口; B. 眼眶 CT 示左眼眶内球后异物,黑色箭头所示为异物

255

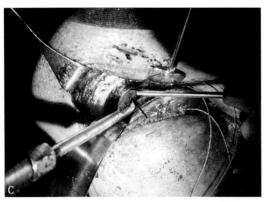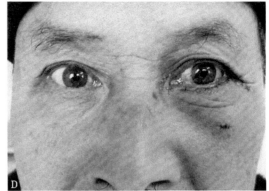

图 10-4-13 （续）男性，63 岁，主诉左侧颜面部异物击伤后眼痛眼胀 2 天；急诊全麻下行"左眼下睑睫毛下皮肤入路眶内异物取出术"
C. 黑色箭头所示术中磁铁协助取出生锈金属异物；D. 术后一周外观照（未拆线）

三、外伤性视神经病变

外伤性视神经病变（traumatic optic neuropathy，TON）指视神经管及其附近的视神经受到间接外力的作用而损伤，包括视神经管内段、眶口和颅口附近的视神经损伤。近年来，由于交通、工业的发展，TON 的发生有增多的趋势。

【临床表现】

严重的视力障碍：TON 多导致严重的视力损害，多数患者丧失光感或者仅存光感。瞳孔传入通路障碍：伤眼瞳孔相对传导阻滞。眼底改变：一般早期无眼底改变，伤后 2～3 周后，视盘逐渐变苍白，视神经纤维层萎缩。

【治疗原则】

TON 应当作为眼科急诊，必须积极处理，以最大程度抢救视力为目的。尽快给大剂量糖皮质激素冲击，20% 甘露醇快速滴注，神经营养等药物治疗。关于视神经减压手术的适应证：①迟发型视力丧失，接受大剂量糖皮质激素治疗无效者；②伤后视力丧失，使用大剂量激素治疗后好转，治疗过程中视力再次下降；③影像检查明确视神经受骨折片压迫者。

【疾病图解】

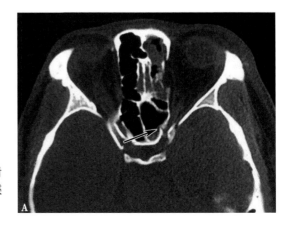

图 10-4-14
A. 水平位 CT 示左眼视神经管内侧壁骨折，骨折附近蝶窦少量积血，注：黑色剪头所指为骨折线及蝶窦积血

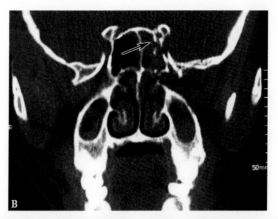

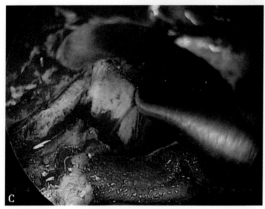 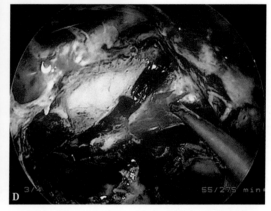

图 10-4-14 （续）

B. 冠状位 CT 示左眼视神经管内侧壁骨折,骨折附近蝶窦少量积血,黑色剪头所指为骨折线及蝶窦积血;
C. 鼻内镜下经蝶窦径路右眼视神经减压术,图为剥离视神经管内侧壁骨片;D. 鼻内镜下经蝶窦径路左眼
视神经减压术,图为切开视神经鞘膜

（王耀华　廖洪斐）

第十一章 眼外伤

第一节 概 述

机械性、物理性和化学性等因素直接作用于眼部，引起眼球或（和）附属器的结构和功能的损害统称为眼外伤（ocular trauma）。临床上经常按照致伤原因把眼外伤分为机械性眼外伤（mechanical ocular trauma）和非机械性眼外伤（non-mechanical ocular trauma）两大类，机械性眼外伤主要包括眼钝挫伤、穿通伤和异物伤等；非机械性眼外伤主要有眼热烧伤、化学伤、辐射伤和毒气伤等。按照伤情的严重程度可以把眼外伤分为轻、中、重度伤三个等级。

在眼外伤中，机械性眼外伤占绝大多数。为规范眼外伤的命名和分类，方便临床诊疗和预后评估，1996年国际眼外伤学会推荐应用新的机械性眼外伤命名和分类方法（图11-1-1）。在该分类中，以眼球为参照，开放与闭合、穿通与贯通都是针对眼球而言，而不是受损组织。眼球壁仅指巩膜和角膜。凡是眼球壁无全层伤口者为闭合性眼外伤（closed globe injury），若存在贯通全层的伤口则为开放性眼外伤（open globe injury）。

开放性眼外伤的分区：Ⅰ区损伤仅限于角膜和角巩缘，Ⅱ区损伤可达到角巩缘后5mm的巩膜范围，Ⅲ区损伤则超过角巩缘后5mm。有多个伤口者以最后的伤口为准，眼内异物以入口为准，贯通伤以出口为准。

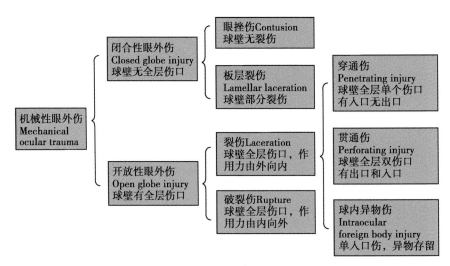

图 11-1-1　机械性眼外伤的国际分类

【治疗原则】

眼外伤的处理原则及注意事项：

（1）如合并有休克和重要器官损伤，应由相关科室首先抢救生命。如同时有眼球破裂伤时必须加盖硬质透气眼罩，待生命体征平稳后再行眼科处理。

（2）化学伤应在现场争分夺秒地用大量水反复冲洗伤眼。

（3）对疑有开放性眼外伤的患者检查时应该轻柔，避免挤压，以免导致眼内容物脱出。可在表面麻醉下用眼睑拉钩检查。眼球表面的异物和血痂不应随便清除，应由眼科医师在手术室检查并处理。如合并眼睑裂伤，应先修复眼球再缝合眼睑。

（4）眼球破裂伤不提倡做Ⅰ期眼球摘除术，伤后无光感不是眼球摘除的主要适应证，很多伤后无光感的眼球破裂严重的患者在有条件的医院经过良好的治疗可以获得眼球的解剖和功能的部分恢复，甚至可以抢救到部分有用视力。

（5）眼睑血液循环丰富，组织修复能力强，一旦缺损或畸形修复会引起严重并发症，因此不可随意将组织剪除或丢弃，应尽量分层对位缝合。

（6）开放性眼外伤应肌内注射抗破伤风血清。

（7）眼外伤应合理使用抗生素，开放性眼外伤可局部和全身使用广谱抗生素预防感染。眼内感染时，可采用玻璃体内给药，因存在血眼屏障，全身应用抗生素效果常不佳。

（8）眼内炎症反应重或视网膜和视神经挫伤时可使用糖皮质激素，减轻炎症反应和神经组织水肿引起的损害。

第二节 眼及其附属器的钝挫伤

眼及附属器钝挫伤（contusion of eye and adnexa）是指遭受钝性物体打击时，机械性钝力引起的眼球或附属器的损伤。其包括对眼表面组织的直接损伤和通过眼内液压传导所致的其他部位间接损伤。致伤原因常见为拳击伤、球击伤、跌伤、撞伤、爆炸冲击波或子弹等。

一、眼睑挫伤

【临床表现】

眼睑皮肤菲薄，皮下组织疏松，血管丰富，眼睑挫伤（blepharal contusion）后常会引起眼睑水肿、出血或血肿，严重者可引起眼睑组织撕裂，伤及泪小管时可引起泪小管断裂，损伤提上睑肌时可引起上睑下垂。眼睑皮下出血也可能是因为眶壁骨折或颅底骨折引起，要注意鉴别。

【治疗原则】

眼睑出血一般可以自行吸收，预后较好。眼睑出血的早期应该使用冷敷，以便减少皮下出血及减轻眼睑组织的肿胀，2~3天后可改为热敷，以促进出血的吸收。眼睑的破裂伤口较深或较大时，应该仔细分层缝合，尽量保存尚可存活的组织，撕裂移位的组织应尽量将其恢复到原来的位置并缝合，减少瘢痕的形成和眼睑畸形的出现，眼睑深层裂伤时应该注意是否伤及提上睑肌，提上睑肌断裂时应该缝合修复，以免上睑下垂。伴有泪小管断裂时，应该争取Ⅰ期行泪小管吻合术，然后缝合眼睑裂伤口。有伤口的眼睑裂伤应注射抗破伤风血清，术后应该酌情使用抗生素预防感染。

【疾病图解】

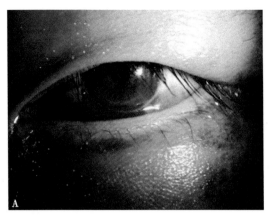
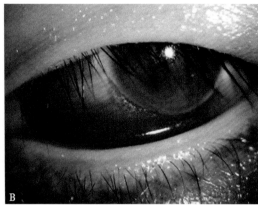

图 11-2-1　右眼拳击伤后 1 天出现眼周皮下血肿,下睑更重(A),上睑下垂,球结膜下大片状积血(B)

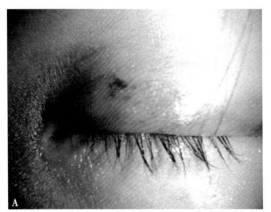
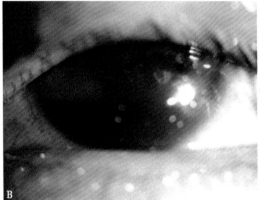

图 11-2-2　左眼被手指击伤 2 小时,上眼睑肿胀(A),球结膜充血,前房积血(B)

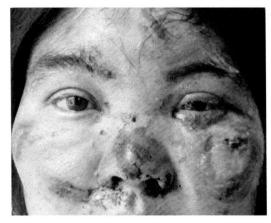
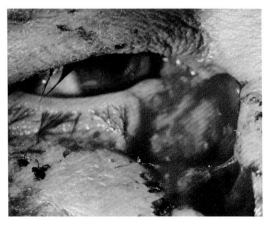

图 11-2-3　车祸摔伤后 3 天,眼部及面部多处皮肤擦伤,部分皮肤缺损

图 11-2-4　拳击伤后 3 小时,右侧下睑及面部皮肤撕裂、下泪小管断裂

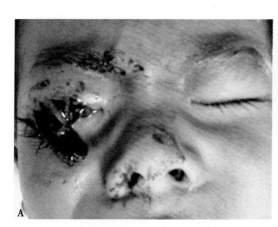
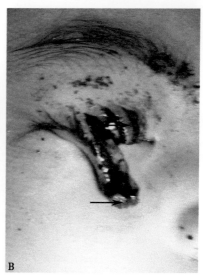

图 11-2-5　摔伤后 8 小时，右眼上睑皮肤多处裂伤、眼睑板断裂、提上睑肌断裂，上睑接近撕脱，部分组织坏死（箭头）

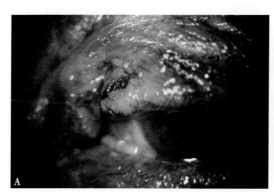
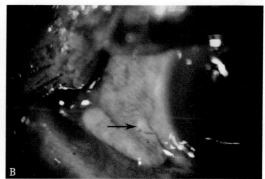

图 11-2-6　A. 摔伤致上眼睑全层断裂，B. 球结膜大面积撕裂（箭头）

二、球结膜挫裂伤

【临床表现】

球结膜覆盖在巩膜的前表面，组织菲薄、有弹性，钝挫伤常导致球结膜下积血，严重者可出现球结膜撕裂甚至缺损。由于颞侧结膜暴露较多，球结膜挫裂伤（contusion and laceration of conjunctiva）在颞侧多见。

【治疗原则】

单纯球结膜下积血预后较好，一般经过数天至数十天后可以自行吸收，如果有球结膜裂伤一般需要进行缝合，如果伤口小于 2mm，伤口对合较好的也可以不缝合。

【疾病图解】

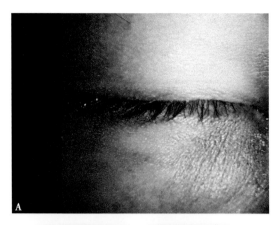

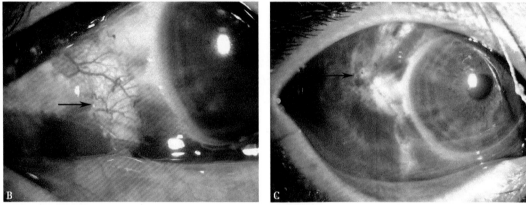

图 11-2-7　拳击伤后 2 小时,眼睑皮下血肿(A)、颞侧球结膜裂伤(B,箭头),手术缝合后 2 天,见伤口对位整齐,结膜无缺损(C,箭头)

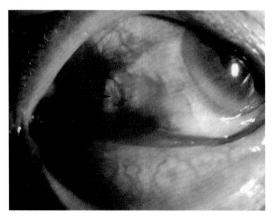

图 11-2-8　右眼被手指戳伤,颞侧球结膜裂开(箭头)

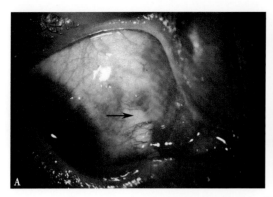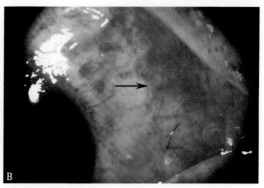

图 11-2-9 外伤致右眼球结膜裂伤（A，箭头），缝合后结膜伤口对合整齐（B，箭头）

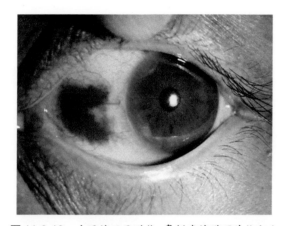

图 11-2-10 左眼被玩具碰伤，鼻侧球结膜下片状积血

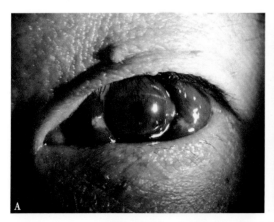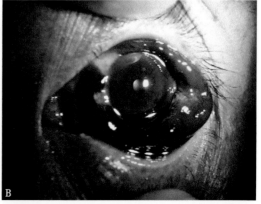

图 11-2-11 左眼被手击伤后 2 小时，球结膜水肿，其下大量积血
A. 自然睁眼状态，B. 眼睑扒开状态

三、角膜挫伤

【概述】

钝力可致角膜表层组织擦伤,上皮缺损或板层裂伤,荧光素染色伤口会着染。较大外力也可因角膜急剧内陷变形致内皮层和后弹力层破裂,引起角膜基质层水肿混浊;严重时可导致角膜破裂。

【临床表现】

角膜挫伤(contusion of cornea)后患者常常有明显异物感、眼红,检查常常可以发现角膜上皮或基质层的部分缺损,荧光素染色后可以着色,角膜挫伤的范围显示更加清楚。如果角膜损伤的部位位于中央部,常常会引起明显的视力下降。

【治疗原则】

角膜上皮擦伤可涂抗生素眼膏后包扎,促进上皮愈合。角膜基质层和内皮层损伤,可局部滴用糖皮质激素滴眼液,必要时加用散瞳剂,可减轻水肿,加快组织愈合。角膜裂伤应行手术清创缝合,按照角膜穿通伤或眼球破裂伤处理。

【疾病图解】

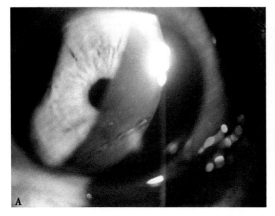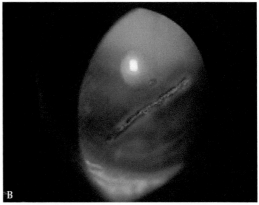

图 11-2-12 指甲划伤角膜后 2 小时,患者诉眼部异常疼痛,异物感,检查见线状角膜上皮缺损(A),角膜缺损处荧光素染色着色(B)

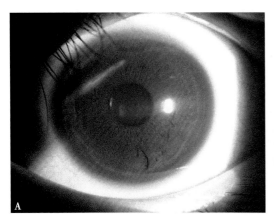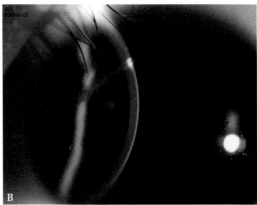

图 11-2-13 指甲划伤角膜后 5 天,检查见上方角膜线状上皮缺损

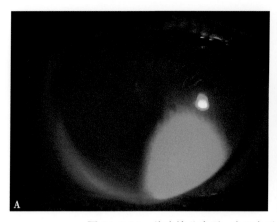
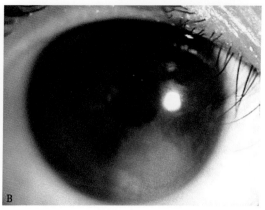

图 11-2-14 篮球擦伤角膜,片状角膜上皮擦伤、缺损(A),荧光素着染(B)

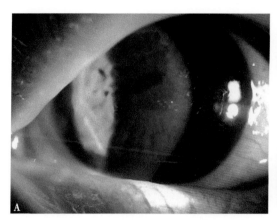
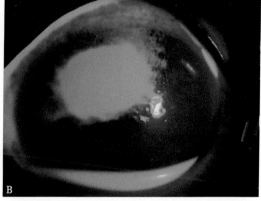

图 11-2-15 角膜被擦伤,片状上皮缺损(A),荧光素着染(B)

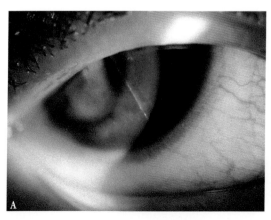
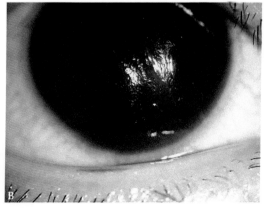

图 11-2-16 眼球被树枝擦伤,部分角膜上皮和基质层缺损(A),前房积血(B)

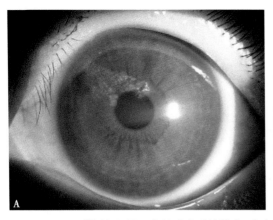
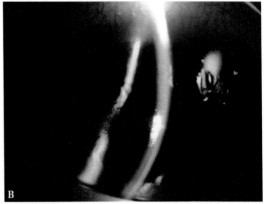

图 11-2-17　车祸时角膜被擦伤,愈合后角膜基质层残留大量细小沙石异物

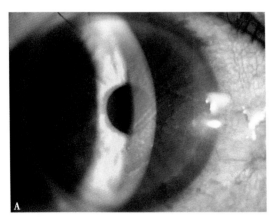
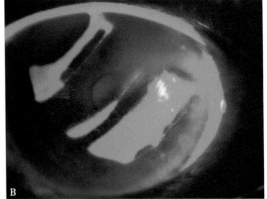

图 11-2-18　角膜被擦伤,上皮三大片脱落缺损(A),荧光素染色着染(B)

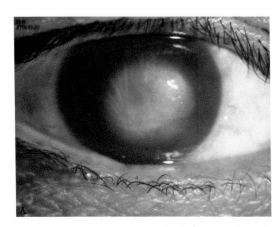
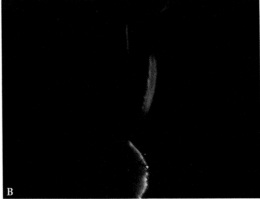

图 11-2-19　被塑料子弹击中眼部,角膜内皮及基质层水肿、混浊(A、B)

四、虹膜睫状体挫伤

【概述】

钝力可使眼球急剧变形，通过眼内容物的传递，可以使虹膜及睫状体损伤。

【临床表现】

最常见的虹膜及睫状体挫伤（contusion of iris and ciliary body）是虹膜或睫状体血管破裂，发生前房积血或玻璃体积血，也可以出现外伤性虹膜睫状体炎、虹膜根部离断、睫状体离断或脱离、瞳孔括约肌断裂、瞳孔散大或异常等，有些严重者会出现睫状体的环形肌纤维与纵形肌分离，引起前房角后退，有时整个虹膜从根部完全离断，形成外伤性无虹膜。

眼外伤可引起睫状体分离与脱离。睫状体分离（cyclodialysis）是指睫状体纵行肌与巩膜突分离，导致睫状体上腔与前房直接沟通。睫状体脱离（ciliary body detachment）是指睫状体与巩膜之间的分离，睫状体的纵行肌与巩膜突并未分离。两者均可因睫状体上皮水肿使房水生成减少，同时引流增加，出现持续低眼压，导致视功能受损。房角镜检查可见瘘口，UBM 或前节 OCT 检查可明确诊断。

前房角后退是因为在眼球钝挫伤时，外力将房水压向前房角，使睫状体撕裂，其环形肌纤维与纵行肌分离，虹膜和内侧睫状体向后移位而使前房角加宽，形成前房角后退。前房角后退发生时，小梁网受挫伤影响常发生迟发性纤维化、萎缩或透明变性，使其引流房水的功能受到严重破坏，引起继发性青光眼。

【治疗原则】

虹膜的瞳孔缘或基质裂口无特殊处理。严重的虹膜根部离断伴有复视症状时，可考虑行虹膜根部缝合术，将离断的虹膜根部缝合于角巩膜缘的内侧。外伤性虹膜睫状体炎的患者，可滴用糖皮质激素滴眼液或非甾体类抗炎药，同时使用 1% 阿托品滴眼液散瞳可以帮助炎症快速消除。外伤性瞳孔散大时，轻者可能自行恢复或部分恢复，重者不能恢复，可配戴人工瞳孔的有色角膜接触镜，也可以进行瞳孔成形的手术治疗。伴有调节麻痹时，可配戴眼镜矫正近视力。睫状体脱离可用 1% 阿托品散瞳，局部使用糖皮质激素。睫状体分离有持续低眼压时，可激光光凝瘘口或手术治疗。前房角后退引起的继发性青光眼可采用药物或手术治疗降低眼压。

【疾病图解】

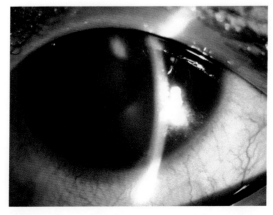

图 11-2-20　外伤致前房少量积血，前房见大量血细胞漂浮，下方见小凝血块

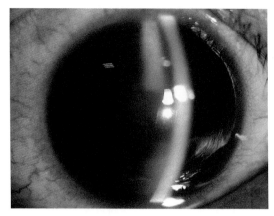

图 11-2-21 外伤致前房中量积血，血液在前房形成的液平面超过瞳孔下缘

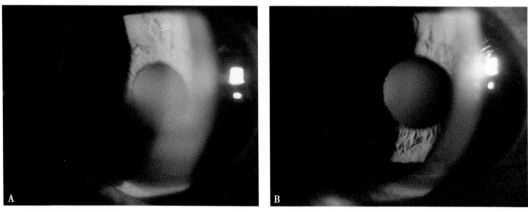

图 11-2-22 外伤致前房中量积血，血液平面刚超过瞳孔下缘，下方见凝血块（A）；经过止血、限制体位等治疗 2 天后，积血明显减少（B）

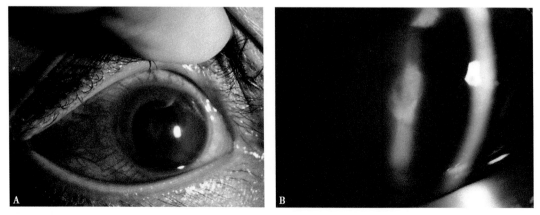

图 11-2-23 钝力致眼外伤，前房下方积血（A），晶状体前囊中央见外伤时瞳孔缘在晶状体上留下的印记，形成 Vossius 晶状体环状混浊，前房及晶状体前囊有纤维渗出物（B）

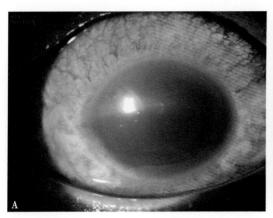
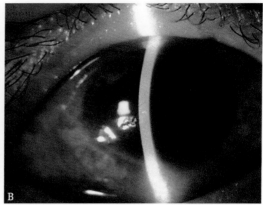

图 11-2-24 外伤致前房充满血液、角膜水肿、眼压升高（A），部分血液分解产生的铁血黄素进入角膜基质，形成角膜血染（B）

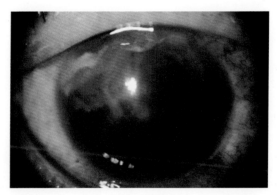

图 11-2-25 外伤致前房大量积血、玻璃体积血、虹膜根部大范围离断、晶状体混浊

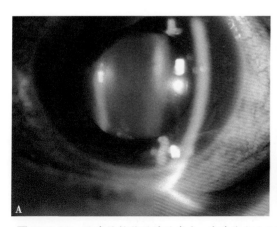
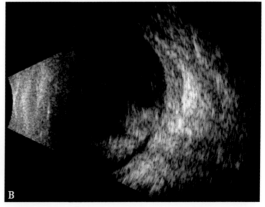

图 11-2-26 眼球钝挫伤致瞳孔散大、玻璃体积血（A）；B超显示玻璃体内大量混浊——玻璃体积血（B）

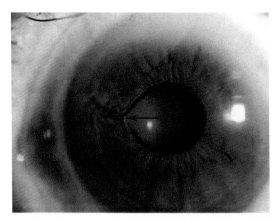

图 11-2-27 外伤致 9：00 瞳孔缘虹膜断裂，瞳孔变形（箭头）

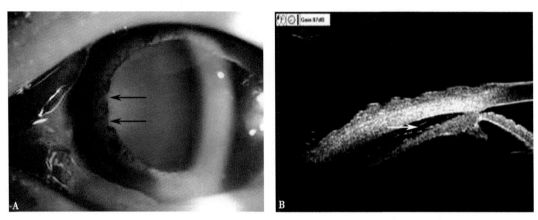

图 11-2-28 被橡皮筋弹伤眼部，瞳孔缘多处瞳孔括约肌断裂（箭头），瞳孔散大（A）；UBM 显示睫状体脱离、脉络膜脱离（B）

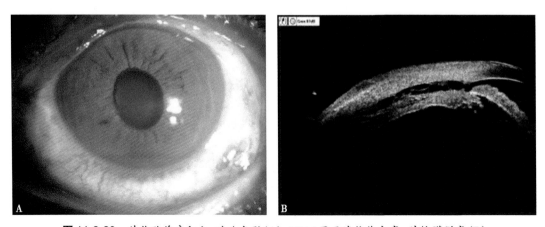

图 11-2-29 外伤致前房积血、瞳孔变形（A）；UBM 显示睫状体分离、脉络膜脱离（B）

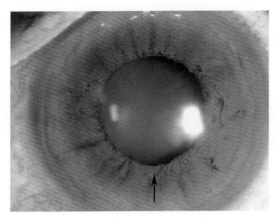

图 11-2-30　外伤致瞳孔括约肌麻痹,瞳孔中等散大

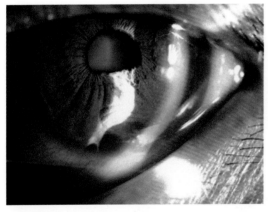

图 11-2-31　外伤致下方虹膜根部两处离断,瞳孔变成"D"字形

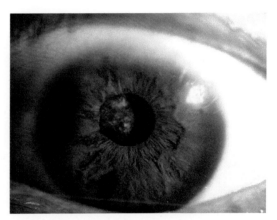

图 11-2-32　外伤致虹膜根部离断,晶状体混浊

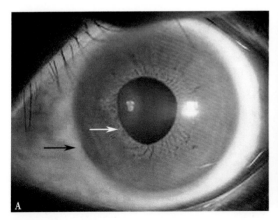

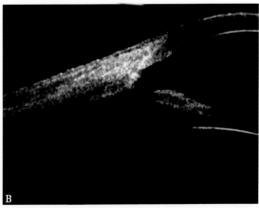

图 11-2-33　外伤致 8:00 虹膜根部小范围离断(黑箭头)、瞳孔括约肌麻痹(白箭头);UBM 显示虹膜根部离断(B)

271

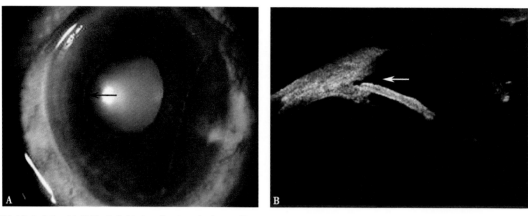

图 11-2-34 钝挫伤致半侧瞳孔括约肌麻痹（黑箭头），瞳孔变形移位（A），UBM 检查显示房角后退（B，白箭头）

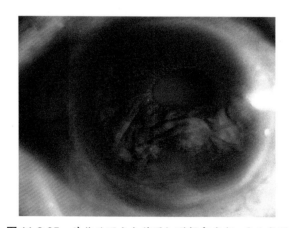

图 11-2-35 外伤致下方大范围虹膜根部离断，瞳孔变形

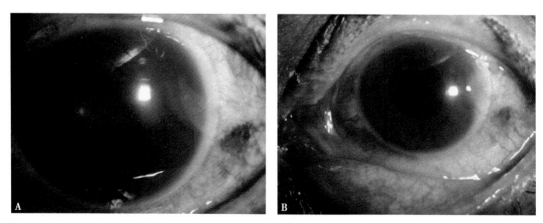

图 11-2-36 外伤致颞上方虹膜根部离断，瞳孔变形（A）；行虹膜根部缝合术后 2 周显示离断处已经修复，瞳孔圆且居中（B）

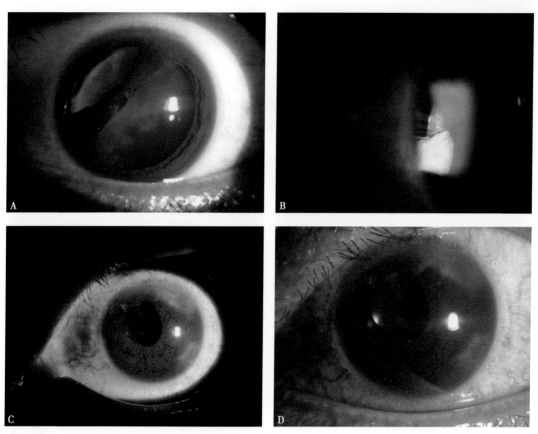

图 11-2-37　外伤致鼻上象限虹膜根部离断（A），晶状体混浊、半脱位，鼻上方部分悬韧带缺损（B），手术缝合离断的虹膜根部后瞳孔向鼻上方移位（C、D）

五、晶状体挫伤

【概述】

钝力造成的晶状体挫伤（contusion of lens）主要表现为晶状体透明度或位置的改变。

【临床表现】

晶状体受到钝力冲击，因其渗透性改变，可出现一过性晶状体混浊。前方的冲击力可将瞳孔缘色素上皮细胞印记在晶状体前囊表面，形成 Vossius 环状混浊。如果挫伤严重时，晶状体囊膜可能破裂，房水进入，皮质水解导致白内障。晶状体位置的改变我们称之为晶状体半脱位或全脱位。晶状体半脱位是指晶状体因悬韧带部分断裂而偏离正常的生理位置，悬韧带断裂附近的虹膜由于失去晶状体的支撑可出现虹膜震颤。视轴偏斜可致晶状体源性散光，有时在瞳孔区可见晶状体的赤道部，此时眼底检查可见两个视乳头，患者出现单眼复视。晶状体全脱位是指悬韧带全部断裂，晶状体向前可脱入前房或嵌顿于瞳孔区，导致眼压急剧升高，晶状体接触角膜可导致角膜内皮细胞的损伤。如果晶状体向后脱位进入玻璃体腔，前房会加深，虹膜震颤明显，出现高度远视。如果角巩膜发生破裂，晶状体也可脱位进入球结膜下。

【治疗原则】

外伤引起的晶状体混浊,对视力有明显影响时可手术摘除白内障,植入人工晶状体。晶状体不全脱位未引起视力障碍时可观察,如果明显影响视力,可手术摘除,术中同时植入人工晶状体及囊袋张力环。晶状体全脱位于前房或球结膜下时应该尽早手术,减少并发症的发生,如果脱位于玻璃体腔,原则上应该及时手术清除。

【疾病图解】

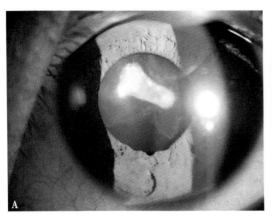
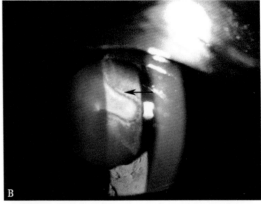

图 11-2-38 钝力致眼球外伤,瞳孔缘多处虹膜断裂、瞳孔散大、晶状体前囊破裂,晶状体部分混浊(A、B)

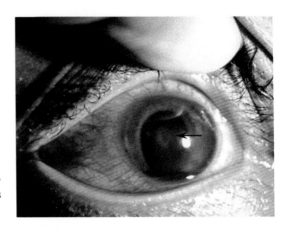

图 11-2-39 钝力致前房积血,晶状体前囊中央见外伤时瞳孔缘在晶状体上留下的印记,形成 Vossius 环状混浊

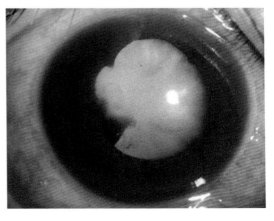

图 11-2-40 钝力致前房积血、晶状体前囊膜破裂、晶状体混浊、外伤性虹膜睫状体炎,虹膜有后粘连

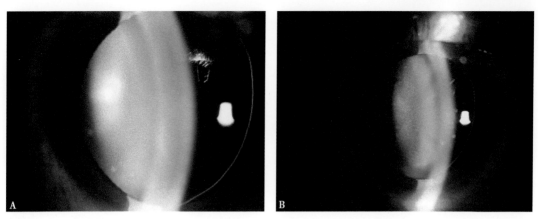

图 11-2-41 外伤致颞侧及下方晶状体悬韧带断裂，晶状体半脱位(A)，玻璃体积血，前段玻璃体见漂浮的血细胞(B)

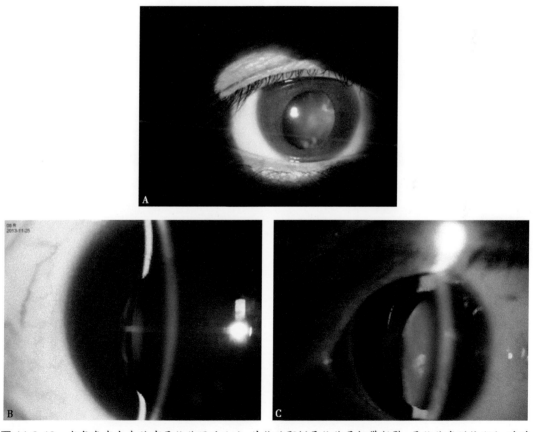

图 11-2-42 老年患者本来就有晶状体混浊(A)，外伤致颞侧晶状体悬韧带断裂，晶状体半脱位(B)，玻璃体前界膜仍完整(C)

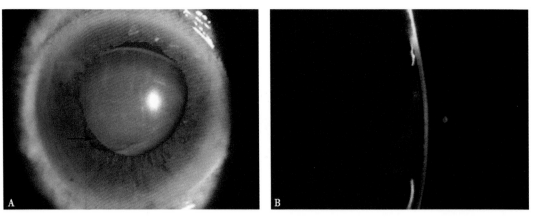

图 11-2-43 外伤致瞳孔缘虹膜多处断裂(A)、上方晶状体悬韧带断裂、晶状体倾斜,上方前房变浅(B),玻璃体前界膜破裂,部分玻璃体进入前房(箭头)

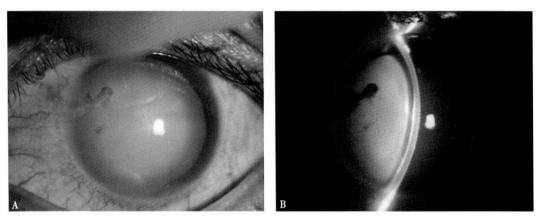

图 11-2-44 钝力致晶状体挫伤,晶状体完全脱位于前房,眼压升高,角膜水肿,晶状体混浊,部分晶状体接触角膜内皮

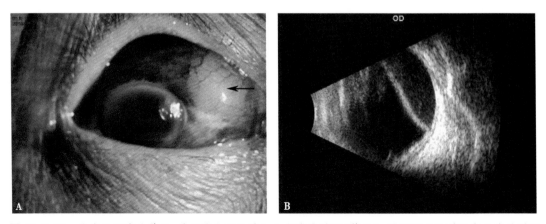

图 11-2-45 钝力致眼球破裂伤,晶状体全脱位进入上方球结膜下(箭头),周围可以见到脱出于球结膜下的葡萄膜(A);B超显示玻璃体积血,视网膜脉络膜脱离,脉络膜上腔积血(B)

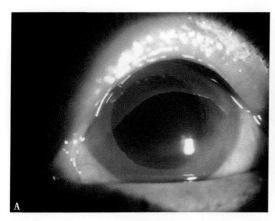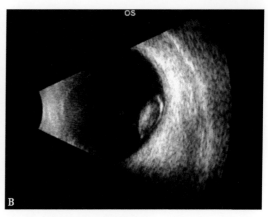

图 11-2-46　钝力致眼球钝挫伤，晶状体全脱位于玻璃体腔

A. 瞳孔括约肌多处断裂，瞳孔散大，晶状体缺如角膜雾状水肿；B. B 超显示晶状体位于玻璃体腔的后下部

第三节　眼球穿通伤

【概述】

眼球穿通伤（perforating injury of eyeball）是指眼球被锐器刺入或切割造成眼球壁全层被穿透，可以伴或不伴有眼内损伤和组织脱出。以飞溅的金属碎片或刀、针、剪等锐利工具刺穿眼球最常见。预后取决于伤口部位、范围和损伤程度，是否有感染等并发症，治疗措施是否及时、适当等。

【临床表现】

按照伤口的部位，可以将眼球穿通伤分为角膜穿通伤、角巩膜穿通伤和巩膜穿通伤三类，以角膜穿通伤最常见。

【治疗原则】

眼球穿通伤是眼科急诊。治疗原则是一期清创缝合伤口，确保伤口无渗漏；预防并治疗感染和并发症，必要时行二期手术。

（1）伤口处理：小于 3mm 的整齐角膜伤口，无眼内组织嵌顿，前房存在时可不缝合。大于 3mm 或不规则的伤口，应该在显微镜下仔细手术缝合。如果有角巩膜缘伤口时，应首先将角巩膜缘对位缝合，然后依次缝合角膜和巩膜。巩膜伤口应自前向后缝合，边缝合边暴露。在缝合伤口时，应将经伤口脱出或嵌顿于伤口的组织一并处理，避免因组织嵌顿伤口引起的并发症。无明显污染和脱出时间在 24 小时以内的虹膜，用抗生素溶液冲洗后送回眼内；对于污染严重或坏死的虹膜可以剪除。脱出的晶状体和玻璃体应该予以切除。

（2）二期手术：对于外伤性白内障、玻璃体积血、眼内异物或视网膜脱离等并发症，伤后 1～2 周内可再次手术处理。

（3）预防感染：眼球穿通伤应该常规注射抗破伤风血清，全身应用抗生素和糖皮质激素。术后可在球结膜下注射抗生素和糖皮质激素，抗生素滴眼液频繁滴眼，酌情使用散瞳药。

（4）积极预防和治疗其他并发症。

【疾病图解】

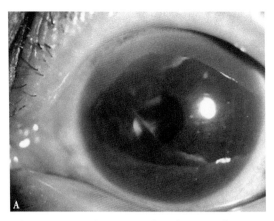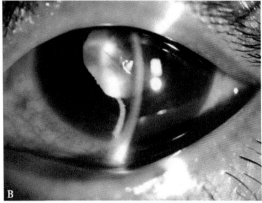

图 11-3-1　注射器针头致角膜穿通伤及外伤性白内障，角膜裂伤口闭合良好，晶状体局部混浊（A、B）

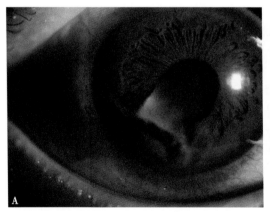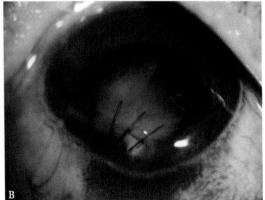

图 11-3-2　剪刀致角膜穿通伤，角膜伤口较长，虹膜断裂，部分嵌顿于角膜伤口，晶状体混浊（A），手术缝合时回纳虹膜，角膜伤口对合整齐（B）

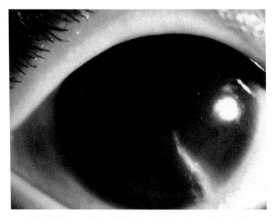

图 11-3-3　外伤致角膜穿通伤，伤口基本闭合

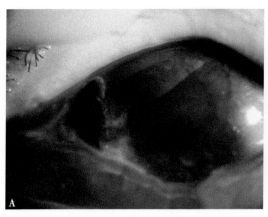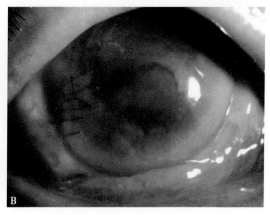

图 11-3-4 外伤致角膜穿通伤,部分虹膜脱出并嵌顿在伤口处,前房积血(A),手术缝合伤口并回纳虹膜(B)

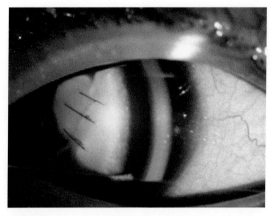

图 11-3-5 外伤致角膜穿通伤,晶状体混浊,角膜伤口对位缝合

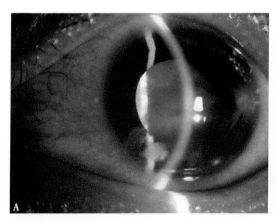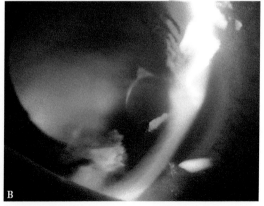

图 11-3-6 枪钉致眼球穿通伤,3点钟位周边角膜见较小的全层伤口,晶状体混浊,部分皮质脱落于下方前房,虹膜部分断裂(A),虹膜与角膜伤口粘连,晶状体前囊膜上见圆形裂口(B)

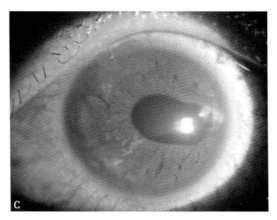

图 11-3-6 （续）行角膜清创缝合联合白内障摘除术后虹膜断裂口更明显，瞳孔移位（C），可以择期行人工晶状体植入联合瞳孔成形术

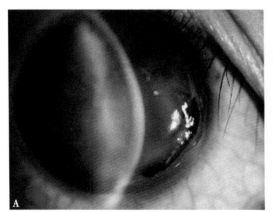 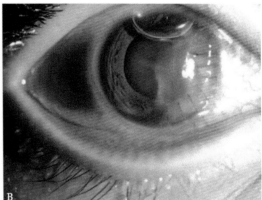

图 11-3-7 外伤致眼球裂伤，角膜较长弧形伤口，闭合不良，部分虹膜嵌顿于伤口，前房见大量纤维素样渗出物（A），进行角膜清创缝合及前房冲洗术后 1 天见前房仍有一些渗出物，角膜伤口对位良好（B）

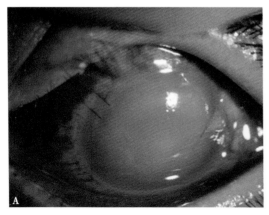 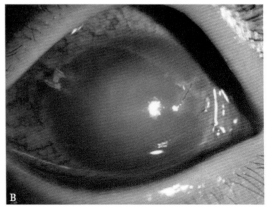

图 11-3-8 注射器针头致角膜穿通伤、眼内炎，行清创缝合、前房冲洗联合玻璃体腔注药术后前房仍有大量纤维素性渗出物，行 2 次玻璃体腔注射及全身使用抗生素后渗出物逐渐消失

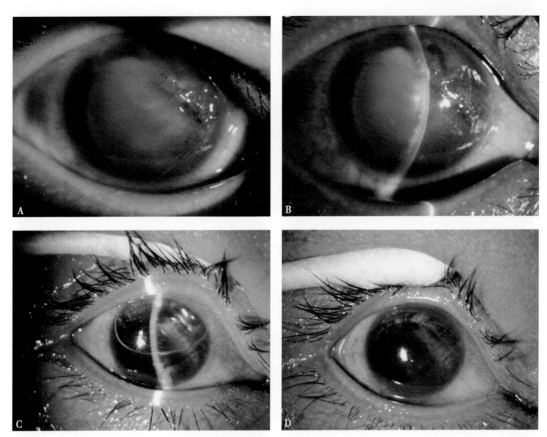

图 11-3-9 外伤致角膜穿通伤，虹膜根部大范围离断脱出，晶状体混浊（A），手术清创缝合后线头没有埋藏，部分虹膜嵌顿，混浊的晶状体与角膜内皮相贴，前房极浅，角膜内皮混浊水肿，患者异物感明显（B）；再次手术重新缝合角膜伤口，埋藏线头，同时摘除白内障，前房注入消毒空气（C），术后见角膜伤口对位整齐，前房深度正常（D）

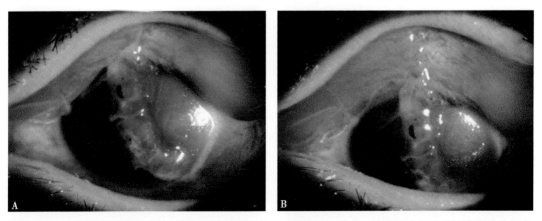

图 11-3-10 外伤致眼球破裂伤，角膜及巩膜极长伤口，角膜和巩膜伤口均使用 8-0 可吸收缝线缝合（A），由于角膜上的线头没有埋藏，线头周围附着大量分泌物，患者异物感明显，而且容易感染（B），最好用 10-0 尼龙线重新缝合角膜伤口

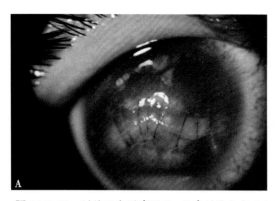
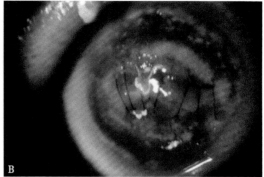

图 11-3-11　树枝致角膜穿通伤,行清创缝合术后 3 天发生真菌性角膜炎,7 天后角膜浸润病灶逐渐扩大

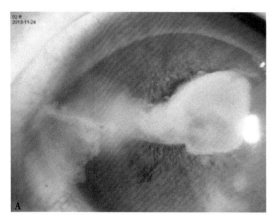
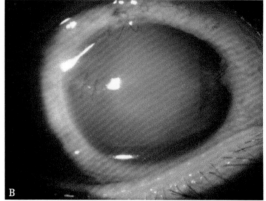

图 11-3-12　眼球穿通伤后 3 天就诊,见 9:30 处角膜裂伤口,闭合不良,眼外有脓性分泌物与眼内相连,虹膜后粘连(A),行清创缝合术后前房内的分泌物减少,炎症逐渐消退(B)

第四节　眼 异 物 伤

【概述】

眼异物伤(ocular foreign body injury)较为常见,按照异物存留的部位不同可以分为眼球外异物和眼内异物,按异物性质可以分为金属异物和非金属异物。大多数眼内异物为铁或钢等磁性金属异物,也有非磁性金属异物,如铜和铅。非金属异物常见的主要有玻璃、碎石和植物的刺等。不同性质的异物所引起的损伤及其处理不同。

【临床表现】

眼球外异物主要包括眼睑异物、结膜异物、角膜异物和眼眶内异物。眼内异物是严重威胁视力的眼外伤。异物的损伤作用主要包括异物对眼内结构的机械性破坏、化学反应、毒性反应、诱发感染以及由此造成的后遗症。铁质异物在眼内溶解氧化,对视网膜有明显毒性,氧化铁与组织蛋白结合形成不溶性含铁蛋白,可沉着于眼内各组织,表现为棕褐色沉着物,称为铁质沉着症(siderosis),可导致视力丧失和眼球萎缩。铜质异物可引起无菌性化脓和铜质沉着症（chalcosis），后者表现为角膜后弹力层棕黄色色素沉着、向日葵样白内障等。异物带入致病微生物可引起眼内感染。

【治疗原则】

眼睑的较大异物在清创缝合时可以同时取出。角膜及结膜异物去除时应使用表面麻醉剂点眼，然后用无菌湿棉签轻轻拭去异物。附着于角膜表面的异物，用无菌湿棉签轻轻擦去异物。嵌入角膜组织内的异物可以使用消毒的注射器针头将其剔除，异物取出后用抗生素眼液滴眼。眶内异物根据其性质不同处理不同。金属异物多被软组织包裹，取出时容易伤及神经、血管和肌肉，故不必勉强取出。植物性异物可引起慢性化脓性炎症，应尽早完全取出。

眼内异物一般应该尽早取出。但是应该强调的是手术取出必须以恢复和重建视功能为目的，因此不仅要考虑取出异物，还要考虑伤眼功能、手术难度、患者双眼和全身情况，应权衡利弊。对于玻璃体或眼球壁异物，应根据异物大小、位置、有无磁性、有无玻璃体和视网膜并发症，选择巩膜外磁吸法或玻璃体手术方法取出。

【疾病图解】

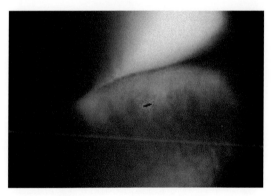

图 11-4-1　上眼睑黑色小异物

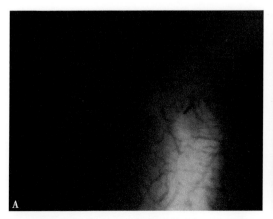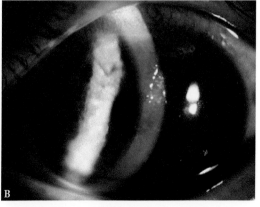

图 11-4-2　睑板沟处隐藏着黑色毛发样异物（A），异物摩擦角膜，导致角膜上皮片状缺损（B）

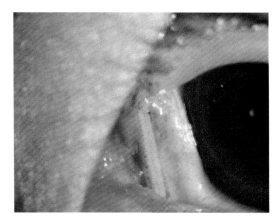

图 11-4-3 鼻侧结膜囊见树枝状异物

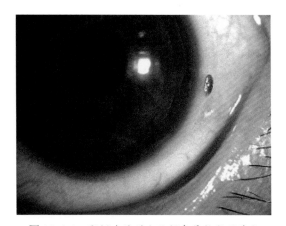

图 11-4-4 颞侧球结膜上见褐色异物黏附其上

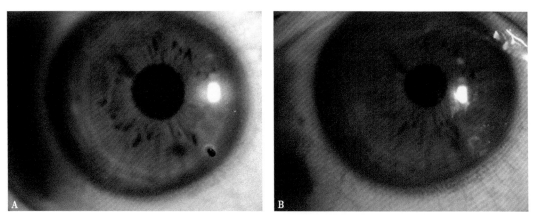

图 11-4-5 4:30周边角膜砂石异物(A),异物剔除术后见部分角膜上皮缺损(B)

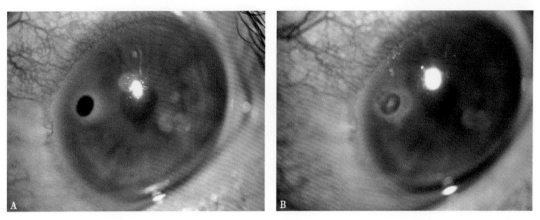

图 11-4-6 9：00 周边角膜金属异物 2 天，异物周围角膜浸润（A），异物剔除术后见角膜上皮缺损，病灶周围角膜基质见铁锈残留（B）

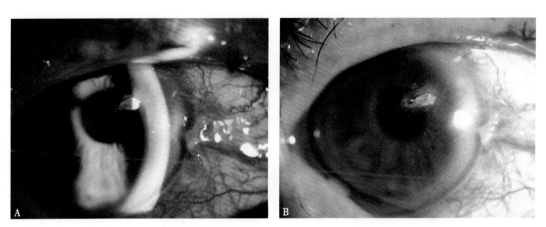

图 11-4-7 角膜中央见铁质深层异物，深达后弹力层，部分进入前房（A、B）

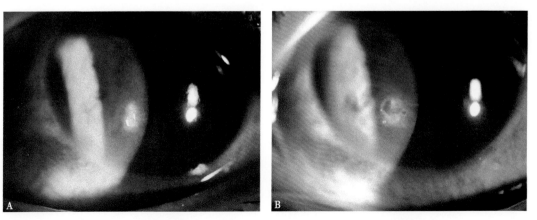

图 11-4-8 角膜中央见白色异物（玻璃），异物剔除后见部分上皮缺损（A、B）

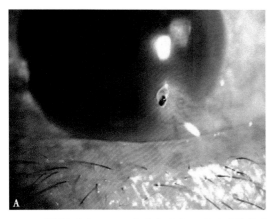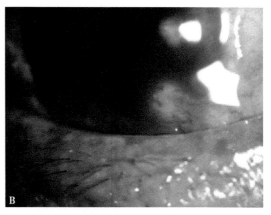

图11-4-9 5:00角膜上见白里透黑的较软异物(A,昆虫),从角膜缘长入许多新生血管(B)

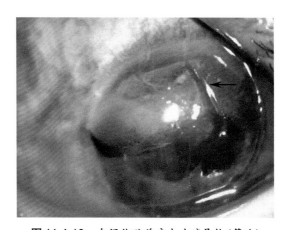

图11-4-10 车祸伤致前房内玻璃异物(箭头)

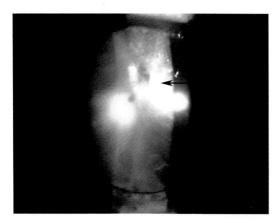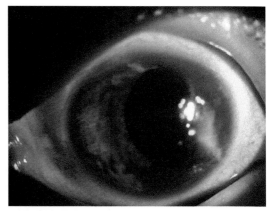

图11-4-11 金属异物溅伤眼部,异物存留在晶状体内

图11-4-12 眼内异物行玻璃体切割、晶状体切割联合眼内异物取出术后,角膜伤口愈合良好

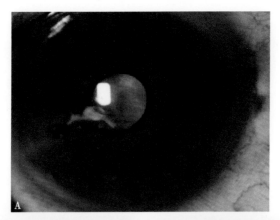

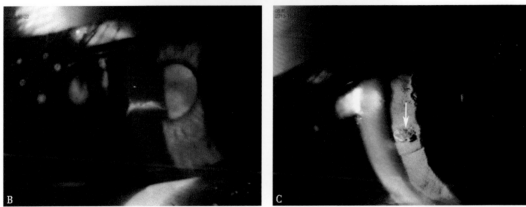

图 11-4-13　眼内异物长期存在,晶状体棕黄色不均匀混浊,表现出铁质沉着征(A),B.异物进入眼内时的角膜穿通伤口,C.异物在虹膜上的穿通伤口(白色箭头)

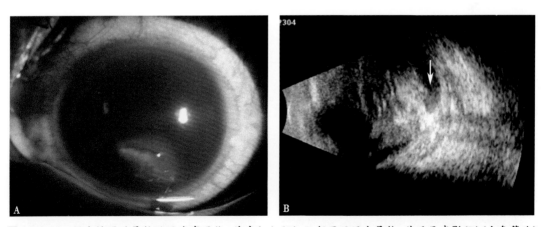

图 11-4-14　锤击铁器时异物致眼球穿通伤,前房积血(A),B超显示眼内异物,其后见声影(B)(白色箭头)

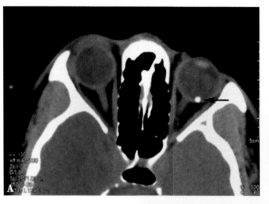
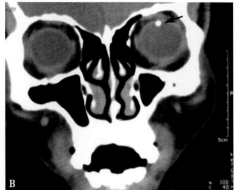
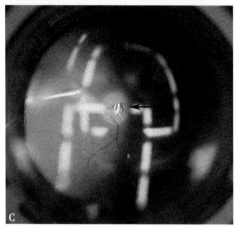

图 11-4-15 敲击金属时致左侧眼球内异物,眼眶 CT 水平位(A)及冠状位(B)均显示在眼球后壁前发现高 CT 值的异物,玻璃体切割手术时发现异物为金属异物(C)(黑色箭头)

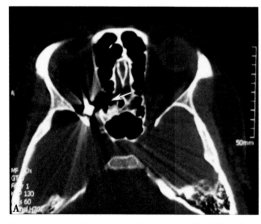
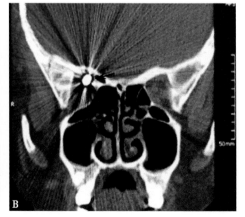

图 11-4-16 枪击伤致右侧眼眶内金属异物,眼眶 CT 水平位(A)及冠状位(B)均显示在眶尖部发现高 CT 值的异物,异物周围见放射状金属伪影

第五节 眼酸碱化学伤

【概述】

化学物质引起的眼部损伤称为眼化学伤(ocular chemical injury),多发生在化工厂、实验室或施工场所。最常见的有眼酸烧伤和碱烧伤,眼部化学伤常伴有身体其他部位的化学伤。

【临床表现】

酸性物质对蛋白质有凝固作用,当其浓度高时可使组织蛋白凝固坏死,这些凝固的蛋白质可阻止酸性物质继续向深层渗透,因此组织损伤相对较轻。而碱性物质与组织细胞中的脂类发生皂化反应,能溶解脂肪和蛋白质,与组织接触后能很快渗透到组织深层和眼内,因此后果比酸性物质对眼部造成的损伤要严重得多。

根据酸碱烧伤后的组织反应,可分为轻度、中度和重度三种不同程度的烧伤,临床表现如下:

1. 轻度　眼睑与结膜轻度充血水肿,角膜上皮有点状脱落或水肿。数日后水肿消退,上皮修复,不留瘢痕,视力多不受影响。

2. 中度　眼睑皮肤可出现水疱或糜烂;结膜水肿,出现小片状缺血坏死;角膜有明显混浊水肿,上皮层完全脱落,表面可形成白色凝固层。治愈后可留下角膜斑翳,对视力有一定影响。

3. 重度　大多数由强碱引起。结膜出现广泛缺血性坏死,呈灰白色混浊膜样;角膜呈毛玻璃样全层混浊,甚至可以呈瓷白色。后期可出现角膜基质层溶解,出现角膜溃疡或穿孔。如果化学物质渗入前房,会引起葡萄膜炎、继发性青光眼和并发性白内障。伤后2周,新生血管可侵入角膜,角膜组织逐渐修复,可形成角膜白斑、粘连性角膜白斑、角膜葡萄肿,也可出现眼球萎缩。结膜和眼睑的损伤愈合可出现睑球粘连、假性翼状胬肉和眼睑内外翻等畸形。

【治疗原则】

1. 急救　遇到眼酸碱化学烧伤时,应在现场争分夺秒彻底冲洗眼部,这是处理酸碱化学烧伤最重要的一步。应就近取水,用大量清水或其他水源反复冲洗,冲洗时应翻转眼睑,转动眼球,暴露穹隆部,将结膜囊内的化学物质彻底洗出。冲洗干净后,应送至医疗单位进一步处理。送至医疗单位后,根据时间早晚,可再次冲洗结膜囊,检查是否有异物残留,如有应在表面麻醉下清除。严重的可以进行前房穿刺或球结膜放射状切开并冲洗。

2. 酸碱中和　治疗碱烧伤可局部和全身使用大量维生素C。维生素C可抑制胶原酶,促进角膜胶原合成。酸烧伤可用弱碱溶液如2%碳酸氢钠溶液滴眼。

3. 应用胶原酶抑制剂,防止角膜穿孔可滴用10%枸橼酸钠或2.5%~5%半胱氨酸,0.5%依地酸钠可促进钙质排出,可用于石灰烧伤。

4. 应用抗生素控制感染。

5. 应用1%阿托品每天散瞳,全身或局部使用皮质类固醇,抑制炎症反应和新生血管的形成。但是在伤后2~3周内,角膜有溶解的倾向,此时应非常慎重。

6. 应用成纤维细胞生长因子或表皮细胞生长因子滴眼剂,也可使用自体血清滴眼,促进损伤组织的修复。

7. 晚期需要针对并发症进行治疗,如手术矫正睑球粘连和眼睑内、外翻,角膜移植术等。

【疾病图解】

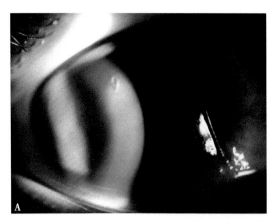
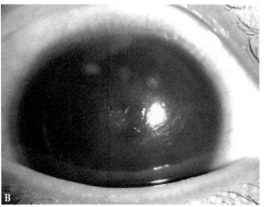

图11-5-1 油漆烧伤角膜,清除油漆后见角膜浸润病灶(A、B)

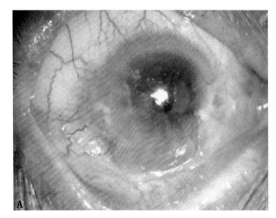
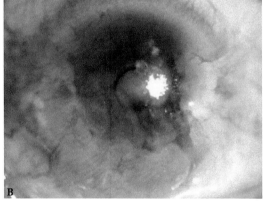

图11-5-2 眼酸烧伤后3个月,角膜缘大量新生血管长入,角膜血管化并有假性胬肉生长(A、B)

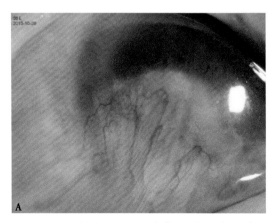
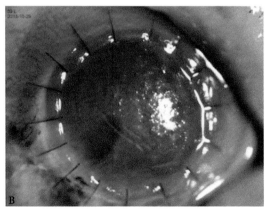

图11-5-3 眼铁水烧伤致眼球穿孔、瞳孔移位、角膜白斑、假性胬肉生长(A),行角膜移植联合胬肉切除术后一天,见胬肉切除干净,角膜植片透明(B)

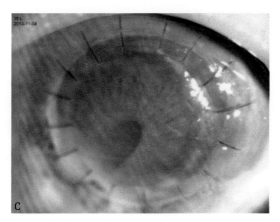

图 11-5-3 （续）术后 10 天眼部充血减轻，角膜伤口表面上皮已经覆盖（C）

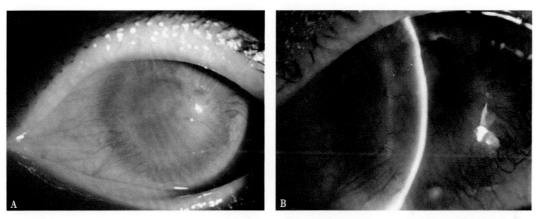

图 11-5-4 眼碱烧伤后 2 个月，角膜见大量新生血管，角膜结膜化（A），部分角膜上皮缺损（B）

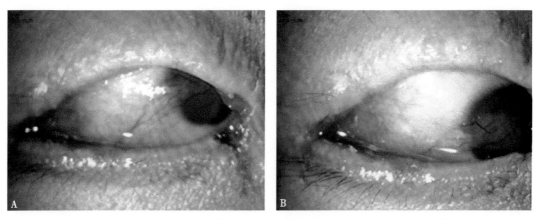

图 11-5-5 眼浓硫酸烧伤，眼睑部分缺损、睫毛脱落、睑球粘连、角膜新生血管（A、B）

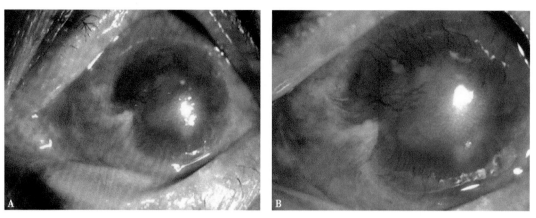

图 11-5-6 眼碱烧伤后 2 个月，见角膜白斑、角膜血管化、假性胬肉形成（A、B）

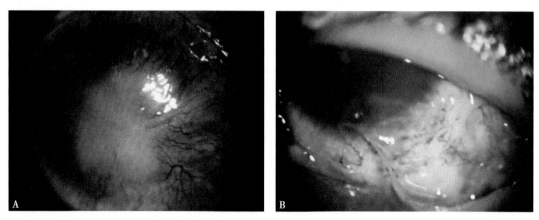

图 11-5-7 眼碱烧伤，见角膜混浊、角膜血管化，部分角膜上皮长久不愈合，行羊膜遮盖术后 1 周，角膜上皮缺损区愈合（A、B）

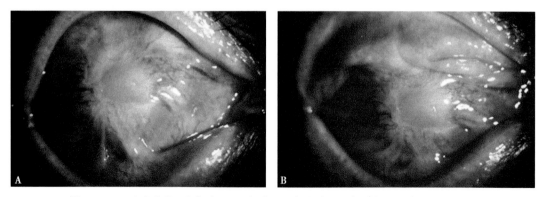

图 11-5-8 眼碱烧伤，见角膜混浊，大量假性胬肉生长，中央角膜上皮缺损（A、B）

（杨海军 廖洪斐）

第十二章 泪器病

第一节 概 论

一、泪器的解剖

泪器在结构上分为泪液分泌部和泪液排出部。泪液分泌部包括泪腺、副泪腺、结膜杯状细胞等外分泌腺。泪腺为反射性分泌腺，在受到外界刺激（如角膜异物、化学物资刺激等）或感情激动时，其分泌量大量增加，起到冲洗和稀释刺激物的作用。副泪腺为泪液基础分泌腺，其分泌的泪液量很少，却在正常情况下为减少眼睑和眼球间摩擦、维持角膜、结膜湿润发挥重要作用。结膜杯状细胞分泌粘蛋白，有助保持眼表润滑。杯状细胞被破坏后，即使泪腺分泌正常，也会引起角膜干燥。此外，睑板腺和睑缘皮脂腺分泌的脂质也参与泪膜组成。泪液排出部（泪道）包括上下泪点、上下泪小管、泪总管、泪囊和鼻泪管。

正常情况下，泪腺产生的泪液除了通过蒸发消失外，一部分泪液依赖于眼轮匝肌的"泪液泵"作用，通过泪道排出。眼睑睁开时，眼轮匝肌松弛，泪小管和泪囊因自身弹性扩张，腔内形成负压，聚集在泪湖的泪液通过开放的泪点被吸入泪小管和泪囊。泪小管毛细作用也有助于泪液进入泪小管。眼睑闭合时，泪点暂时封闭，眼轮匝肌收缩，挤压泪小管和泪囊，迫使泪囊中的泪液通过鼻泪管排入鼻腔。重力作用也可使进入泪囊的泪液下排。

二、泪器病的主要症状

泪器病（lacrimal apparatus disease）的主要症状是眼泪流到眼外，按照原因可以分成两种情况：一是排出受阻，主要由于泪道不够通畅，泪液不能流入鼻腔而溢出眼睑外，称为溢泪；另外一种就是泪液分泌增多，排出系统不能及时排走而流出眼睑外，称为流泪。临床上区分溢泪和流泪对临床诊断十分重要。

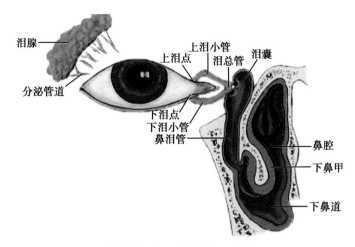

图 12-1-1 泪器解剖示意图

第二节 泪器病常见检查方法

一、裂隙灯显微镜检查法

对于泪器病人的检查,首要的和最基本的就是用裂隙灯检查(litlamp microscope)。检查时要注意泪器的解剖是否正常、泪器与眼球结构之间的关系、眼球表面的泪膜分布情况及其内容物是否有异常、结膜、角膜及眼内是否有炎症或其他异常情况,这些对泪器病的诊断非常重要。检查角膜时,注意角膜上皮是否有水肿、混浊、溃疡、上皮脱落、浸润、血管翳和翼状胬肉等,尤其应注意角膜缘的改变,如新生血管等。检查结膜时,看是否有充血、水肿、瘢痕、新生物和鳞状上皮化生等,同时应该注意结膜的厚度、弹性和张力,是否有结膜皱褶。当结膜变薄松弛时,会在下睑缘及内眦和外眦处堆积,形成皱褶,突出于眼表面。结膜皱褶会使泪河变窄变浅,而且残缺不全,进一步影响泪液的分布、流动和排泄,使泪膜的稳定性下降,加快干眼的出现。结膜表面反光增强呈光滑状时,往往是干眼眼表结膜杯状细胞减少和鳞状上皮化生的表现。用裂隙灯检查时还可以配合各种染色方法,使得病变更加容易辨认,如荧光素、丽丝胺绿和虎红等。

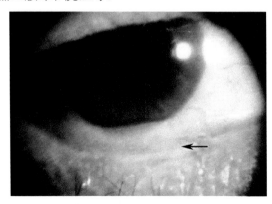

图 12-2-1 裂隙灯检查显示球结膜松弛堆积于下睑缘,遮盖部分角膜,使泪河变浅、残缺

二、泪道冲洗定位法

泪道冲洗定位法(lacrimal syringe)让患者取坐位或卧位,用消毒棉棒蘸1%丁卡因液夹于内眦部上、下泪小管之间,行表面麻醉以后,翻转下睑,嘱病人向上看,充分暴露下泪小点。以装有生理盐水的注射器接上泪道冲洗针头,垂直向下插入下泪小点1~2mm,然后按泪小管的解剖方向水平向内眦方向推进4~7mm,针尖触及鼻骨后,再略向后退,徐徐向泪道注入生理盐水进行冲洗,观察并分析冲洗情况以确定阻塞部位。

如泪道通畅,受检者会立即感觉盐水进入鼻腔,直达咽部。若冲洗针头插入泪道有阻力且冲洗后水即从原路反流,表示泪小管狭窄或阻塞。若冲洗时水随即从上泪小点溢出,表示阻塞位于泪总管。若冲洗后水较缓慢由上泪小点溢出,并伴有少许黏液、脓液溢出,稍加压力,溢出可变为喷射状,表示鼻泪管完全阻塞。若需加一定压力,水不但自上泪小点溢出,同时患者还感觉到鼻腔内有水流入,提示为鼻泪管狭窄。

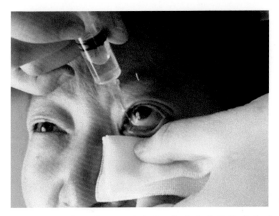

图12-2-2 卧位进行泪道冲洗,术者坐在被检查者的头顶旁

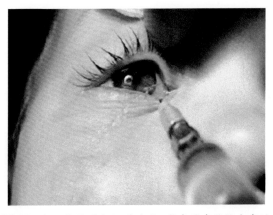

图12-2-3 坐位进行泪道冲洗,术者站在被检查者的前面,冲洗鼻泪管阻塞,液体从上泪小点射出

三、泪道探通定位法

泪道探通定位法（probing of lacrimal passage）表面麻醉方法同泪道冲洗，但幼儿必须检查时可能需用全麻。探针一般从下泪小点进入，但在小儿患者，为了避免下泪小管的损伤，或在需要切开泪点时，可改为由上泪小点进入。术时先扩大泪点，探针涂以抗生素眼膏，垂直进入泪点 1~2mm，转至水平位，向内徐徐深入，同时用拇指向颞侧牵引下睑皮肤，避免泪小管黏膜皱折，探针触到泪囊内侧的硬质骨壁时，转到垂直位，略向后外沿内眦韧带中点到鼻翼连线进入鼻泪管。探针推进过程中遇到任何阻力时，必须把探针退出少许，略改变方向再探，直至确定真正的阻塞部位为止。停留 3~5 分钟后再按原方向缓慢退出。依靠探针行进时遭遇阻力情况判断阻塞部位。

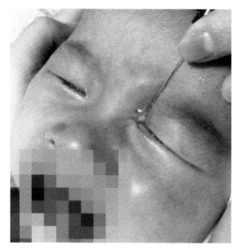

图 12-2-4　为幼儿进行泪道探通，示鼻泪管下口阻塞，内眦部见脓性分泌物溢出

四、泪道碘油造影术

泪道碘油造影术（lacrimal lipiodolography）表面麻醉同泪道冲洗。操作者用冲洗针头或细塑料管插入泪小管，向泪道内注入 40% 碘化油或乙碘油 0.5ml，如泪道通畅，碘油在 2~8 分钟入鼻。由于泪道各部分充填时间不同或造影剂通过太快，各部分常不在同一照片上显影，故注射造影剂后 1、5、10、30 分钟后需各摄片（正、侧位）1 次或连续摄影，可较好地观察到造影剂在泪道中的动态情况。如鼻腔内塞入液状石蜡棉球，碘油在泪道内保留的时间较长，则可更好地了解泪道情况。也可以采用 CT 检查进行泪道碘油造影。

另可用减影技术放大泪道造影，其方法为：泪小管插管后先固定病人头位照一张泪道平片，然后病人保持不动，边注入造影剂边照相。这样，两张片上除有造影剂的部分外，其余部分为完全一样能互相重合的结构。在暗室里，将一张未感光胶片放在平片下感光，冲洗后便得到与平片里的黑白程度完全相反，结构完全一致的正片。将正片与有造影剂的片重合，其骨影就完全抵消，只剩下泪道的影像。此时，再用一张未感光胶片放在已重叠的正片与有造影剂的片下感光，便得到一张只有泪道的减影片。减影技术用于插管放大泪道造影进一步提高了对泪道的清晰显示，避免了骨影干扰，能显示泪总管近侧病变。

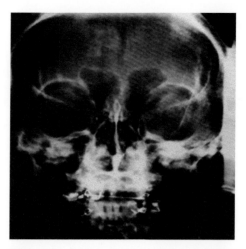

图 12-2-5　泪道 X 线碘油造影显示双侧泪道
通畅,造影剂流入鼻腔

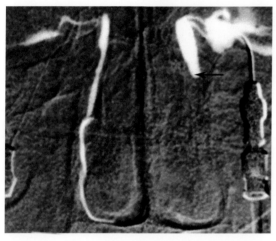

图 12-2-6　泪道 X 线碘油造影经过数字减影处理后,
去除了骨影,只剩下泪道的影像,显示右侧泪道通畅,
造影剂流入鼻腔,左侧鼻泪管上口阻塞(黑箭头),其
下未显影,其上泪囊扩张

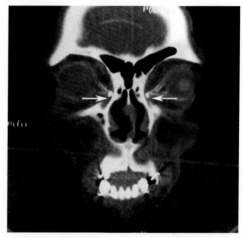

图 12-2-7　泪道碘油造影行 CT 检查,冠状位显
示双侧鼻泪管上口阻塞,其下未显影(白箭头)

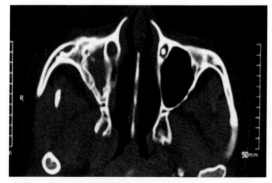

图 12-2-8　泪道碘油造影 CT 检查,水平位显示左
侧鼻泪管造影剂充盈

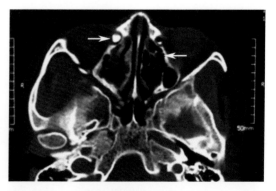

图 12-2-9　泪道碘油造影 CT 检查,水平位显示右侧
泪囊造影剂充盈,左侧泪囊部分造影剂显影(白箭头)

五、泪道内镜检查

泪道内镜检查（lacrimal endoscopy）是唯一能直观观察泪道黏膜、泪道内壁细节的检查方法，而且可以同时进行泪道病变的治疗。

具体检查方法：表面麻醉或局部麻醉后，将泪道内镜从泪小点插入，再顺着泪道走行对泪道进行动态观察，观察泪道的黏膜、管径大小、管腔内是否有脓性分泌物、结节和息肉等病变，同时确定病变部位、形状和性质。再根据病变情况使用激光、泪道微型钻清除病变组织，使泪道恢复通畅。

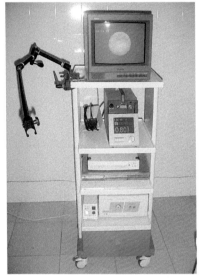

图 12-2-10 泪道内镜系统，包括成像系统、照明系统、显像系统、激光治疗仪和微型电钻

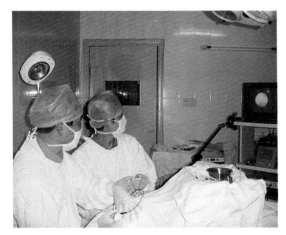

图 12-2-11 应用泪道内镜系统进行泪道疾病的检查和治疗

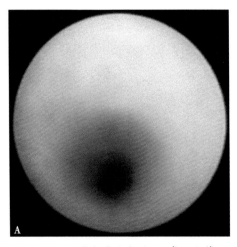

图 12-2-12 泪道内镜检查时，正常泪小管（A）、泪总管（B）、泪囊（C）的影像

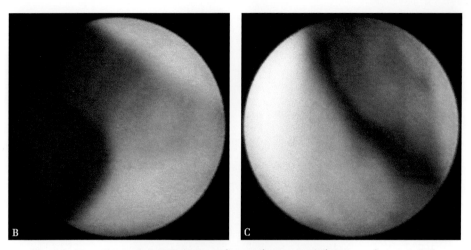

图12-2-12 （续）泪道内镜检查时，正常泪小管（A）、泪总管（B）、泪囊（C）的影像

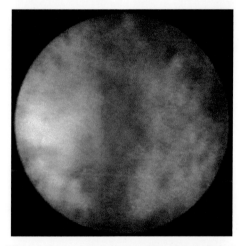

图12-2-13 泪道内镜检查急性泪囊炎患者的泪囊，见泪囊黏膜显著充血，有脓性分泌物

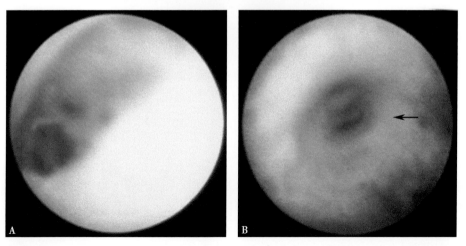

图12-2-14 泪道内镜检查慢性泪囊炎患者的泪囊，见泪囊内大量脓性分泌物，黏膜稍充血（A），鼻泪管上口被纤维样分泌物阻塞（B，黑箭头）

第三节　常见泪器疾病

一、急性泪腺炎

【概述】

泪腺炎是由感染、各种不明原因的肉芽肿性病变或良性淋巴上皮病变等引起的泪腺组织炎症性病变。急性泪腺炎（acute dacryoadenitis）一般为细菌、病毒感染所致，以金黄色葡萄球菌或淋病双球菌常见，病原体可经泪腺外伤伤口或邻近组织炎症蔓延而来，也可从远处的化脓性病灶血性转移而来，还可作为某些疾病的并发症。临床较少见，一般单侧发病，主要见于儿童。

【临床表现】

眼眶外上方出现明显疼痛、肿胀及充血，睑裂缩小甚至不能睁开，伴全身发热及不适。病变累及睑部者上睑外侧肿胀可扩散至颞、颊部，睑缘呈横"S"形下垂，睑裂缩小甚至不能睁开，睑内可打得硬核样包块，有压痛，与眶壁和眶缘无粘连。分开眼睑可见颞上结膜充血水肿，红色泪腺组织突起，有黏液性分泌物。耳前淋巴结肿大，有压痛。

【治疗原则】

根据病因和症状进行药物和物理治疗。全身应用抗生素、抗病毒药物及皮质类固醇治疗。局部热敷、超短波等物理治疗可减轻炎症。当形成脓肿时可切开引流排脓。如怀疑为肿瘤而又无法确诊时，可予以手术切除，手术台上快速冷冻切片行病理检查。

【疾病图解】

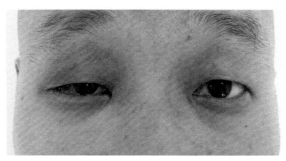

图 12-3-1　右眼急性泪腺炎
上睑外侧肿胀，上睑下垂，球结膜水肿充血

二、慢性泪腺炎

【概述】

慢性泪腺炎（chronic dacryoadenitis）可以是急性泪腺炎的后遗症，也可能一开始就表现为泪腺的慢性炎症。为病程进展缓慢的一种增殖性炎症。其病因可有淋巴瘤、白血病、结核病、梅毒和沙眼等。病变多为双侧。

【临床表现】

检查见上睑外侧部肿胀，轻度上睑下垂；眶上缘外侧可打及质地较硬、分叶、能滑动的包块,一般无压痛,眼球可内下偏位,向上、外看时可有复视。眼球突出少见。当同时有腮腺肿胀时,称为 Mikulicz 综合征。

【治疗原则】

针对病因及原发病治疗。

【疾病图解】

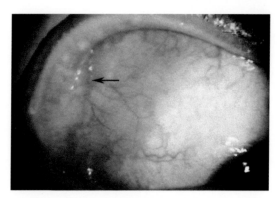

图 12-3-2　慢性泪腺炎患者泪腺肿大,泪腺导管开口(黑箭头)扩张

三、先天性泪腺脱垂

【概述】

先天性泪腺脱垂(congenital lacrimal gland prolapse)主要见于青年女性,男女之比约为 1:5。病因不明,系因眶隔及泪腺支持韧带松弛,眼睑皮肤血液淋巴循环障碍,久而久之出现退行性改变所致。

【临床表现】

泪腺脱垂主要表现为双上睑外侧肿胀隆起,疲劳时病情加重并有沉重不适感。颞上眶缘触诊似有舌状肿块滑动。发生在泪腺下区者,翻转眼睑可于颞上穹隆结膜下见到脱垂的泪腺包块。

【治疗原则】

主要通过手术治疗,方法有两种:一种为还纳脱出泪腺,将泪腺缝合固定于泪腺窝的骨膜上,并缝合加固眶隔。另一种则为切除部分泪腺及眶脂肪。

【疾病图解】

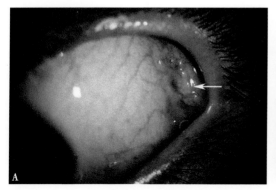 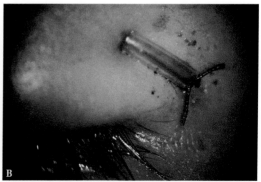

图 12-3-3　右侧泪腺脱垂外观(A),行脱垂的泪腺缝合固定术(B)

四、泪腺多形性腺瘤

【概述】

泪腺多形性腺瘤(pleomorphic adenoma of lacrimal gland)又称泪腺混合瘤,瘤组织主要由上皮细胞和间质成分组成。有完整包膜,瘤细胞形态和排列多样化。多见于21~50岁之间,单侧受累,病程缓慢。

【临床表现】

患侧上睑肿胀、眼眶外上缘常可触及肿物、呈结节状,质地有软有硬。部分人眼球向前下方突出、外上转受限、可伴屈光不正。CT扫描可清楚显示肿瘤的大小及泪腺窝骨质侵蚀。CT扫描泪腺窝内类圆形或椭圆形、边界清楚、均质中密度影块。B超可见圆形或椭圆形病变,边界清楚,中等或较强回声。

【治疗原则】

外侧开眶完整肿瘤切除为首选。肿物切除不完全或术中囊膜破裂,易致复发。

【疾病图解】

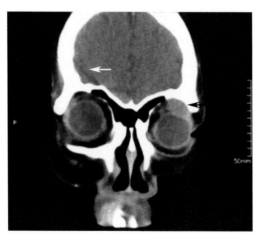

图 12-3-4　眼眶 CT 冠状位显示左眼球上方泪腺窝处椭圆形中等密度占位性病变

五、慢性泪囊炎

【概述】

慢性泪囊炎(chronic lacrimal sac)的致病菌多为肺炎链球菌,可成为眼部潜在的感染灶,在眼外伤或内眼手术后易发生细菌性角膜溃疡或化脓性眼内炎,所以在内眼手术前必须先予以治疗。

【临床表现】

主要临床症状为溢泪,泪道冲洗不通畅,压迫泪囊区或冲洗泪道时分泌物回流。可分为卡他性泪囊炎、黏液囊肿、慢性化脓性泪囊炎三种类型。卡他性泪囊炎伴有内眦部结膜充血和刺激症状,回流分泌物为黏液性,泪道可部分通畅;黏液囊肿型在内眦韧带下方有一均匀性柔韧性突起肿块,按压时有胶冻样透明或乳白色的分泌物从泪小管回流或入鼻腔,肿块立即缩小或消失，不久又肿大无压痛。化脓性泪囊炎，反流分泌物为黄色黏稠脓液回流，经常排入结膜囊成为感染源，引起结膜炎和湿疹性睑皮炎。

【治疗原则】

手术为主要治疗手段。包括鼻腔泪囊吻合术、泪道高频电灼浚通术、内镜下鼻腔泪囊黏膜吻合术。不能耐受手术者可行扩张远端鼻泪管的扩张球。高龄患者可行泪囊摘除去除病灶。

【疾病图解】

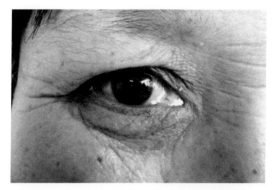

图 12-3-5　右侧慢性泪囊炎患者外观，结膜囊大量脓性分泌物，泪湖中泪液增多，内眦部皮肤潮红

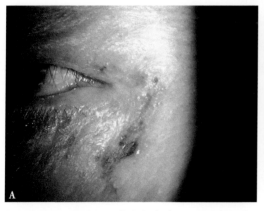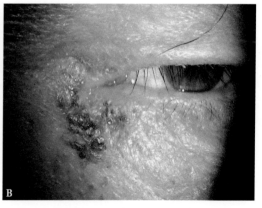

图 12-3-6　双侧慢性泪囊炎患者外观，结膜囊大量脓性分泌物，泪湖中泪液增多，下睑轻度外翻，内眦部皮肤溃烂结痂，湿疹样改变

六、急性泪囊炎

【概述】

急性泪囊炎（acute lacrimal sac）大多在慢性泪囊炎的基础上发生，与侵入的细菌毒力强或机体的抵抗能力下降有关。引起成人急性泪囊炎的细菌主要有金黄色葡萄球菌，婴儿多为流感嗜血杆菌，极少见白色念珠菌或混合感染。多见于婴儿和绝经期后的妇女，大部分为单侧。

303

【临床表现】

泪囊区急性炎症表现：红、肿、热、痛，肿胀累及或蔓延到鼻根部、下睑、同侧颊面部，伴放射痛至额部及牙齿。耳前淋巴结肿大，周身不适，肌肉酸痛。因泪小管黏膜肿胀至管腔闭塞，常无脓液反流。急性泪囊炎治疗不及时扩散至泪囊周围组织引起泪囊周围蜂窝组织炎，局部先红肿热痛加剧，状似丹毒，睁眼困难。颌下淋巴结肿大，全身症状更明显，3～7天后脓肿形成，有波动感，脓肿破溃后形成泪囊瘘。

【治疗原则】

急性泪囊炎早期热敷，超短波理疗，滴抗生素眼液，全身应用抗生素。当脓肿出现波动时可切开排脓并放置橡皮条进行引流。伤口愈合、炎症完全消退后再按慢性泪囊炎处理。近几年研究发现急性泪囊炎在急性炎症期行鼻内镜下行泪囊开窗引流术可以获得良好效果。

【疾病图解】

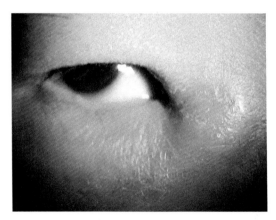

图 12-3-7 右侧急性泪囊炎外观，泪囊区皮肤红肿、疼痛，按压有波动感

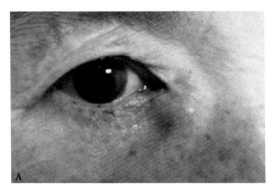

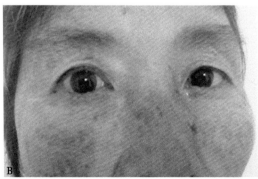

图 12-3-8 右侧急性泪囊炎外观，泪囊区皮肤红肿、疼痛（A），鼻内镜下行泪囊开窗引流术后 1 周，炎症完全消退（B）

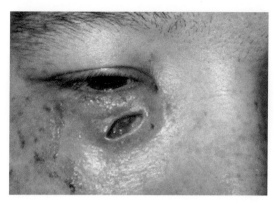

图 12-3-9　右侧急性泪囊炎行局部皮肤切开引流后
伤口难以愈合,瘘管形成

七、泪道狭窄或阻塞

【概述】

泪道狭窄或阻塞(lacrimal duct stenosis or obstruction)发生的原因复杂多样,阻塞的位置常位于泪点、泪总管、泪囊与鼻泪管交界处以及鼻泪管下口。泪道阻塞的病因可能与沙眼、泪道外伤、鼻炎、鼻中隔偏曲和下鼻甲肥大等有关。

【临床表现】

主要症状为溢泪,偶尔有眼部分泌物增多,泪道冲洗示泪道不通,没有脓性分泌物被冲出。

【治疗原则】

治疗泪道狭窄或阻塞的治疗有赖于明确泪道阻塞发生的位置和原因。泪点结石和膜样阻塞可行泪点成形术。泪点位置异常应矫正相关的解剖异常如眼睑内外翻。泪小管的阻塞或狭窄可通用激光泪道成形术,同时植入硅胶管来维持泪道通畅。鼻泪管阻塞时可以进行人工鼻泪管植入或行鼻腔泪囊吻合术。

【疾病图解】

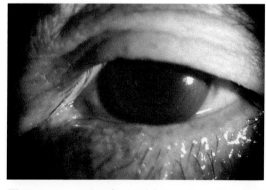

图 12-3-10　泪道阻塞,结膜囊泪液增多,泪河变宽

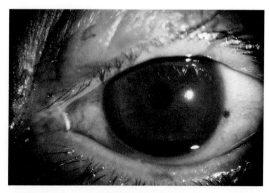

图 12-3-11　泪小管断裂患者行泪小管吻合术及泪道置管术后,泪液引流不畅,泪河增宽

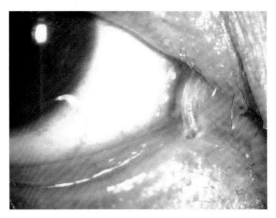

图 12-3-12 泪小管阻塞患者行泪道环形置管术后

八、先天性鼻泪管阻塞

【概述】

其最常见的原因是鼻泪管下口 Hasner 瓣膜未裂开或形成一瓣状皱褶，泪液引流不畅，出现溢泪甚至继发泪囊炎。

【临床表现】

大部分先天性溢泪的患儿是由其父母代诉在出生时或出生后不久被发现有流泪或粘脓性分泌物等症状。

【治疗原则】

大部分先天性鼻泪管阻塞（congenital nasolacrimal duct obstruction）的 Hasner 瓣膜可在出生后 4～6 周自行开放，可先局部按摩和用抗生素眼水滴眼。如果出生 6 个月后泪道仍然不通，可以使用泪道探针探通泪道，将泪道 Hasner 瓣膜刺破，使泪道通畅。部分患儿可在保守治疗期间发生急性泪囊炎（新生儿泪囊炎）甚至并发眼睑蜂窝织炎，这时应先按急性泪囊炎进行处理待炎症消退后可进行泪道探通以防泪囊炎复发。

【疾病图解】

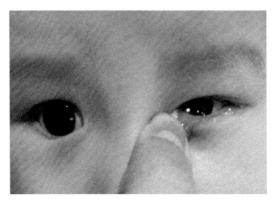

图 12-3-13 左眼先天性泪囊炎，按压泪囊区见大量脓性分泌物溢出

九、先天性泪道瘘

【概述】

先天性泪道瘘（congenital lacrimal fistula）为近泪囊下端外侧发出的芽突发育而来，或者由于发育初期的上皮条索与皮肤有残余联系，进一步发育管道化而来。部分具有家族性，多为常染色体显性遗传。

【临床表现】

瘘管开口位置常在鼻外侧，低于内眦韧带，也可开口于面颊或鼻腔。瘘管口长期流出清亮泪液，有时排出脓性分泌物。

【治疗原则】

如果溢泪明显，可以手术切除瘘管。

【疾病图解】

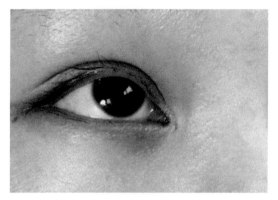

图 12-3-14　右侧先天性泪道瘘管

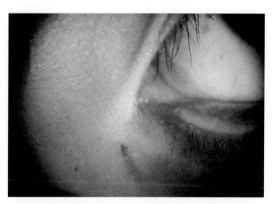

图 12-3-15　左侧先天性泪道瘘管

（杨海军　廖洪斐）

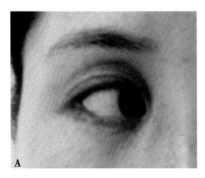
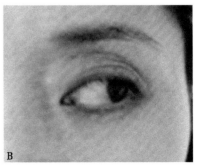

第十三章 斜 视

第一节 斜视临床检查方法

斜视根据注视眼或注视方向眼位的改变,分为共同性和非共同性斜视。共同性斜视多在幼儿期发病,此时是双眼视觉发育的关键期,因此斜视不仅影响患者的外观,更重要的是影响双眼视功能的发育。

斜视检查目的在于明确斜视性质、判断有无弱视、评估双眼视功能以及测定斜视角度。

一、一般检查

1. 病史 询问病史,产伤、外伤,高热抽搐史等;斜视出现频率和发生年龄、有无复视、混淆视和眩晕等症状;有无家族史等。

2. 视力检查 对于能合作者需要仔细检查远、近视力;不能合作者,需要通过观察注视性质、遮盖厌恶试验等来评估双眼视力状况。

3. 眼部详细检查 包括裂隙灯、检眼镜等检查,详细了解眼前后段(包括瞳孔、眼底等)的情况。

4. 望诊 观察是否有内眦赘皮、鼻根宽阔、Kappa 角异常、瞳孔间距过小或过大等。

二、眼球运动状态检查

1. 单眼运动

图 13-1-1 单眼运动检查
A. 内转—瞳孔内缘达上下泪小点连线;B. 外转—角膜外缘达外眦角

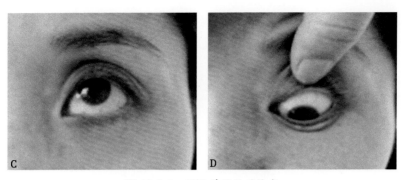

图 13-1-1 （续）单眼运动检查

C. 上转—角膜下缘达内外眦连线；D. 下转—角膜上缘达内外眦连线

2. 双眼运动检查

（1）双眼同向运动：双眼分别向右、右上、右下、左、左上、左下 6 个方位运动，每一个方向代表一对配偶肌，正常情况下双眼协调一致，如果某一个方向存在运动亢进或不足，则说明这条肌肉存在功能亢进或麻痹。

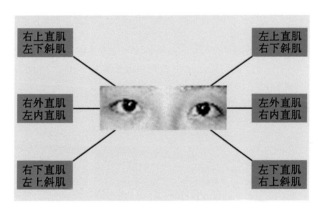

图 13-1-2 诊断眼位和配偶肌

（2）双眼异向运动：包括集合运动和分开运动。

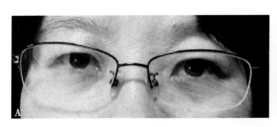 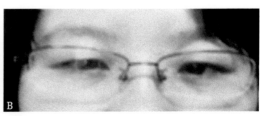

图 13-1-3

A. 为正视前方；B. 为集合运动，视近物时，两眼同时向内旋转

集合近点正常值：6～8cm，<5cm 者集合过强，>10cm 者为集合不足

（3）A-V运动：眼球向上或下转25°，观察上下斜度差距。V征患者上下相差15[△]以上，而A征患者上下相差10[△]以上。当双下斜肌过强时，可合并V征，当双上斜肌过强时，可出现A征。

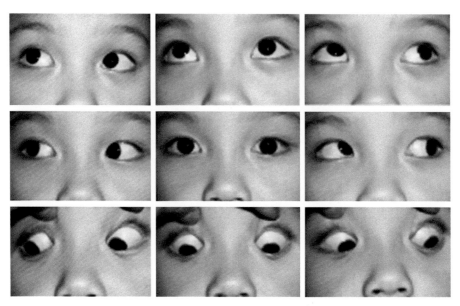

图 13-1-4 外斜V征：向上看三棱镜度大于向下看15[△]以上，右眼下斜肌亢进

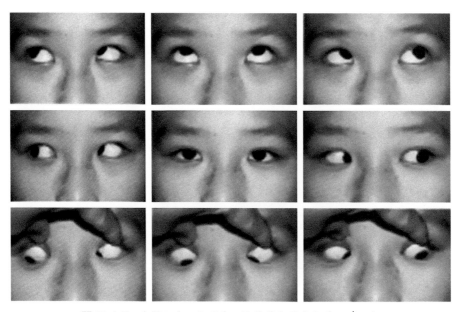

图 13-1-5 内斜V征：向下看三棱镜度大于向上看15[△]以上

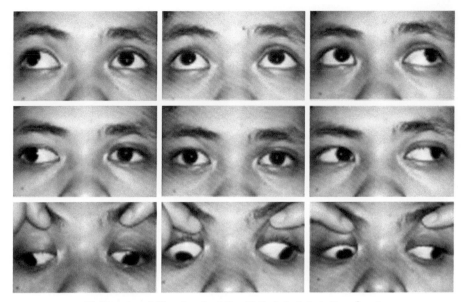

图 13-1-6　外斜 A 征：向下看三棱镜度大于向上看 10$^\triangle$以上

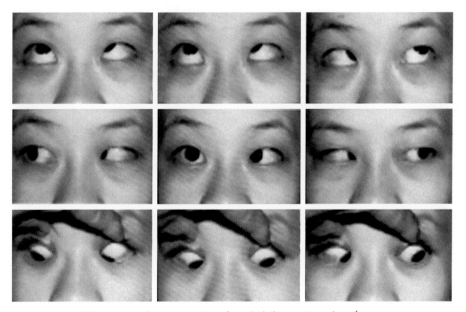

图 13-1-7　内斜 A 征：向上看三棱镜度大于向下看 10$^\triangle$以上

3. 歪头试验（Bieschowsky test）

（1）原理：当头位倾斜时，正常人会出现姿势反射，为使得两眼的垂直轴始终保持垂直地面，倾斜侧眼出现内旋转，相应对侧眼出现外旋转。

（2）方法：被检查者向一侧头部倾斜，伴下颌轻度内收，同时观察双眼眼位变化情况。

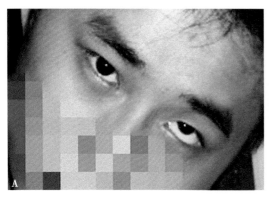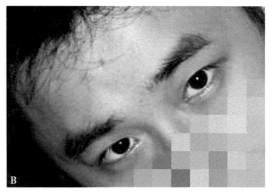

图 13-1-8

A. 单侧歪头试验(+):头倒向左侧时,左眼上转;B. 头倒向右侧时,未见眼球上转,考虑左眼上斜肌麻痹

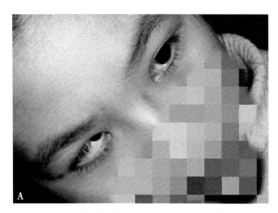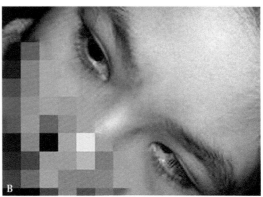

图 13-1-9　双侧歪头试验(+):头倒向右侧时,右眼眼球上转,头倒向左侧时,左眼眼球上转,考虑双眼上斜肌麻痹

4. 代偿头位检查

(1)检查目的:发现头位倾斜的类型,协助麻痹性斜视的诊断。

(2)检查方法:嘱患者保持平常的视物习惯,由检查者直观望诊。

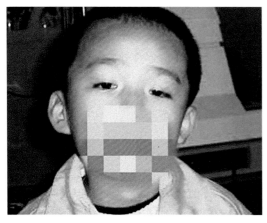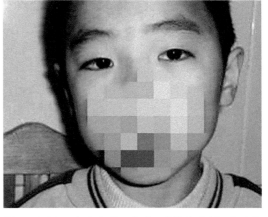

图 13-1-10　右眼上斜肌麻痹,面转向右侧,头歪向左侧肩部

图 13-1-11　左眼上斜肌麻痹,面转向左侧,头歪向右侧肩部

5. 遮闭试验 鉴别眼性斜颈与非眼性斜颈；诊断处于隐斜状态的麻痹性斜视患者；了解婴幼儿型内斜视患者外展是否受限。

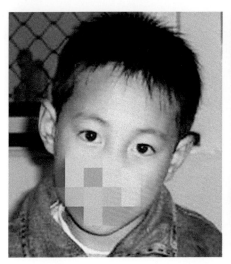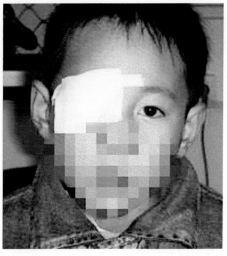

图 13-1-12 未遮盖,患儿头倒向左肩,遮盖右眼后,头位正,考虑眼性斜颈

6. Parks 三步法 主要用于垂直肌麻痹的诊断,三个步骤是递进的排除法。首先确定上斜视存在于哪一眼,可以排除掉 4 条肌肉。第二步向左还是向右看时垂直偏斜度增加,再排除 2 条肌肉。第三步做歪头试验(Bieschowsky head tilt test)最后来确定麻痹肌。

表 13-1-1 三步法判断单条眼外肌麻痹

第一眼位	水平注视时垂直斜视度增加	头位倾斜时垂直斜视度增加	麻痹的肌肉
右眼高	右侧注视	右侧倾斜	左下斜肌
右眼高	右侧注视	左侧倾斜	右下直肌
右眼高	左侧注视	右侧倾斜	右上斜肌
右眼高	左侧注视	左侧倾斜	左上直肌
左眼高	右侧注视	右侧倾斜	右上直肌
左眼高	右侧注视	左侧倾斜	左上斜肌
左眼高	左侧注视	右侧倾斜	左下直肌
左眼高	左侧注视	左侧倾斜	右下斜肌

三、斜视的定性检查方法

1. 角膜映光法 患者注视 33cm 处的点光源,根据角膜反光点有无偏离瞳孔中心来判断是否存在斜视。

2. 单眼遮盖 - 去遮盖试验 可以用于鉴别隐斜与间歇斜视。

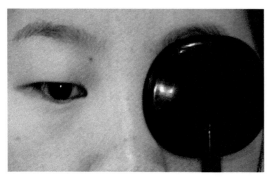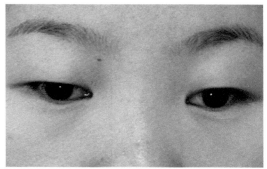

图13-1-13 单眼遮盖去遮盖试验：左眼遮盖时，右眼正位，左眼去遮盖后表现为显性外斜视

3．交替遮盖试验 用遮盖板遮挡一眼，然后迅速移至另外一眼前，观察眼球是否出现移动以及移动的方向，可以判断是否存在斜视以及斜视的性质，但不能区分是隐斜还是间歇性斜视。

4．Maddox 杆法 可用于斜视定性检查。

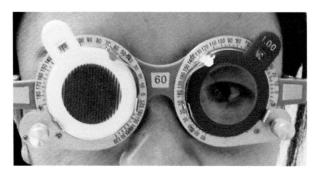

图13-1-14 将 Maddox 杆放置在右眼前，注视33cm 前的灯光，根据出现的光线和灯光的位置关系来判断是否存在斜视。结果判断：水平放置马氏杆出现竖向光线，可判断水平斜视；垂直放置出现横向光线，可判断垂直斜视，但是无法判断是隐斜还是显斜

四、斜视的定量检查方法

1．角膜映光法 在瞳孔中等大小时（3~4mm）角膜映光点位于瞳孔缘时斜视度约15°，位于角膜缘时斜视度约45°，角膜缘与瞳孔缘中间大约30°。受瞳孔大小以及 kappa 角等因素的影响，该检查方法不够精确，通常只在门诊用于估计斜视度。

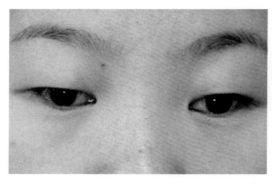
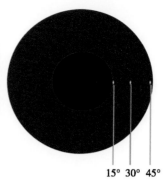

15° 30° 45°

图 13-1-15　左眼角膜映光点位于左眼鼻侧瞳孔缘,判为外斜 −15°

2. 三棱镜检查　作为斜视术前的常规检测,其结果常用于斜视手术量设计。

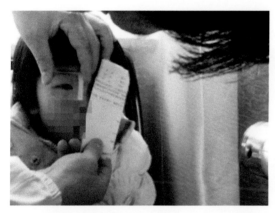
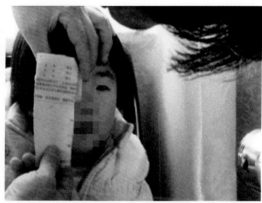

图 13-1-16　患者注视 33cm、6m 处的点光源,将三棱镜置于注视眼前,尖端朝向眼位偏斜的方向,增减三棱镜的度数,交替遮盖双眼直到眼球不再移动为止,所读出的三棱镜度数即为斜视度,可以同时测量水平以及垂直斜视度

3. 同视机法　可以用来测量主观和客观斜视角以及三级视功能。

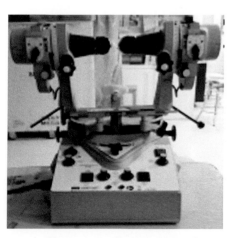
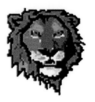
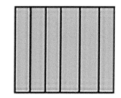
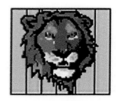

图 13-1-17　第一级:同时知觉:两眼对物像有同时接受能力,即同时看到两个不同图像
检测主观斜视角:形成同时视觉的重合点;检测客观斜视角:交替熄灭一眼的注视画片,至眼球不动时的角度

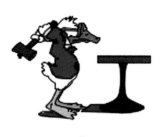 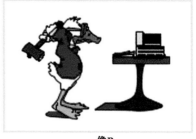 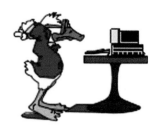

像A   像B   像A和像B融合

图 13-1-18 第二级：大脑能将来自双眼部分相同的两个图像看成一个图像，在知觉水平上形成一个完整印象的能力称为融合功能。正常的集合范围：$25°\sim30°$，分开范围：$4°\sim6°$；垂直分开范围：$3°\sim6°$，旋转融合范围 $12°\sim20°$

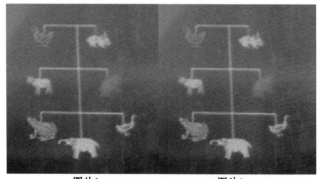 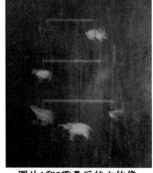

图片1   图片2   图片1和2重叠后的立体像

图 13-1-19 第三级：将完全相同的两个分离图像看成一个有立体感的图像称为立体视功能

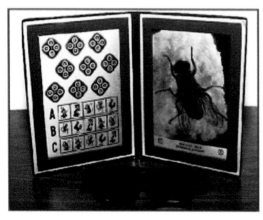 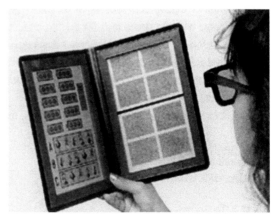

图 13-1-20 Timus：用于近立体视检测

第二节 内 斜 视

共同性内斜视

（一）先天性（婴幼儿性）内斜视
【疾病图解】

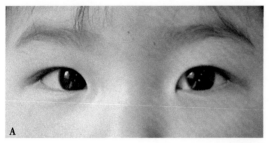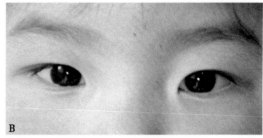

图13-2-1 双眼正位，双眼内眦赘皮，上睑遮挡泪阜处，为假性内斜视

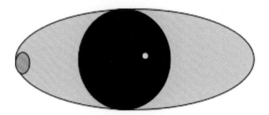

图13-2-2 左眼，角膜映光点在颞侧瞳孔缘，为负Kappa角、假性内斜视

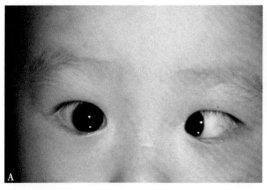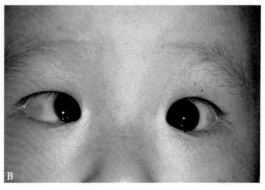

图13-2-3 先天性内斜视为6月龄前发生的恒定性内斜视，内斜视角较大（$30^\triangle \sim 50^\triangle$以上）且稳定，无中枢神经系统异常，可能合并隐性眼球震颤、DVD、A-V现象等，所以具有一定的非共同性。A、B患儿均可交叉注视，左、右眼注视的斜视角一致。有弱视者行弱视治疗，无弱视者尽早手术治疗

（二）后天性共同性内斜视

1. **屈光性调节性内斜视** 充分睫状肌麻痹或完全矫正远视性屈光不正后，内斜视变为正位或轻度内隐斜者。

【疾病图解】

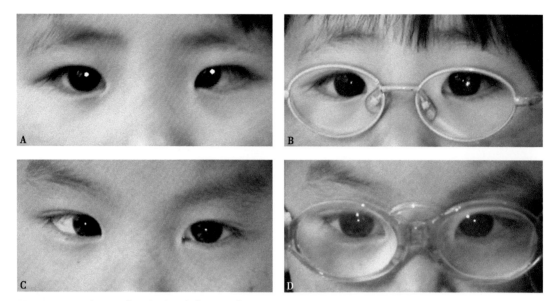

图 13-2-4 屈光性调节性内斜视多在 2～3 岁发病,充分麻痹睫状肌或完全矫正远视性屈光不正后,内斜视变为正位或内隐斜;多合并中度远视(+2～+6D 之间),AC/A 正常(多在 3～5△/D 之间);多数患者能获得双眼视觉,及时使用矫正眼镜,较少发生弱视。治疗时矫正屈光不正,积极治疗弱视;可考虑使用缩瞳剂,视觉训练

A、B. 患儿 4 岁;A. 戴镜前,右眼注视,左眼内斜约 25°;B. 戴 ou＋5.0DS 镜后,双眼正位;C、D. 患儿 5 岁,C. 戴镜前,左眼注视,右眼内斜约 15°;D. 戴 ou＋4.0DS 镜后,双眼正位

2. **部分调节性内斜视** 该病具有调节和非调节两种因素,非调节因素可能是先天性。内斜视发生早,内斜视出现的时机决定于非调节成分。

【疾病图解】

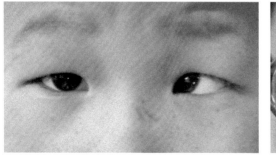
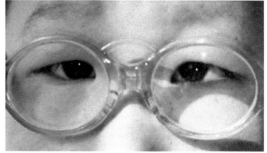

图 13-2-5 部分调节性内斜视常合并轻度或中度远视,充分睫状肌麻痹戴完全矫远视眼镜、双光镜或缩瞳剂后内斜视角减小,但不能完全消除;常伴有单眼弱视及异常网膜对应,少数人存在双眼视;常伴有单或双眼的垂直斜视(上、下斜肌异常,DVD 等)。治疗上于充分矫正远视性屈光不正;积极治疗弱视;手术矫正残余内斜视。该图患儿戴镜前,右眼注视时,左眼内斜约 40°,戴 ou＋2.0DS 镜后,左眼残余内斜约 20°

3. 非屈光性调节性内斜视（又称高 AC/A 性内斜视）
【疾病图解】

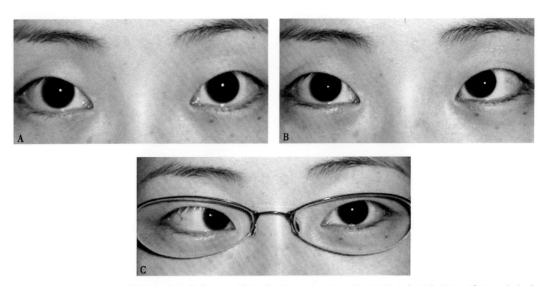

图 13-2-6　非屈光性调节性内斜视多在 1～4 岁发病；视远时双眼正位，视近时出现内斜视，睫状肌充分麻痹或戴充分矫正眼镜后视近内斜视无改善 AC/A 比值过高，可达 10$^\triangle$/D 以上。戴＋3D 眼镜后，视近内斜视减轻或消失；斜视与屈光状态无关，多有双眼视觉；戴双焦眼镜或缩瞳剂有效。治疗首先矫正屈光不正；可戴双光镜或多焦点渐进镜；对不配合戴双光镜者可配合使用缩瞳剂；对上述方法无效者可考虑手术治疗
A. 注视 6m 处，双眼正位；B. 注视 33cm 处，左眼内斜视，AC/A＝17$^\triangle$/D；C. 戴单焦镜后：看近时内斜视无改善

4. 非调节性内斜视
该类型内斜视是指内斜视在患儿出生 6 个月后发生、与调节因素无关。
【疾病图解】

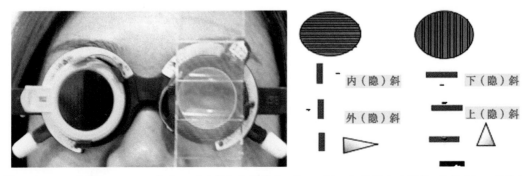

图 13-2-7　三棱镜加 Maddox 杆法可用于斜视定量检查；将 Maddox 杆放置在右眼前，注视 33cm 前的灯光，在左眼前加三棱镜，尖端朝向偏斜的方向，当点和线重合时三棱镜度数即为斜视度，该检查方法的前提条件是患者必须具备双眼单视功能

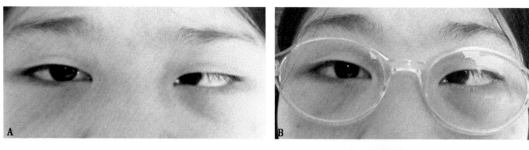

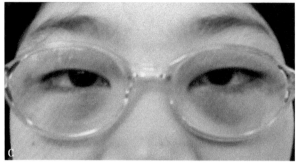

图 13-2-8 非调节性内斜视发病年龄为 6 个月以后，与调节因素无关；可合并屈光不正；远、近斜视角大致相同，+30$^\triangle$~+70$^\triangle$；需排除中枢神经系统病变。治疗弱视后尽早手术矫正治疗

A. 右眼注视时，左眼内斜 +30°；B. 戴镜后右眼注视时，左眼内斜仍 +30°；C. 为行双眼内直肌后徙术后 6 个月，双眼正位

第三节 外 斜 视

一、共同性外斜视

【临床表现】

眼位偏斜，可双眼交替出现一眼向外偏斜，也可恒定一眼外偏斜，斜视角在任何注视方向均相等，第二斜视角等于第一斜视角；双眼向各方向运动均没有障碍；间歇性外斜视在户外常畏光，喜闭一只眼（主斜眼）；部分斜视早期可有复视，头痛；交替性外斜视者，双眼视力可以是正常；部分外斜视可合并屈光不正和弱视，少数患者佩戴近视眼镜后，外斜视的斜视角减少或完全正位。绝大多数患者表现为无双眼单视功能。

【治疗原则】

有屈光不正者先佩戴屈光眼镜，观察眼位变化，如仍有外斜视，需行斜视矫正手术治疗；有弱视者，观察视力变化，双眼视力对等或矫正大于 0.5，可行斜视矫正手术治疗。

【疾病图解】

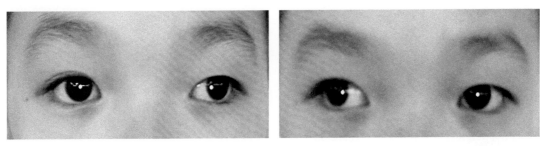

图 13-3-1　共同性外斜视,右眼注视时,左眼角膜映光法外斜视 −30°,左眼注视时,右眼角膜映光法外斜视 −30°

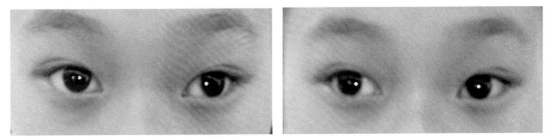

图 13-3-2　共同性外斜视,右眼注视时,左眼角膜映光法外斜视 −25°,左眼注视时,右眼角膜映光法外斜视 −25°

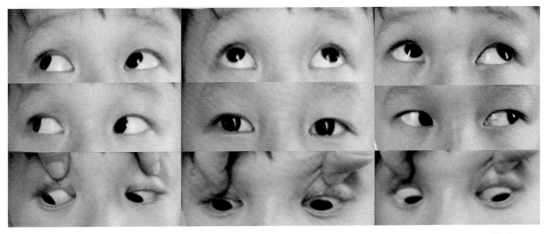

图 13-3-3　共同性外斜视九方位图:水平位外斜视,各个方向斜视度相等,眼球各方向活动正常范围

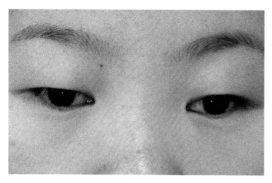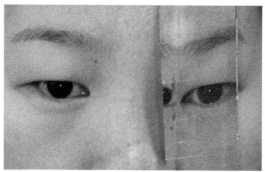

图 13-3-4　三棱镜加角膜映光法一般只适用于无法配合检查的婴幼儿患者或者单眼视力差、无法注视的患者。患者注视 33cm 前的点光源，将三棱镜置于注视眼前，尖端朝向眼位偏斜的方向，增减三棱镜的度数使得偏斜眼的角膜映光点位于瞳孔中心，所读出的三棱镜的度数即为斜视的偏斜度，左眼角膜映光点位于左眼鼻侧瞳孔缘，判为外斜 −15°，30 个三棱镜中和至左眼角膜映光点位于瞳孔中央

二、间歇性外斜视

【临床表现】

1. 临床上较为常见的类型，儿童高发，是介于外隐斜和共同性外斜视之间的一种过渡性斜视。

2. 临床分类

（1）基本型外斜视：外斜视角在看远和看近时基本相等。

（2）分开过强型外斜视：外斜视角在看远时比看近时至少大 15$^{\triangle}$。

（3）集合不足型外斜视：外斜视角在看近时比看远时至少大 15$^{\triangle}$。

（4）假性分开过强型外斜视：经三棱镜联合遮盖法检查，看似外斜视角在看远时明显比看近时大，但经特殊试验检查后发现，外斜视角在看远和看近时基本相等，甚至看近斜视角大于看远斜视角。

3. 在户外常畏光，喜闭一只眼（主斜眼）；部分斜视早期可有复视，头痛。

【治疗原则】

1. 有屈光不正者先佩戴屈光眼镜。

2. 三棱镜矫正、正位视训练治疗。

3. 手术治疗

（1）基本型外斜视：可以行单眼的外直肌后徙术 + 内直肌缩短术，也可行双眼外直肌后徙术。

（2）分开过强型外斜视：首选外直肌后徙术，不足部分行内直肌缩短术。

（3）集合不足型外斜视：首选内直肌缩短术，不足部分行外直肌后徙术。

（4）假性分开过强型外斜视：可以行单眼的外直肌后徙术 + 内直肌缩短术，也可行双眼外直肌后徙术。

【疾病图解】

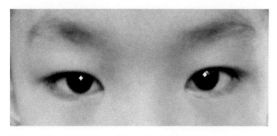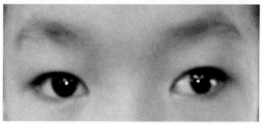

图 13-3-5 间歇性外斜视,男,7 岁,可引出正位,也可引出外斜视,右眼注视时,左眼角膜映光法外斜视 -25°

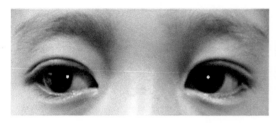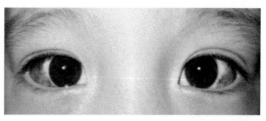

图 13-3-6 基本型外斜视,男,8 岁,角膜映光法外斜视 -35°,眼位 33cm/6m:-50$^\triangle$,行双眼外直肌后徙术,术后正位眼

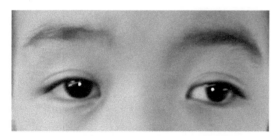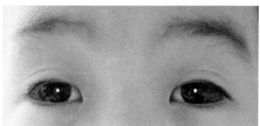

图 13-3-7 分开过强型外斜视,男,9 岁,角膜映光法外斜视 -25°,眼位 33cm:-30$^\triangle$;6m:-45$^\triangle$,行双眼外直肌后徙术,术后正位眼

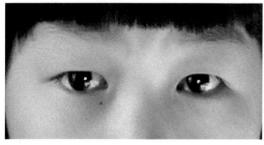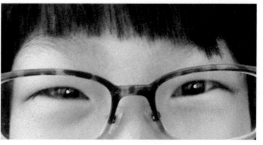

图 13-3-8 集合不足型外斜视,女,8 岁,角膜映光法外斜视 -15°,眼位 33cm:-30$^\triangle$;6m:-15$^\triangle$,行右眼外直肌后徙 + 内直肌缩短术,术后正位眼

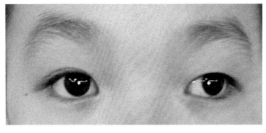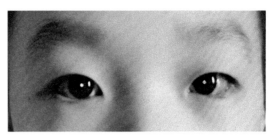

图 13-3-9 假性分开过强型外斜视,男,8 岁,角膜映光法外斜视 −25°,眼位 33cm:−45$^{\triangle}$;6m:−45$^{\triangle}$,行双眼外直肌后徙术,术后正位眼

三、恒定性外斜视

【临床表现】

可由间歇性外斜视发展而来,也可生后早期发病,常同侧交替性注视,预后差;户外强光下喜闭一只眼(主斜眼)。

【治疗原则】

行斜视矫正手术治疗,参照间歇性外斜视手术原则。

1. 先天性外斜视

【临床表现】

发病年龄多在 6 个月以内;斜视角多大于 20°;可合并轻度的屈光不正;临床可合并垂直分离性斜视、下斜肌亢进、A 型外斜视、代偿头位等;

【治疗原则】

需行斜视矫正手术治疗,可在 2 岁前即行手术治疗。

【疾病图解】

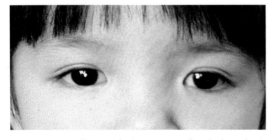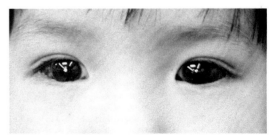

图 13-3-10 先天性外斜视,女,3 岁,出生 3 个月发现斜视,角膜映光法外斜视 −40°,眼位 33cm,6m,−70$^{\triangle}$,行双眼外直肌后徙术联合左眼内直肌缩短术,术后第 5 天,双眼正位眼

2. 知觉性外斜视

【临床表现】

由于外伤、眼病或先天发育异常,一眼视力严重障碍或丧失,使融合遭到部分或完全破坏所形成的外斜视;无双眼单视功能。

【治疗原则】

首选病因治疗;手术为改善外观,但易复发,手术仅限于患眼,手术可适度过矫。

【疾病图解】

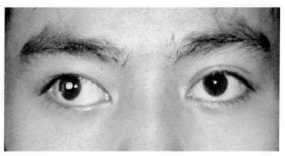

图 13-3-11　右眼知觉性外斜视。患者男，23岁，右眼外伤性白内障，视网膜脱离 5 年，右眼视力 0.02，左眼视力 1.0

第四节　麻痹性斜视

一、上斜肌麻痹

【疾病图解】

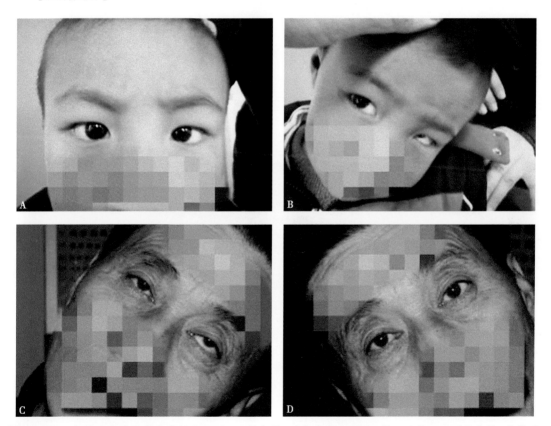

图 13-4-1　上斜肌麻痹伴有头向低位眼歪，下颌内收，伴颜面部不对称，第一眼位可无明显上斜，内转时常伴其拮抗肌下斜肌的亢进；鼻下方上斜肌不足，鼻上方下斜肌亢进；向患侧歪头时眼球上转呈阳性改变。可考虑手术治疗

A. 为左眼先天性上斜肌麻痹，因代偿头位就诊；B. 为后天性左眼上斜肌麻痹（左眼），以复视导致不适就诊。C、D. 头向左侧倾斜时，左眼高位，左侧歪头试验（+）

二、展神经麻痹

【疾病图解】

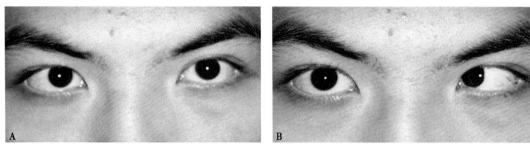

图13-4-2 展神经麻痹第一眼位呈内斜视,第二斜视角>第一斜视角,麻痹肌作用方向运动受限,可继发内直肌挛缩,外转不过中线,面向患侧转。该图为右眼展神经麻痹患者,左眼注视,右眼内斜视+15°,右眼注视,左眼内斜40°。治疗上先去除病因,进行针对性药物治疗,6个月后若无效可行手术治疗,手术仅矫正第一眼位,眼球运动仍受限

三、先天性上转肌麻痹

【疾病图解】

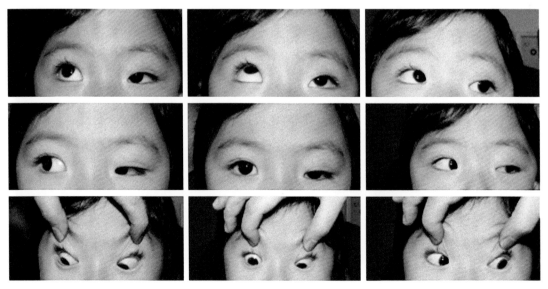

图13-4-3 先天性上转肌麻痹第一眼位常为患眼下斜,双眼上转患眼下斜更明显;常存在上睑下垂或假性上睑下垂;眼球上转受限,患眼向正上方、鼻上方和颞上方运动均受限,且受限的幅度相同;一般无同时知觉,非注视眼常有抑制,并有弱视,若患眼为注视眼,则健眼可有弱视。上图表现为左眼上睑下垂;眼球向正上方、内上方、外上方运动不能,向下运动正常。可行手术治疗,手术仅矫正第一眼位,眼球运动仍受限

四、下直肌麻痹

【疾病图解】

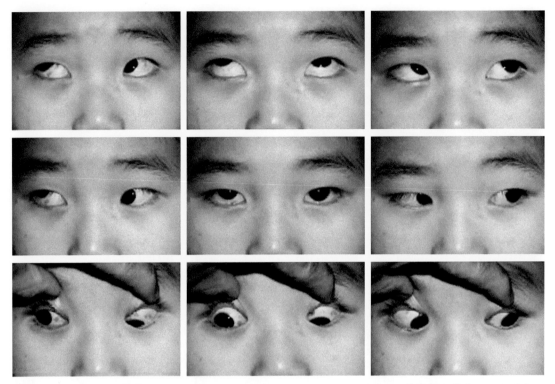

图 13-4-4　下直肌麻痹第一眼位患眼处于高位眼；患眼上转亢进，下转不足；常有复视等表现。上图右眼处于高位，右眼上转亢进，下转明显不足。可行手术治疗，手术仅矫正第一眼位，眼球运动仍受限

五、动眼神经麻痹

1. 完全性动眼神经麻痹

【疾病图解】

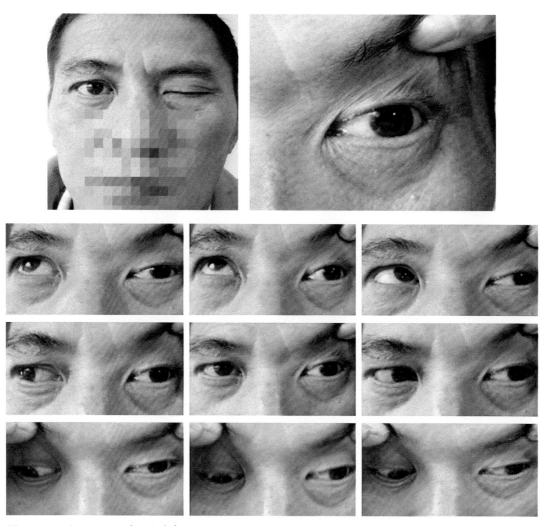

图 13-4-5 完全性动眼神经麻痹表现为完全性或不完全性上睑下垂,眼球呈外斜伴轻度下斜;眼球内、上、下转受限;瞳孔散大固定;不全上睑下垂者可伴有面向对侧转。患者 45 岁,车祸后左眼完全性上睑下垂;左眼呈外转状态,左眼球向正上方、鼻上、颞上;下方、鼻下、颞下方向运动均受限,患侧瞳孔散大固定,直径 6mm,直接对光反射消失;同时伴有左侧面瘫。治疗上先去除病因,进行针对性药物治疗,6 个月后若无效可行手术治疗,手术仅矫正第一眼位,眼球运动仍受限

2. 不完全性动眼神经麻痹

【临床表现】

眼睑和瞳孔可受累或不受累;可影响一条或多条眼外肌。

【治疗原则】

去除病因，进行针对性药物治疗，6个月后若无效可行手术治疗，手术仅矫正第一眼位，眼球运动仍受限。

【疾病图解】

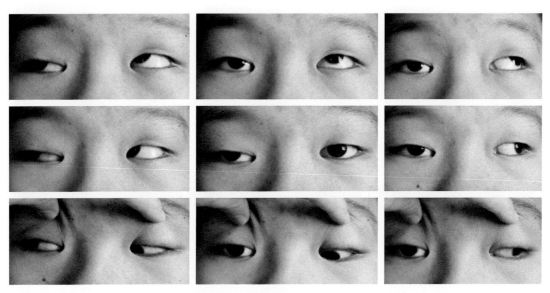

图 13-4-6　先天性动眼神经不全麻痹

患者22岁，自幼右眼上睑下垂伴外斜视。检查：右眼上睑遮盖1/2角膜，眼球处于外转位，内转不过中线，向其他各方向运动受限；瞳孔未受累

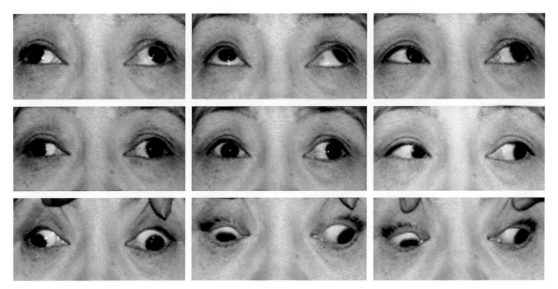

图 13-4-7　后天性动眼神经不全麻痹

患者55岁，感冒发热后出现左眼呈外斜状态，无上睑下垂，除外转运动正常外，眼球向其他方向运动均受限，患侧瞳孔未受累

第五节 特殊类型的斜视

一、垂直分离性斜视

垂直分离性斜视（DVD）又称交替性上斜视或交替性上隐斜。不受 Hering 法则支配；在婴幼儿时期发病，多在 2～5 岁或更晚；患者无明显自觉症状；非注视眼间歇性不随意的发生上斜视呈上飘现象。交替遮盖法：被遮盖眼出现一边上转一边外旋现象，且处于高位状态；复位时一边下落一边内旋，呈现一种独特的运动现象。多为双眼发病，但可先后发病，程度不等，可合并有眼球震颤、高度屈光不正、A-V 斜视和弱视等，可伴有下斜肌亢进。轻度者可进行光学方法转换注视眼；严重者影响视功能者可手术治疗。

【疾病图解】

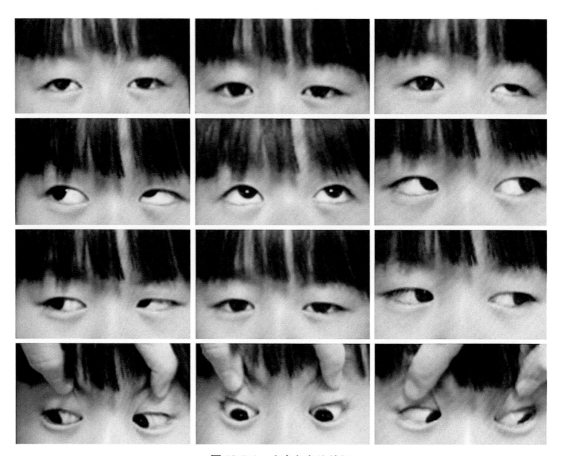

图 13-5-1 垂直分离性斜视

患儿 5 岁，不遮盖时双眼正位状态，遮盖右眼，右眼球上飘状态，遮盖左眼时，左眼球上飘状态

二、眼型重症肌无力

表现为眼外肌无力、上睑下垂、斜视、眼球运动障碍；斜视角度以及上睑下垂程度变化不定；上睑下垂表现为晨轻暮重；疲劳试验和新斯的明试验（+）。治疗给予抗胆碱酯酶药物；可给予皮质类固醇药物。

【疾病图解】

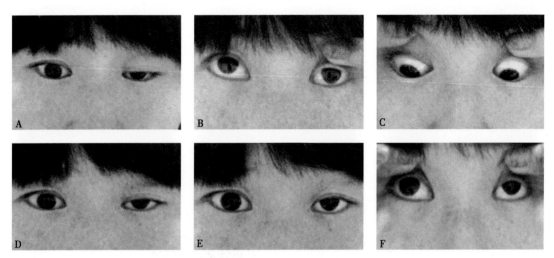

图 13-5-2 眼型重症肌无力

A. 左眼上睑下垂遮盖 1/2 角膜；B. 左眼上转不能；C. 左眼下转轻度亢进；D. 肌注新斯的明 20 分钟后左眼上睑下垂遮盖 1/3 角膜，E. 肌注新斯的明 30 分钟后，左眼上睑下垂遮盖 1/4 角膜；F. 肌注新斯的明 30 分钟后，左眼上转正常

三、高度近视继发性内斜视

先有高度近视，后有内斜视，眼球运动受限明显；发病原因不明确，可能是眼轴的增长引起眼球内转受限；表现为眼球极度内斜，眼球向各方向运动不能，被动牵拉试验（+）。

【疾病图解】

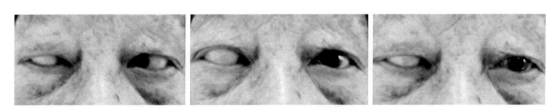

图 13-5-3 高度近视继发性内斜视

患者 80 岁，双眼超高度近视。右眼内斜视 40 余年。检查：右眼极度内斜视，向各方向运动不能，左眼外转受限。可行手术治疗

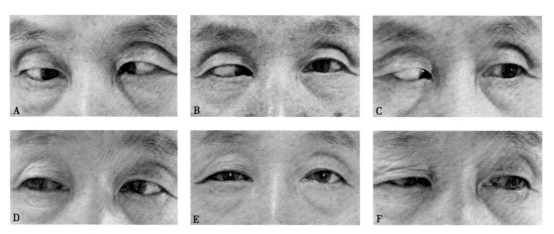

图 13-5-4 患者双眼超高度近视，右眼轴长 30mm，左眼轴长 27mm，右眼内斜视且不能外转约 4 年，因双眼复视影响生活，要求手术治疗

A～C 为术前眼位，右眼完全不能外转，左眼外转可过中线约 2mm；眼眶 CT 显示：右眼上直肌向鼻侧移位，外直肌向内下方移位；三棱镜＋krimsky 法：+140$^\triangle$L/R10$^\triangle$，双眼复视基本消失。行右眼 Yokoyama+ 内直肌后徙术，D～F 为术后 1 周，患者双眼无复视，双眼正位，右眼外转较术前明显改善，可过中线

四、外直肌麻痹继发固定性内斜视

【疾病图解】

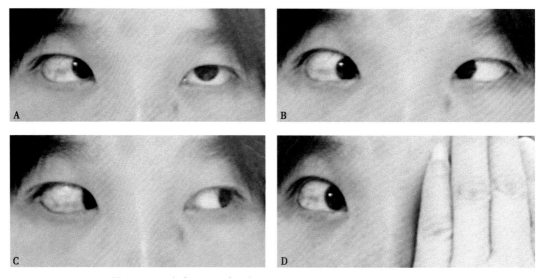

图 13-5-5 患者女，20 岁，外伤后右眼内斜且不能外转约 10 余年

A. 右眼内斜视约 45°；B. 表现为右眼外转不能；C. 为右眼内转过度；D. 遮盖左眼后右眼仍不能外转运动

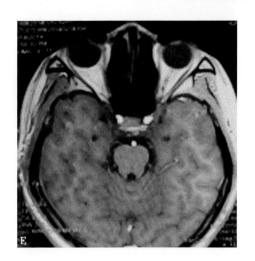

图 13-5-5 （续）患者女，20 岁，外伤后右眼内斜且不能外转约 10 余年

E. 眼眶 MRI 示右眼外直肌萎缩。可行手术治疗，手术仅矫正第一眼位，眼球运动仍受限

五、急性共同性内斜视

突然起病，有复视、内斜视；同侧水平复视，各方向距离相等；眼球运动各方向均可，无眼外肌麻痹体征；神经系统检查无器质性病变。有复视但影响不大者，可先观察或配戴三棱镜；如果是双眼融合功能破坏引起者，可自行好转；保守治疗 6 个月以上无好转且复视明显者，可手术矫正。

【疾病图解】

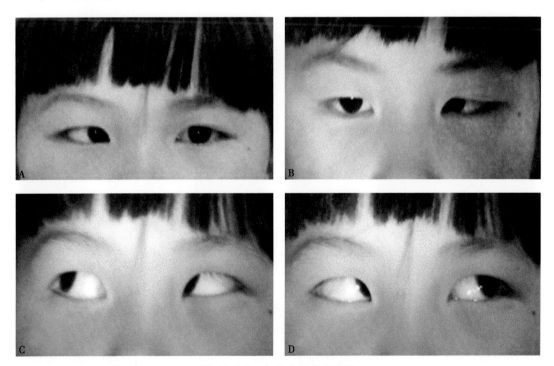

图 13-5-6 急性共同性内斜视

患者 8 岁，突发右眼内斜视伴双眼复视 3 天就诊（屈光度：双眼＋0.25DS → 1.0）。A. 左眼注视，右眼内斜约 20°；B. 右眼注视，左眼内斜约 20°；右眼为主斜眼；C、D. 双眼外转运动自如到位

六、先天性特发性眼球震颤

【疾病图解】

先天性眼球震颤多有双眼球震颤，以水平冲动型震颤多见；亦有钟摆样震颤；可合并多种类型的斜视；有代偿头位；伴有弱视等。矫正屈光不正和治疗弱视；配戴三棱镜增进视力和消除代偿头位；手术治疗的目的是为减轻或停止眼震，纠正代偿头位和改善视功能。

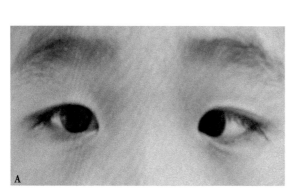
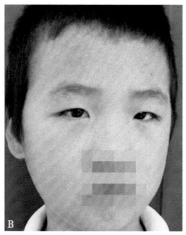

图 13-5-7 先天性眼球震颤

患者 8 岁。A. 双眼球水平冲动型震颤合并内斜视；B. 患者视物时颜面部向左转，视线向右

第六节 先天性脑神经支配异常性疾病

眼球后退综合征

【疾病图解】

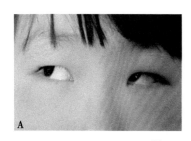
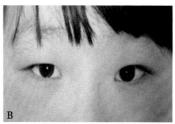
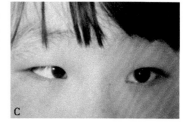

图 13-6-1 患者 14 岁，自幼左眼视力差伴不能外转

A. 左眼内转时睑裂缩小、眼球后退伴上转现象。首先矫正屈光不正和治疗弱视，正前方有斜视或有代偿头位者手术治疗；B. 第一眼位呈正位；C. 左眼外展受限

（梁玲玲 邓 燕）

参考文献

1. 葛坚. 眼科学. 第2版. 北京：人民卫生出版社, 2011.

2. 张承芬. 眼底病学. 第2版. 北京：人民卫生出版社, 2010.

3. 杨培增. 葡萄膜炎的诊断与治疗. 北京：人民卫生出版社, 2009.

4. 刘家琦, 李凤鸣. 实用眼科学. 第3版. 北京：人民卫生出版社, 2012.

5. Ingrid Kreissig. 视网膜脱离最小量手术治疗实用指南. 惠延年, 译. 北京：北京科学技术出版社, 2004：14-15.

6. RootmanJ. Diseases of the orbit: A Multdisciplinary Approach. 2ed edition. Philadelphia: LippcottWilliams, 2003：3-84.

7. 宋国祥. 眼眶病学. 北京：人民卫生出版社, 1999：21-28.

8. 范先群. 眼整形外科学. 北京：北京科学技术出版社, 2009：607-610.